牛兴东

医论医案精粹

名誉主编　苏　和

主　　编　牛兴东　任国华

副 主 编　高　原　郭增元　肖　成　张瑞芬

编　　委（按姓氏笔画排序）

牛兴东　牛克梅　任国华　刘　婷

孙晓革　苏　和　杜聪颖　李晓波

肖　成　张瑞芬　赵　莹　徐　晔

徐铁强　徐敏和　高　原　郭增元

黄新生　蔚永胜　魏玉霞

人民卫生出版社

·北　京·

图书在版编目（CIP）数据

牛兴东医论医案精粹 / 牛兴东，任国华主编．北京：人民卫生出版社，2026. 2. --ISBN 978-7-117-39400-0

Ⅰ. R249. 7

中国国家版本馆 CIP 数据核字第 2026C9X182 号

人卫智网	www.ipmph.com	医学教育、学术、考试、健康，购书智慧智能综合服务平台
人卫官网	www.pmph.com	人卫官方资讯发布平台

牛兴东医论医案精粹

Niu Xingdong Yilun Yi'an Jingcui

主　　编：牛兴东　任国华

出版发行：人民卫生出版社（中继线 010-59780011）

地　　址：北京市朝阳区潘家园南里 19 号

邮　　编：100021

E - mail：pmph @ pmph.com

购书热线：010-59787592　010-59787584　010-65264830

印　　刷：三河市宏达印刷有限公司

经　　销：新华书店

开　　本：710 × 1000　1/16　　印张：14　　插页：4

字　　数：215 千字

版　　次：2026 年 2 月第 1 版

印　　次：2026 年 2 月第 1 次印刷

标准书号：ISBN 978-7-117-39400-0

定　　价：52.00 元

打击盗版举报电话：010-59787491　E-mail：WQ @ pmph.com

质量问题联系电话：010-59787234　E-mail：zhiliang @ pmph.com

数字融合服务电话：4001118166　E-mail：zengzhi @ pmph.com

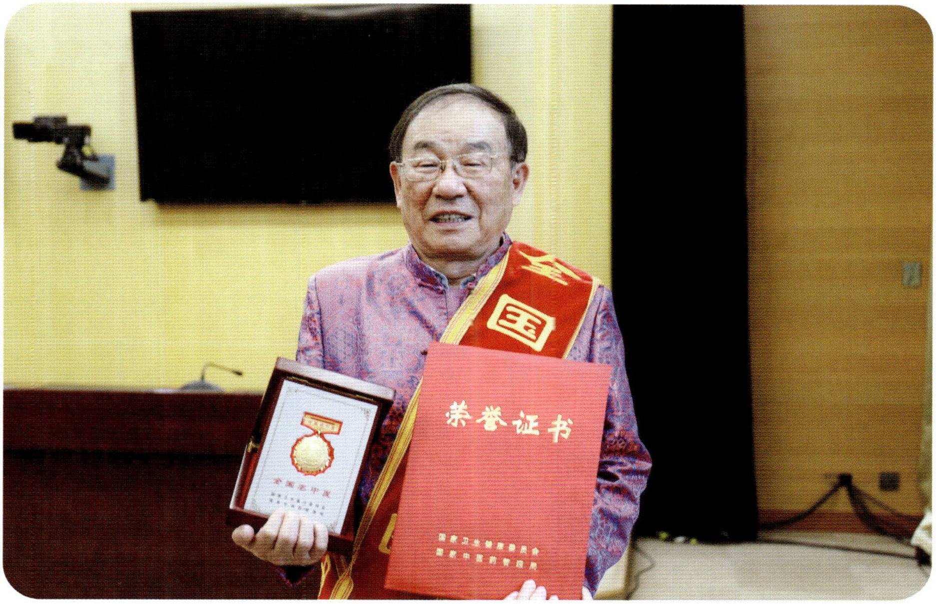

图 1　2022 年牛兴东教授被评为第二届全国名中医

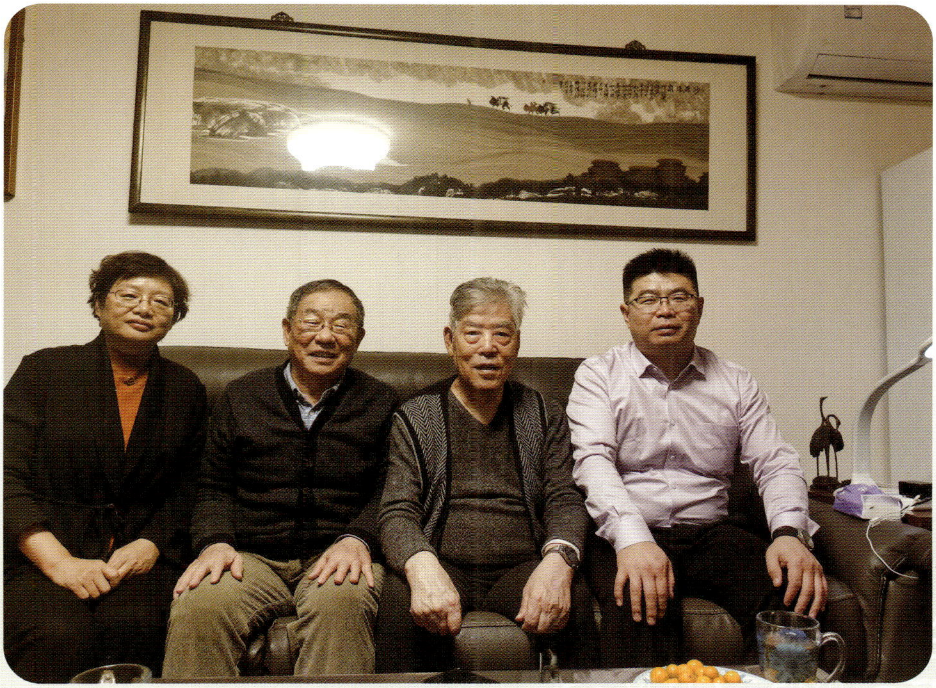

图 2　国医大师晁恩祥（右二）指正书稿

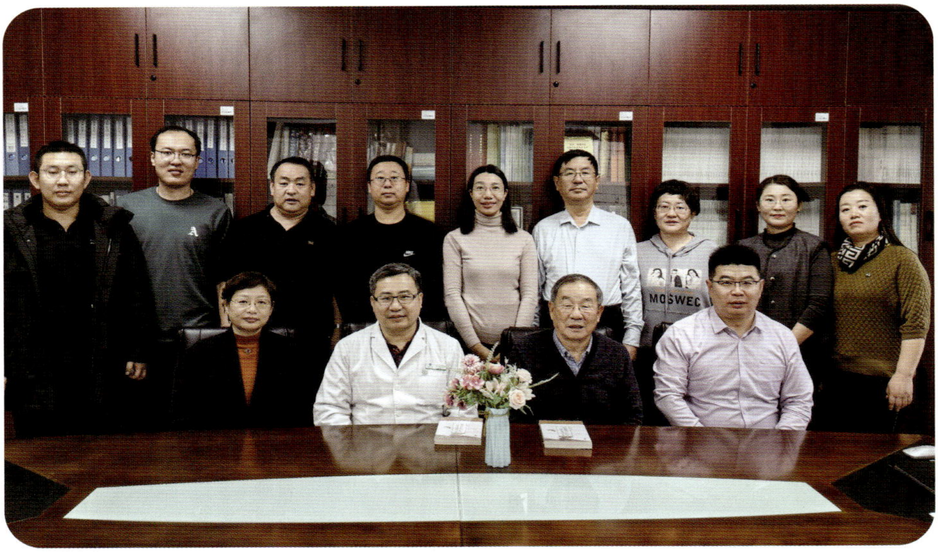

图 3　牛兴东工作室成员参观学习首都医科大学附属北京中医医院消化中心

首都医科大学附属北京中医医院消化中心主任、世界中医药学会联合会消化病专业委员会会长、岐黄学者张声生教授（第一排左二）

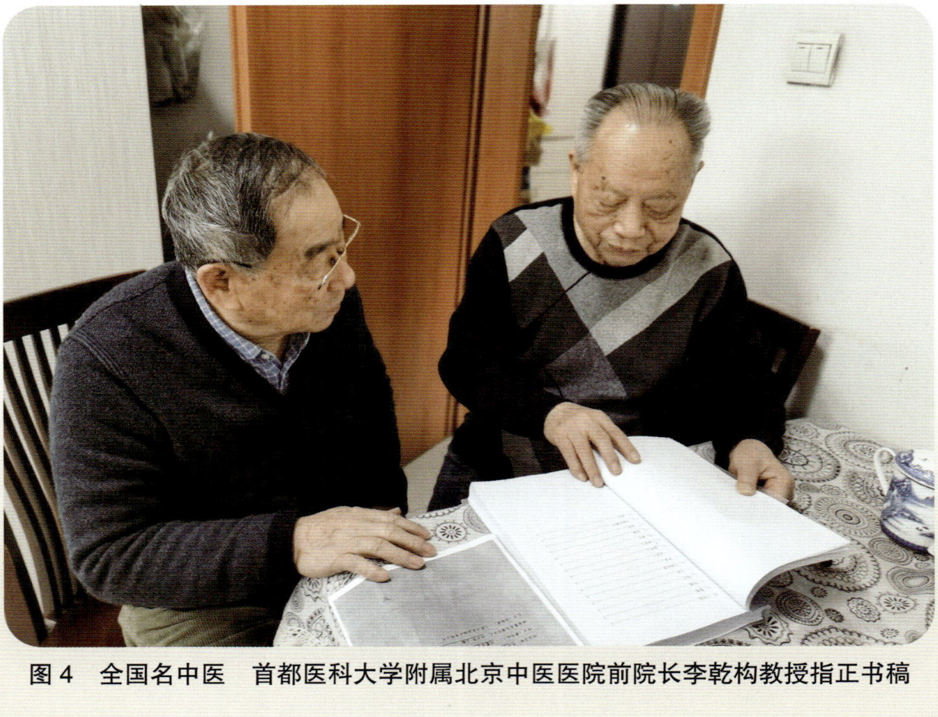

图 4　全国名中医　首都医科大学附属北京中医医院前院长李乾构教授指正书稿

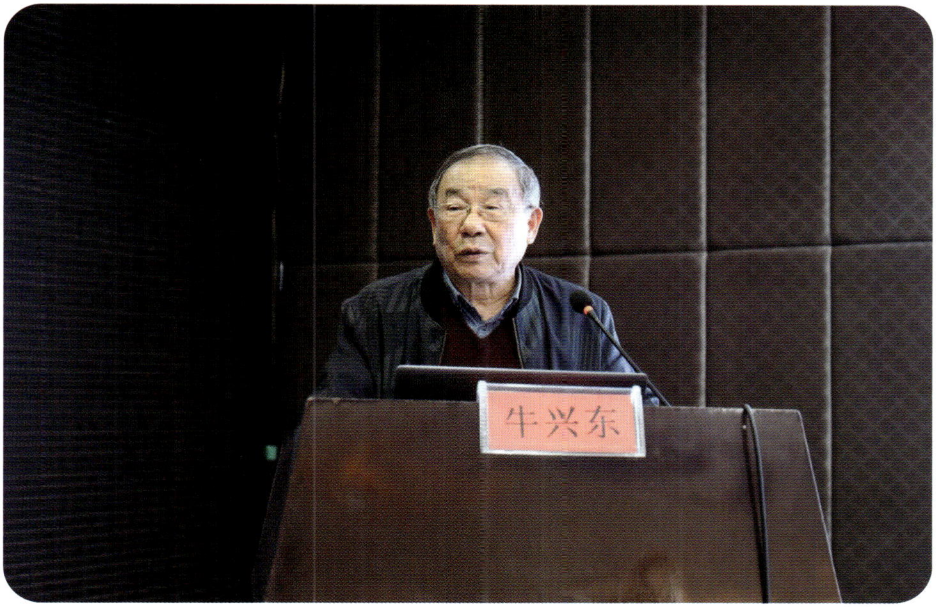

图 5　牛兴东教授在学术交流会议讲课

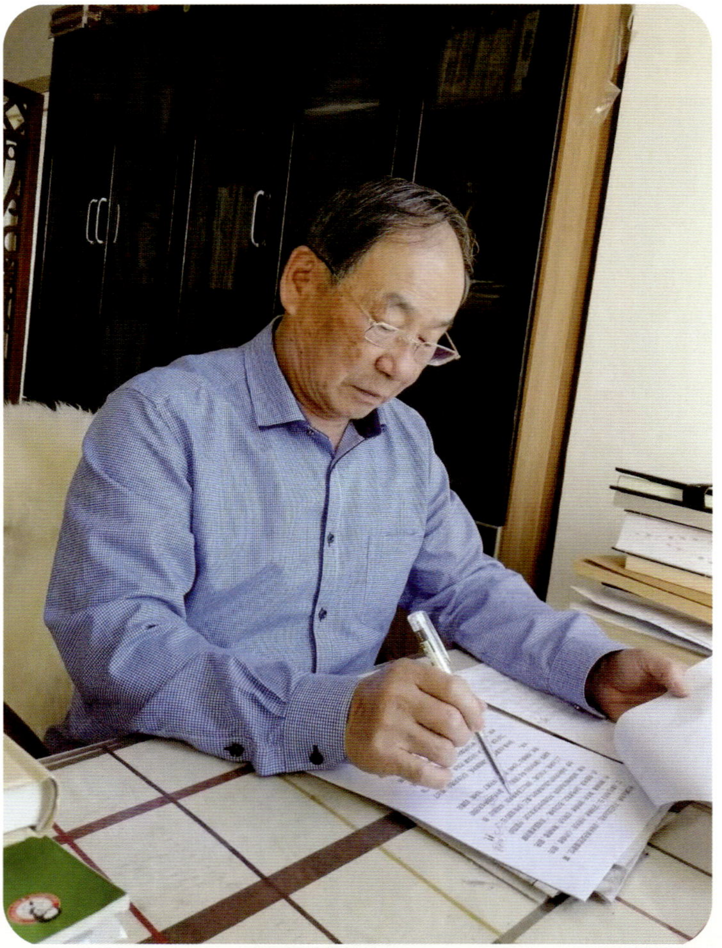

图 6　牛兴东教授批改学生作业

晁　序

“继承发展，自主创新之路”（周仲瑛言）是新时代中医药学遵循之道。名老中医学术经验的总结、提炼、撰写、出版、发行，是中医继承、创新、发展和培育人才的关键。《牛兴东医论医案精粹》的问世，乃是示范之举。

牛兴东教授是内蒙古自治区中医医院主任医师、硕士生导师、博士生导师，全国名中医，第四、五、六、七批全国老中医药专家学术经验继承工作指导老师，全国名老中医药专家传承工作室建设项目指导老师。我与牛兴东教授相识相交于20世纪70年代，当时我在内蒙古自治区中蒙医医院带他生产实习，结下了师生情谊，得知他崇尚中医，刻苦钻研，勤于临床，愿为他传道授业，希望他早日成才，悬壶济世，造福于民。

20世纪80年代，我被调到北京在中日友好医院工作，我们之间一直保持联系。喜庆他担任内蒙古自治区中蒙医医院副院长，全心投入医、教、研工作，努力践行“读经典、跟名师、做临床，善思悟、勤总结”，并荣获首批内蒙古名中医称号，成为全国老中医药专家学术经验继承工作指导老师，在传承育人、带徒授业方面，沥尽心血，众称其桃李满天下，高徒耀明堂。

在50余年的从医实践中，牛兴东教授将毕生的知识、理论、医术述诸文字，通过编摩著述，整理辑录，综纳诸家，编撰定本，最终流传后世，薪火相传，弘扬中医药。特别是其对脾胃系统的诊治有独到见解，如在慢性萎缩性胃炎及癌前病变、肠易激综合征（风泄）、溃疡性结肠炎、放射性肠炎、腺瘤性息肉等疾病的中医药诊治方面提出自己的创新观点，并传授学生。牛兴东教授将部分论文、典型医案及学生师承论文收载入《牛兴东医论医案精粹》，与同道分享，并将书稿送来邀余作序。研读之，有感于牛兴东教授对中医临床卓越贡献和名老中医学术经验传承之重要意义，乐为此书作序，还望今后牛兴东教授有更多作品问世。

国医大师

中日友好医院主任医师、教授、博士生导师

中华中医药学会肺系病分会顾问

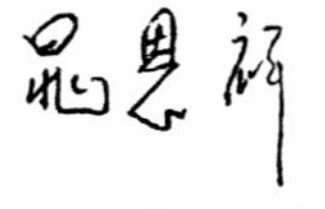

2023 年 12 月

李　序

习近平同志指出“传承精华，守正创新”，为我国中医中药事业发展指明了方向和前进道路。广大中医药人要始终牢记“继承不泥古，创新不离宗”，后学者在从事医疗工作中要读经典，跟名医，勤临床，多思悟，善总结，在前辈名医的肩上提升自己，才能完成“传承精华，守正创新”的历史使命。

牛兴东教授是内蒙古自治区中医医院主任医师、全国名中医，第四、五、六、七批全国老中医药专家学术经验继承工作指导老师，全国名老中医药专家传承工作室建设项目指导老师，是内蒙古中医药学会名誉副理事长，内蒙古自治区中医药学会脾胃病分会名誉主任委员，曾任中华中医药学会脾胃病分会副主任委员，内蒙古自治区中蒙医医院副院长。我与牛兴东教授相识于20世纪90年代，后在脾胃病分会一起工作，在学术交流中相交甚多。牛兴东教授从事中医临床工作五十余年，勤求古训，博览群书，精于临床，总结经验，著书立说，潜心研究，传承带徒，培育人才，甘为人梯，为推动中医药事业的发展不断注入新鲜血液。

现牛兴东教授整理了自己历年来的部分学术论文、临床医案及学生师承论文，编著《牛兴东医论医案精粹》，并转来书稿，邀余作序。牛兴东教授学术思想独特、临床经验丰富，如提出“调气活血解毒法”治疗慢性萎缩性胃炎伴肠上皮化生伴非典型增生，并自拟消痞萎胃康汤运用于临床，收到较好的疗效；明确地提出“风泄”病名，根据病因、病机、辨证论治，创立“风泄汤”，并以此为主方，随症加减治疗肠易激综合征（腹泻型）疗效满意；根据证候、经络循行及病因病机，提出“心胃同治”观点，治疗胃脘痛和心绞痛等。

有感于牛兴东教授的传承创新，带徒育人，对推动中医药事业发展的贡献，余欣然提笔作序，还望今后牛兴东教授会有更多的作品问世，使中医药同行及后者受益，使脾胃病患者受用。

全国名中医

首都医科大学附属北京中医医院主任医师、

教授、博士生导师

中华中医药学会脾胃病分会名誉主任委员

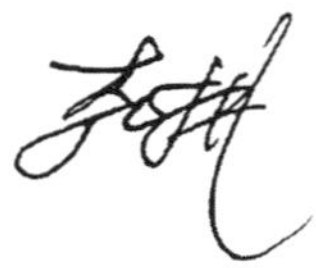

2023 年 12 月

前　言

牛兴东主任医师1946年5月出生于内蒙古自治区鄂尔多斯市达拉特旗。1963年进入包头医学专科学校，三年刻苦学习，打下了西医基础。后参加下乡医疗队，在实践中发现中医在治疗疾病中具有疗效好、价格低的优势，深受老百姓的欢迎，从此对中医产生了浓厚的兴趣。牛兴东教授深入学习《黄帝内经》《伤寒论》《金匮要略》《温病条辨》《神农本草经》等中医经典著作，逐渐登堂入室。他主动到中药房工作，从拉药斗做起，拜老药工为师，亲身体会中药的色、味、形、质，以及炮制方法，对临床大有裨益。

1975年，牛兴东教授进入内蒙古医科大学中医学院学习，聆听中医老前辈的授课。生产实习一直跟随国医大师晁恩祥老师。毕业后回到达拉特旗医院从事中医工作，白天诊病，晚上挑灯夜读，与古代先贤进行思想交流，时空对话，以解临床之惑。用后方知不足，于是牛兴东教授与专家们进行交流、学习，逐渐形成自己的学术风格。调入内蒙古自治区中蒙医医院工作后，一直从事脾胃病临床及教学工作。同时，他非常重视科研工作，通过科研方式对复发性口腔溃疡、反流性食管炎、慢性萎缩性胃炎及癌前病变、胆汁反流性胃炎、胃肠息肉、腹泻及便秘等临床经验进行验证，总结出自己独特的诊疗经验。牛兴东教授退休后仍然工作在临床一线，继续担任国家级、自治区级师承指导老师，于2022年被授予第二届"全国名中医"称号，通过带教总结，形成"调气、活血、解毒"治疗脾胃病的学术思想。

本书主要由上、下两篇构成。上篇为医论，收集、整理了牛兴东教授撰写发表的论文及学生跟师的毕业论文。学生跟师学习、总结、挖掘，将牛兴东教授的学术思想及临证经验呈现给大家。下篇为医案，精选牛兴东教授临床诊治各病种验案。从牛兴东教授平素诊疗的医案中筛选具有代表性的案例，展示牛兴东教授临床诊断及遣方用药思路，有利于读者学习、理解、掌握其临证经验。

“医之道最微，微则不能不深究”。希望此书成为中医从事临床者之有益参考资料！

全国名中医牛兴东传承工作室主任
内蒙古自治区中医医院医务部主任
第六批全国老中医药专家学术经验继承工作继承人
任国华
2023年12月

目 录

上篇 医 论

下篇　医案

上篇

医论

论一

牛兴东教授学术思想渊源及探析

一、理论渊源

1. “治病脾胃为先”源于《黄帝内经》《脾胃论》

牛兴东教授的“治病脾胃为先”思想来源于《黄帝内经》《脾胃论》。《素问·灵兰秘典论》载“脾胃者,仓廪之官,五味出焉”;《素问·五脏别论》载“胃者,水谷之海,六腑之大源也”,均强调了脾胃的重要性,指出脾胃是全身能量的来源,是五脏六腑气机活动的有力保障。

牛兴东教授指出:人体的生命活动依靠气、血、津液,而这些物质均依靠脾胃来化生。《灵枢·邪客》说:“五谷入于胃也,其糟粕、津液、宗气分为三隧。故宗气积聚于胸中,出于喉咙,以贯心脉,而行呼吸焉。营气者,泌其津液,注之于脉,化以为血,以荣四末,内注五脏六腑……卫气者,出其悍气之慓疾,先行于四末、分肉、皮肤之间而不休者也。”该句详细地解说了气血的化生及其具体生理功能。但五谷必须先入于胃,然后才能发生一系列新陈代谢,所以脾胃是气血生成的起始阶段及部位。如果胃不受纳,脾不运化,则会出现《素问·平人气象论》所说:“平人之常气禀于胃,胃者,平人之常气也,人无胃气曰逆,逆者死。”“人以水谷为本。故人绝水谷则死,脉无胃气亦死。”

牛兴东教授认为,脾胃疾病的病因有三:饮食所伤、情志致病、感受外邪。现代人饮食过度,工作紧张,生活不规律,情志不畅,故脾胃病的发病率居高不下。但这些病因在2000多年前的《内经》中就已经提出。《素问·痹论》"饮食自倍，肠胃乃伤"，《素问·生气通天论》"因而饱食，筋脉横解，肠澼为痔；因而大饮，则气逆"，这是饮食不节导致疾病的病机，但首先损伤的是脾胃。

现代社会纷繁复杂，情志不遂的人较多。《灵枢·本神》载："脾，愁忧而不解则伤意，意伤则悗乱，四肢不举，毛悴色夭，死于春。""脾藏营，营舍意，脾气虚则四肢不用，五脏不安；实则腹胀，泾溲不利。"《素问·阴阳应象大论》载："在志为思，思伤脾。"这些均描述了情志在疾病发生、发展过程中的作用，强调了情志不畅扰乱了脾胃正常功能，导致疾病的发生。

这些条文均强调脾胃受伤后，化源不足，导致四肢不用，五脏不安，轻者变重，重者则死的结果，强调了脾胃的重要性。

牛兴东教授认为，《内经》对人体正常新陈代谢作出了精彩阐述，强调了脾胃的核心地位，但同时告诉我们，五脏六腑组成一个协调的机体，共同协作才能完成水谷化精微的过程。

在《素问·经脉别论》中说："食气入胃，散精于肝，淫气于筋。食气入胃，浊气归心，淫精于脉。脉气流经，经气归于肺，肺朝百脉，输精于皮毛。毛脉合精，行气于府。府精神明，留于四藏，气归于权衡。"胃在精气的产生和分配中处于起始阶段。"饮入于胃，游溢精气，上输于脾。脾气散精，上归于肺，通调水道，下输膀胱。水精四布，五经并行"。条文首先提到饮食入胃，强调了脾胃在五脏中的地位，强调了其在水谷转化为精微物质过程中的中心位置，给"脾胃为后天之本"的思想奠定了理论基础。

李东垣在《脾胃论》中也提出"内伤脾胃，百病由生"和"人以胃气为本"的观点，从正反两方面论述了脾胃之气与元气的关系："元气之充足，皆由脾胃之气无所伤，而后能滋养元气，若胃气之本弱，饮食自倍，则脾胃之气既伤，而元气亦不能充，此诸病之所由生也"。李东垣也提出，"不因虚邪，贼邪不能独伤人，诸病从脾胃而生，明矣"，强调了脾胃与疾病的密切关系。

2. 临证辨治方法源于《伤寒论》

张仲景在《伤寒杂病论》中提出"四季脾旺不受邪"，指出脾气旺盛，化源正常运行，则人体正气充足，正能胜邪，不易染病，把脾胃提到了相当高度，并且在整本《伤寒论》中始终贯穿着"保胃气，存津液"的学术思想。

牛兴东教授善用六经辨证及脏腑辨证治疗脾胃病。这些辨证方法来源于医圣张仲景，如“伤寒五六日，中风，往来寒热，胸胁苦满，嘿嘿不欲饮食，心烦喜呕，小柴胡汤主之”。条文中的许多症状是脾胃病症状。牛兴东教授认为，正气不足，外邪进入少阳影响脾胃正常运化，导致脾胃受损，出现“胸胁苦满，嘿嘿不欲饮食，心烦喜呕”，治以疏调肝气，和降胃气，但其基础是补益脾胃。方中使用人参、甘草、大枣、生姜健脾和中，脾胃功能恢复，则正气得到补充，有力量祛邪外出，身濈然汗出而愈。这正是体现了《素问·玉机真脏论》指出的“五脏者皆禀于胃，胃者五脏之本也”思想。

牛兴东教授治疗“反流性食管炎”善用“旋覆代赭汤”。条文说：“伤寒发汗，若吐，若下，解后，心下痞硬，噫气不除者，旋覆代赭汤主之。”脾气宜升，胃气宜降，若胃气应降不降，则气机上逆，出现上腹痞满、恶心、呕吐、呃逆等症。旋覆代赭汤的主要作用是降逆化痰，益气和胃。本证是由于误治损伤正气，脾胃功能失调，运化不利，水湿内停，转化为痰饮，阻塞中焦。牛兴东教授认为，其本是正气不足，故方中使用人参、甘草、大枣、生姜健脾益气，恢复脾胃功能。

牛兴东教授在反复研究《伤寒论》后发现：其均体现着“顾护胃气”的思想，为我们提供了许多具体的方法来恢复胃气，如小建中汤、理中汤、吴茱萸汤等。在祛邪时也不忘扶正，使用姜、大枣、甘草等药物扶正。

牛兴东教授认为，《伤寒论》在给我们展现六经辨证的时候采用了一种特殊的视角，只要我们处于这一视角，就较易掌握它。此视角是：正气与邪气的关系。正气足，邪在太阳，稍不足到少阳，再到阳明，如果此时邪盛正衰，不给予适当治疗，就会进入太阴、少阴或直中厥阴。可见，正气在人体的重要性。而脾胃是人体正气不竭的源泉，所以要顾护好脾胃功能，治疗疾病也要从脾胃入手。

3. “重视气机升降”源于《黄帝内经》《脾胃论》《临证指南医案》

牛兴东教授临证重视气机升降，其学术思想来源于《黄帝内经》《脾胃论》《临证指南医案》。

《素问·六微旨大论》说：“非出入，则无以生长壮老已；非升降，则无以生长化收藏。”从理论上提出人体全身气机的运行规律，同理，脾胃之气也遵循升降理论。牛兴东教授指出：《内经》提出了气的运动规律，给后代医家极大的启示。

李东垣在《内经》理论的基础上，明确提出脾胃之气的升降运动，特别强调“升散”的重要性。《脾胃论·天地阴阳生杀之理在升降沉浮之间论》曰：“盖胃为水谷之海，饮食入胃，而精气先输脾归肺，上行春夏之令，以滋养周身，乃清气为天者也；升已而下输膀胱，行秋冬之令，为传化糟粕，转味而出，乃浊阴为地者也。”李东垣从人法自然的角度指出：春夏之气主升，秋冬之气主降。而脾胃之气运化水谷为精微物质也升已而降，完成新陈代谢，使能量从产生、输布、糟粕的下行排出全过程顺利完成。

叶天士更进一步完善了脾胃的升降理论。他提出脾和胃有不同的升降规律，指出脾主升，胃主降。《临证指南医案》指出：“纳食主胃，运化主脾。脾宜升则健，胃宜降则和。”这为脾胃分治奠定了理论基础。

牛兴东教授认为：脾胃气机的升降是中焦运化的主要气机运动形式，临床中恢复患者脾胃气机升降功能是治疗脾胃病的主要方法。李东垣在这方面给我们很多启示，做了许多开创性的工作，应该继承和发扬。

4. “五脏同调”源于《难经》《景岳全书》

基于《难经》《景岳全书》，牛兴东教授强调治疗脾胃病应该五脏同调，重视脏腑之间的关系。

《难经·七十七难》“所谓治未病者，见肝之病，则知肝当传之于脾，故先实其脾气，无令得受肝之邪”的论述，是肝脾之间疾病传变的重要理论基础。同样，如果脾胃受病，调理肝脏，不治脾病而脾病自愈。牛兴东教授在临床中特别强调脾胃与其他脏腑的关系，尤其与肝脏的关系。他指出：健脾不疏肝，如撒种不犁田，白费功夫。

张景岳认为脾为中土，灌溉四旁，脾胃内含五脏之气，五脏也含脾胃之气，故各脏均含有脾胃病，治五脏可以安脾胃。因此，他认为：“善治脾者，能调五脏即所以治脾胃也”，首先明确提出：脾胃与五脏密切相关，治疗调理五脏可以有助于脾胃病的治疗。牛兴东教授非常佩服张景岳宽广的学术思维，他把局限的脾胃病治疗扩展到全部脏腑调理的高度，从另一个侧面反映出脾胃的重要性。

五脏是一个完整的整体，治某一脏可以调其他四脏，调四脏可以治某一脏。张景岳脾胃学术思想是五脏相关学说对脾胃疾病治疗的运用，非常有创见。张介宾对脾胃学说的论述较前人更为全面，张氏“治五脏以安脾胃”的观点与李东垣“调脾胃以安五脏”的观点，各有侧重，互为补充。

例如《景岳全书·反胃》中说：“若寒在下焦，则朝食暮吐，或暮食朝吐，乃以食入幽门,丙火不能传化,故久而复出,此命门之阳虚故也。”张氏以补命门之火来治疗本病,提出“虚在下焦而朝食暮吐,或食入久而反出者,其责在阴,非补命门以扶脾土之母,则火无以化,土无以生,亦犹釜底无薪,不能腐熟水谷,终无济也,宜六味回阳饮,或人参附子理阴煎,或右归饮之类主之。”牛兴东教授也把这种情况比喻为锅底无火,锅内之米不能自熟。这是脾胃与肾的经典生理病理关系。

5.“脾胃分治”源于《诸病源候论》《脾胃论》《临证指南医案》

牛兴东教授临证强调“脾胃分治”,此学术观点来源于《诸病源候论》《脾胃论》《临证指南医案》。

在巢元方的《诸病源候论》中提到:“脾者,脏也;胃者,腑也。脾胃二气,相为表里。胃为水谷之海,主受纳饮食者也;脾气磨而消之,则能食。”在条文中明确提出脾胃具有不同的功能,胃主受纳,脾主消磨。“胃受谷而脾磨之,二气平调,则谷化而能食。若虚实不等,水谷不消,故令腹内虚胀,或泄,不能饮食,所以谓之脾胃气不和不能饮食也”。在这段条文中,指出脾与胃的功能要互相匹配协调,否则就会产生疾病。

在李东垣的《脾胃论·脾胃胜衰论》中说:“夫饮食不节则胃病……胃既病,则脾无所禀受。脾为死阴,不主时也,故亦从而病焉。”在此条文中,李氏指出:胃病常见病因为饮食不节,论述了由此导致的病理变化及常见症状,同时提出胃病后导致脾的病理变化。可见,李东垣虽然倡导脾胃要分治,但他更强调脾胃生理病理的紧密联系。总之,李氏已经明确认识到脾胃的不同生理功能和病理变化,并强调了它们之间的关系,但是在脾胃分治方面未提出创新性治疗方法。

而医家缪希雍指出:“世人徒知香燥温补为治脾虚之法,而不知甘寒滋润益阴之有益于脾也。”以甘寒之剂如麦冬、天冬、生地黄、石斛等药组方治疗脾阴不足证,疗效显著。提出脾阴不足的观点,补充了李东垣温燥健脾的学术观点,是一大进步。

叶天士明确提出脾胃分治观点。他在李东垣的理论基础上提出“脾升胃降”的气机运动思想,指出“脾以升为健,胃以降为和”,强调胃阴不足。他认为胃阴不足的原因有:①外感化热,耗伤胃阴;②情志化火,暗耗阴液;③过食辛辣,化火煎熬胃液;④温病伤阴。治疗大法为甘寒润降,清养胃阴,以沙参、麦冬、玉竹、石斛组方。叶天士不但提出脾胃分治的学术思想，并且拿出了具体的治疗方法，验之临床，效果突出，也反证了理论的正确性。

牛兴东教授认为，脾胃既是密切相关的整体，也有各自不同的生理功能。既要甘温健脾升阳，又要顾护胃阴，防止伤阴。在《伤寒论》中就有“保胃气，存津液”的思想，应该继承发扬。但健脾气与滋胃阴要相互协调，强调胃阴，但不能损伤脾阳。药物使用应以甘寒为主，慎用苦寒之品。

6.“痰饮学说”源于《金匮要略》《丹溪心法》

牛兴东教授在脾胃病病因学说中重视“痰饮学说”，这一学术思想来源于《金匮要略》《丹溪心法》。

痰饮之病名见于《金匮要略·痰饮咳嗽病脉证并治》：“夫饮有四，有痰饮、有悬饮、有溢饮、有支饮。”在这里的痰饮是狭义的痰饮，指胃肠道为“痰饮”病邪侵袭产生的一系列“脾胃病”症状。它是“痰饮”导致脾胃病的理论源头。

元代朱丹溪认为，“百病多有兼痰者”。其“诸病皆因痰而生”的致病理论为后世医家广泛阐发，使痰病理论不断得到完善。在对痰饮病机的认识上，朱丹溪汲取了前人的经验，认为脾虚、气郁是痰饮化生的关键。《丹溪心法》说：“善治痰者，不治痰而治气，气顺则一身之津液，亦随气而顺矣。”朱丹溪以二陈汤为治疗痰饮的基础方。此方宽中理气，调气机升降，健脾燥湿，杜生痰之源，诚为实脾燥湿的治本方，而且也体现了“治痰先治气”的思想。

明代张景岳认为，痰饮的生成主要是由于元气虚衰，治痰的方法则以扶正为主。张景岳有言：“痰涎之作，必由元气之病”“血气日削，而痰涎日多矣”，指出痰饮的生成与元气虚衰有关。人体血气俱盛，脏腑功能正常，则津液不得凝聚为痰。反之，人体元气亏虚，若为外邪所侵，或内伤七情、饮食劳倦，则易导致人体脏腑损伤，水谷不化精微，凝聚为痰。而五脏之中，张景岳认为脾肾两脏最为关键，“脾主湿，湿聚则为痰，肾主水，水泛亦为痰”。痰饮的生成必与脾肾两脏相关，故治痰之法宜“温脾强肾以治痰之本，使根本渐充则痰将不治而自去矣”。

叶天士对于痰饮的成因见解独到：“阳盛阴虚，则水气凝而为痰。阴盛阳虚，则水气溢而为饮”。其治痰用药不拘泥于温药，痰火之症不忌寒药，是对仲景治疗痰饮的补充与发展。

牛兴东教授在继承以上先贤的理论及临床经验后提出：非独脾为生痰之源，肺为贮痰之器；五脏皆可为生痰之源，五脏皆可为贮痰之器。脾胃痰邪为患较常见。牛兴东教授提出：痰浊之邪胶结于脾胃，阻塞运化，影响气血运行，导致一些慢性顽固性脾胃疾病。牛兴东教授在继承张仲景"痰饮当用温药和之"的治疗大法基础上，提出化痰散结涤浊之法。

7. "重调气血"源于《黄帝内经》《伤寒论》《诸病源候论》等

牛兴东教授治脾胃，重调气血，源于《黄帝内经》《伤寒论》《诸病源候论》《丹溪心法》《临证指南医案》《医林改错》《血证论》。

《黄帝内经》载"疏其血气，令其调达，而致和平"，首次提出气血应该用疏导的方法使其平衡。《伤寒论》首创"六经辨证"，为调治人气血阴阳总结了辨证论治的规律。在《丹溪心法》中，朱震亨创立"气常有余，血常不足"的理论，提出滋阴降火，调气养血。他擅用四君、四物汤调治气血，产生了很大影响。他说"气血冲和，百病不生。一有怫郁，诸病生焉"，使气血学说的内容更加丰富。

叶天士提出卫气营血辨证，是医学史的一大突破，是非常重要的理论创新，突破了传统上对气血的认识。不仅认为它们是物质，是人体生命活动的物质基础，而且认为气、血是疾病发展过程的不同阶段。

王清任在《医林改错》中提出"气虚血瘀"理论，治以补气活血法，代表方剂是"补阳还五汤"，并且提出根据不同部位的血瘀给予相应的引经药物，使药力直达病所。

唐宗海对血证进行了归纳总结，写成《血证论》。他通过实践和继承认为："人之一身，不外阴阳，而阴阳二字即是水火，水火二字即是气血。"临床中治血重调气，在调气的前提下再治血。他的"止血、消瘀、宁血、补虚"四大治法，被临床医家奉为准则。

牛兴东教授在继承前人的基础上提出：脾为多气少血之脏，胃为多气多血之腑，治以调气活血，契合病机，疗效突出。他提出：调气包括行气、补气、清气、升气、降气、破气；活血包括补血、行血、凉血、止血、宁血。同时，牛兴东教授指出：气、血变化也反映了脾胃病的病理过程。在气分阶段，病较清浅，处于功能失调阶段；血分阶段，病较重，处于器质性病变阶段。

二、思想探析

1.“中医治病，脾胃为先”

牛兴东教授经多年临证，强调“中医治病，脾胃为先”。

李东垣在《脾胃论》中说：“元气之充足，皆由脾胃之气无所伤，而后能滋养元气。若胃气之本弱，饮食自倍，则脾胃之气既伤，而元气亦不能充，此诸病之所由生也。”牛兴东教授认为“脾胃是后天之本”“中焦为气血生化之源”。脾胃强健，则气血充足，先天元气也可得到很好的补充，使正气存内，邪不可干。如果脾胃受损，化源不足，则全身脏腑气血供应不足，则百病由生，正是“邪之所凑，其气必虚”。

牛兴东教授非常重视脾胃在人体生理活动及病理变化中的重要作用。他指出，养生贵在调理脾胃，使元气充足。如果元气不足，大量疾病可由此而生，但是元气是否充足，要看脾胃有无损伤。例如心主血脉、肺主气、肾主藏精、肝主藏血，都与脾胃运化水谷精微紧密相关。脾胃运化失职，会引起各脏腑功能异常。脾胃内伤，不能化生阴血阳气，在内不能维持机体功能活动的需要，在外不能够抵御外邪的侵袭，百病由生。

《景岳全书》指出：“凡欲察病者，必须先察胃气；凡欲治病者，必须当看胃气。胃气无损，诸可无虑。”牛兴东教授在临床中，不论治疗何种疾病，时时不忘顾护脾胃。他常常教导我们：脾胃为人之根本，妄加用药，损伤仓廪之官，徒增疾病，此药不服也罢！不论何病，只要调护好脾胃，使饮食馨香，病必渐轻。因此，牛兴东教授在临床中很少使用苦寒败胃之品，即便使用，量也极轻，中病即止，并且会佐以甘温之品护胃。

牛兴东教授在治疗内科杂症中，先用几剂中药调理脾胃，祛除食积、气滞、痰湿阻滞、寒凝、血瘀等妨碍脾胃运化功能的病理因素，并且给予芳香醒脾开胃配合补脾益气之品，使脾胃运化功能恢复，纳食好转后，再使用治疗相应疾病的药物，效果十分明显。牛兴东教授认为：脾胃功能恢复，才能很好地吸收药物，输送药到病所，产生治疗作用。如果脾胃功能较差，药物入胃，徒伤脾胃，不能吸收和输布，如何能治病？

2. 重视脾胃气机升降，反对一味呆补

牛兴东教授在临床中重视脾胃气机的升降，反对一味呆补，擅长用调畅气机升降的方法治疗脾胃病。他经常说，脾胃调治大法不外"升降"。

脾宜升则健，胃宜降则和。脾胃都在中焦，是人体气机升降之枢纽。脾主升，就是将水谷精微之气向上输布于心肺，流布全身；胃主降，使糟粕及秽浊之物从下排出。脾气上行时肝气也随它上升；胃气下降时，则胆火随它下行。清阳上升，浊阴下降，营卫才能协调，五脏安和。如果脾气应当上升不升，胃气应当下降不降，脾胃运化功能的协调和平衡被打破，最终会导致元气不足，形气均虚损，出现清阳下陷，浊阴上逆的病理现象。脾气如果不升，它的运化和升托内脏的功能较差，则水谷精微不能向上输布，产生气血不足或脏器下垂的现象。胃气不降则出现脘腹闷胀、纳呆、排气不畅、便秘等现象，胃气上逆出现呃逆、恶心呕吐等症状。

脾气下陷和胃气上逆是脾胃升降不及的进一步发展。《临证指南医案》讲："盖脾气下陷固病，即使不陷，但不健运，已病矣。胃气上逆固病，即使不上逆，但不通降，亦病矣。"说明脾气不升反陷，胃气不降反逆，是脾胃气机升降失常的严重阶段。牛兴东教授认为，脾胃的生理功能是升其清阳，降其浊阴。当升者适度，降者及时，脾胃功能才能互相协调。脾胃病，大多是因为运化失职，气机升降失司产生的，所以调节升降是治疗脾胃病的重要原则和方法。牛兴东教授善用补中益气汤、升阳益胃汤升提脾气，喜用旋覆代赭汤、丁香柿蒂汤降其胃气。牛兴东教授指出，脾胃气机的升降有一个重要的前提：脾胃之气充足。如果气不足而肆意升降，反会导致耗气伤津。因此，牛兴东教授在调节气机升降的同时要加入补气健脾之品。

牛兴东教授指出，李东垣发明甘温升提之法治疗脾胃病，对医学做出了贡献，但是也有不足之处。他重视温阳升提，但对胃阴不足很少提及；叶天士补其不足，提出滋胃阴、降胃气学说。牛兴东教授融汇两位先贤学说于一体：既重视脾阳，又重视胃阴；既关注脾气升发，也关注胃气下降。他指出，胃阴不足，会导致胃气不降，产生口渴、消谷善饥、大便秘结的症状。应该滋胃阴与降胃气同时进行，否则徒耗胃阴，降而无功。

牛兴东教授认为：脾升和胃降是相辅相成的。只注重升而忽略了降，或只注重降忽视了升均不会产生良好的效果。因为，脾气不升能引起胃气不降，相反胃失和降也能影响脾气升清。因此，在和降胃气时依据病情辨证加入升提脾气之药，例如升麻、柴胡、防风、荷叶、葛根、桔梗等，才可以取得理想效果。牛兴东教授在选择和降胃气之药时，习惯选用药性和缓的药物，如苏梗、苏子、陈皮、厚朴花、佛手、降香、旋覆花等，用药讲求平稳，用量也较少。牛兴东教授认为即使和缓之药用量太大，也成攻伐之品。他认为调节升降讲究轻灵：量小取其气，可达升降之妙；量大取其质，显示出燥烈之性。牛兴东教授十分反对大量用苦寒或破气之剂，一则加重脾胃负担，再则耗气伤津。这样降中有升，升降相因，则上逆之气可降。同样，牛兴东教授指出，对于一些脾气不升的病例，在升提药之中加入少量降气之品，使升中有降，效果突出。牛兴东教授认为：胃不下降，糟粕不能顺利排出，会导致清气不升。牛兴东教授在治疗脾虚便秘时，用补中益气汤加入槟榔、肉苁蓉，升中有降，效果十分理想。因此，牛兴东教授提出："疗脾应九升一降，寓降于升；疗胃应九降一升，寓升于降。"

3. 强调五脏同调

牛兴东教授重视脏腑之间的关系，"治脾胃之法，应在脾胃外寻。"牛兴东教授经多年理论研究及临床验证发现：脾胃为后天之本，如若获病，会殃及其他脏腑；同理，他脏有病，也会传递到脾胃。只有主次之别。因此，除了本经的脾胃病外，还可见到肝之脾胃病、心之脾胃病、肺之脾胃病、肾之脾胃病。正如众多医家所言"胃为十二经之海，十二经皆禀血气滋养于身。脾受胃之禀，行其气血也。脾胃既虚，十二经之邪不一而出。"

中医基础理论认为，肝主疏泄，若肝气郁滞导致疏泄失常，逐渐影响脾的运化，就是"木郁克土"。反之，脾失健运，也会引起肝的疏泄失常，产生"土壅木郁"。肝与气机升降关系紧密。脾胃气机升降失调不但与脾胃自身有关，也与肝关系较为密切。《血证论》说："木之性在于疏泄，食气入胃，全赖肝木之气以疏泄之，而水谷乃化。"肝的疏泄功能失常经常见于肝胃不和、肝胃郁热、肝郁脾虚等，治疗应当以疏肝、调理中焦气机之升降为主。

牛兴东教授认为：脾主运化，肺司呼吸。通过肺的宣发功能，将水谷精微输送到皮毛、四肢百骸；通过肺的肃降功能，再结合脾运化水湿的功能，将体内产生的水湿排出，这必须借助肺气的肃降。同理，胃气的下降也有赖于肺的肃降。如果脾气虚弱，运化失常，会出现肺气不足，即"土不生金"。所以，在治疗上用"培土生金"的方法。

《素问·至真要大论》中说:“太阴不收,肺气焦满……诸气膹郁,皆属于肺”。宣发肺气以及肃降肺气,伸其治节,是调升降的重要手段。因此,在调理脾胃升降失常时,牛兴东教授有时加入宣肺的桔梗、苏叶、杏仁、前胡、紫菀、麻黄,宣通肺气,来降上逆的胃气,这也是寓“降”于“升”之意。同时,可以辅助脾气的升发。

牛兴东教授十分重视脾与肾的关系。他常讲:脾与肾,是先天与后天的关系。譬如:脾是锅,肾为锅底之火。还如:肾为火种,脾为燃料。可见,脾与肾既有功能上互相辅助的关系,又有物质上互相依赖的关系。在临床上,脾病日久可及肾,如久泄及肾;相反,肾阳虚也导致脾阳不足,临床使用附子理中丸治疗。

心与脾胃也有紧密的关系。脾胃受病,运化无力,痰饮内盛,痰迷心窍,导致神识昏蒙;心气不足或心血瘀阻会导致血脉不畅,阻滞局部,脾胃的运化功能也受到影响;脾胃运化之水谷精微不能顺利变化为血。因此,在治疗痰迷心窍的同时,加入健脾之药,杜绝生痰之源。而在治疗脾胃疾病时,也不要忘记畅通血脉,可以使治疗效果明显增强。如在萎缩性胃炎伴肠上皮化生的中医治疗中,十分重视活血化瘀的应用。

《景岳全书》说:“善治脾者能调五脏,即所以治脾胃也,能治脾胃而使食进胃强即所以安五脏也”。牛兴东教授重视胃与其他脏腑的生理病理关系。

总之,牛兴东教授认为治疗疾病应站在整体高度,这样就能理清脏腑关系。如果仅仅站在某一脏腑看问题,没有全局观念,疗效不问可知。正是:不识庐山真面目,只缘身在此山中。

4. 强调脾胃分治

牛兴东教授认为,脾胃不能混为一谈。脾胃同为中焦,但分中有合,合中又有分,观其脉证,随证治之。脾主运化,胃主受纳,胃以降为顺,脾以升为和,在生理上彼此协作,病理上双方影响。脾胃关系相当紧密,以致临床上在描述病机及辨证处方时存在脾胃不分。

牛兴东教授指出,理论上指出脾与胃在生理病理上的不同最早出自《内经》。在《素问·太阴阳明论》中说:“黄帝问曰:太阴阳明为表里,脾胃脉也,生病而异者何也?……故阳道实,阴道虚。故犯贼风虚邪者,阳受之;食饮不节,起居不时者,阴受之。阳受之则入六腑,阴受之则入五脏。”

在张仲景时期就有脾胃分治的临床经验。《伤寒论》中阳明病提纲“阳明之为病，胃家实也”，太阴病提纲是“太阴之为病，腹满而吐，食不下，自利益甚，时腹自痛”。“胃家实”道出了阳明胃腑以热证、实证为多。所以，张仲景用白虎、承气等方治疗阳明病；但是对太阴脾病则用理中丸、四逆汤之属。这就告诉我们：脾胃病变不同，治法方药也应当有差别。

在此之后的医家们孜孜以求，结合自身临床经验不断发展和完善着脾胃病治疗理论和临床学术思想。李杲重视升脾阳，创制了“甘温除热”和“升阳散火”的治法。叶天士重视滋胃阴，明确提出脾胃分治思想。他既秉承了李东垣脾胃学说，又对其有所发挥，主张“脾胃当分析而论”“脾胃分治”，擅长“养胃阴”治法，以“脾喜刚燥，胃喜柔润也”“纳食主胃，运化主脾”等论述，不但是对脾胃经典理论的突破，也是“脾胃分治”的理论基础，二人理论相辅相成，完善了脾胃分治理论。脾胃分治是遵循“脾升胃降”“脾温胃凉”“脾燥胃润”的特点，恢复中焦气机运行，从而调畅一身之气机。因此，脾胃分治具有重要临床实践价值。这对牛兴东教授的脾胃学术思想产生了很大的影响。

牛兴东教授认为，脾属于太阴己土，胃属阳明戊土，戊是阳，己是阴，阴阳不同，脏应藏，腑应通，脏腑功能相异。脾“实而不能满”，胃“满而不能实”，但是两脏腑互为表里，脾升胃降，相互协作，共同完成水谷精微消化吸收的循环。同时，也根据脾胃阴阳、脏腑属性、功能作用有很大不同，所以，多虚多寒的是太阴脾土，多实多热的是阳明胃土，一个“喜热而恶寒”，另一个“喜凉而恶热”，而具体功能上“太阴湿土，得阳始运，阳明燥土，得阴始安”，互相配合但有差异。所以，在阴阳、寒热、升降、虚实、表里、燥润等属性及功能上，脾与胃之间存在差异。因而在治疗之时，更应该虚实兼顾，寒热适宜，升降互调，刚柔并济。“治中焦如衡”就是这个道理。

牛兴东教授在脾胃分治理论上，既继承前人的学术成就，也有自己的发挥和心得。牛兴东教授认为：脾阳不足，胃有寒湿，一脏一腑，皆宜于温燥升运者，自当遵东垣之法，这是脾胃同治；同理，脾阴不足，胃阴亏虚，则当遵叶氏养胃阴之法，同时补益脾胃之阴，也是脾胃同治。但若脾阳不亏，胃有燥火，当遵叶氏养胃阴之法，此时不能再温补脾阳；若脾阳亏虚，胃阴不亏，则遵东垣之法，单温阳即可。此为脾胃分治。还有一种情况临床并不少见：脾阳不足和胃阴亏虚同时并见，这时温阳滋阴同施，脾胃分治的意义，此时彰显得十分突出。可见，有是证用是法，证同则法同，证异则法异。不能脾胃不分，笼统一法治之。

牛兴东教授也指出：脾胃同治之中，也同中有异。例如脾胃气虚导致的腹泻，患者有腹胀、里急后重症状时，一方面温补脾胃之气，同时应升脾阳，降胃气，因胃气不降，导致腹胀、里急后重，给予木香、炒槟榔，效果较单纯升脾阳为佳。

脾胃分治之中，也异中有同。在临床上，当胃气虚弱，精神疲乏，食欲不振，纳而不化，腹胀闷不舒，嗳气，大便干结时，可以通补胃气，使胃气得以舒展充盛。牛兴东教授强调：在脾胃分治中，温补升发脾阳时，勿忘温燥之药易伤胃阴；在滋养胃阴时，也不可忽视濡润之品会妨碍脾阳。应时时顾护之，达到阴阳、寒热的平衡。

5. 重视“祛除痰饮”

牛兴东教授重视“祛除痰饮”，提出“痰去脾胃安”的学术思想。其多年临床发现由痰饮之邪导致的脾胃病，门诊中屡见不鲜。脾胃功能受阻可导致痰饮内生，同时，痰饮也可以阻滞气机，加重脾胃病。痰饮既是病理结果又是病因。牛兴东教授认为：现代社会，生活水平提高了，但人们相应的保健知识没有跟上，恣食肥甘厚腻及辛辣刺激食品，过量饮酒，加之社会诱惑太多，不能全部遂愿，导致情志郁结。这些因素都会损伤脾胃，使湿邪内生，化为痰浊。

（1）病机：《医宗必读》中说：“脾土虚弱，清者难升，浊者难降，留中滞膈，淤而成痰。”由此牛兴东教授指出：脾胃虚弱，运化失职，制水无权，脾不能为胃行其津液，津液凝聚而成痰饮。

形成痰饮的病机，与肺、脾、肾的气化功能不足有密切关联，但脾胃是其病变中心。肺中所需的津液气血，依靠脾胃运化水谷精微来支持，故肺中津气之多少，是由脾胃运化功能之强弱来决定的。若脾胃虚弱，向上不能输送津液来充养肺脏，则肺气也虚，容易受外邪侵犯，肺的运送及分配津液，通调水道功能不调，水液停聚形成痰饮。肾为先天之本，脾为后天之本。肾脏需要脾胃化生水谷精微不断补充。肾主水化水，脾运水制水，当脾胃发挥其中焦枢纽作用，输化运转水液，肾脏能顺利气化津液，分清别浊，来维持身体水液代谢的平衡。若脾阳受损，向下不能助肾以制水，同时脾阳虚也可以累及肾阳，导致肾阳虚，肾阳虚损无力温煦脾阳，终致脾肾阳虚，水液代谢障碍，这就是痰饮产生的内在原因之一。

可见，脾胃是痰饮形成的关键环节。巢氏《诸病源候论·虚劳痰饮候》说："劳伤之人，脾胃虚弱，不能克消水浆，故有痰饮也。"

（2）临床表现：脾为生痰之源，脾胃是各类痰证论治的根本。在脾胃疾病中，痰浊有它特殊的表现，停于胃腑时则见呕吐清水痰涎，留于肠道则见泄泻水样、黏液样物质。痰浊内阻的症状表现各不相同，但它的病机是相同的，都是气机障碍、水湿津停聚。常见临床表现为：痞满疼痛、泄泻、呕吐痰涎、口干不欲饮、腻苔、黏液便。

（3）治疗：《丹溪心法》说："善治痰者，不治痰而治气，气顺则一身之津液，亦随气而顺矣。"《医学入门》载："痰乃津血所成，随气升降，气血调和则流行不聚，内外感伤则壅逆为患。"朱丹溪和李中梓均从不同的侧面提出治痰当先调气。调气有行气和补气之分。牛兴东教授治疗痰饮一般多以二陈汤为基础方剂，加减化裁，灵活变通。行气中有疏肝理气。例如：肝郁气滞，痰湿中阻，用柴陈煎；有行中焦之气，可加用木香、砂仁、枳壳、枳实等；如脾胃气滞较重，用砂枳二陈汤。

补气一般补脾益气。《景岳全书·痰饮论治》说："脾胃不虚，则虽生痰饮，不过微有留滞……惟脾虚饮食不能消化而作痰者，其变最多，但当调理脾胃，使其气强，则自无食积之患，而痰饮即皆血气矣。"例如：脾虚气滞，可于二陈汤中加人参、白术以益气健脾，如六君子汤；气滞甚者加木香、砂仁以行气导滞，如香砂六君汤。

临证在运气、调气、行气过程中，要把握气与痰之间的辩证关系。气滞是痰产生的主要原因，但痰产生以后，可阻遏气机，又成为致病之原因，加重病情。所以，治痰不但要重视调气以化痰，也不能忽略化痰以行气。正如《石室秘录》所说："治痰之法，又不可徒去其湿，必须补气为先，而佐以消痰之品。"

温中补虚，也是治痰的重要方法。痰为阴邪，易伤阳气；脾喜燥，湿则困脾，痰饮生成。因此，治痰方法，温中补虚，十分重要。医圣提出"病痰饮者，当以温药和之"，开创温中化饮之先河，创苓桂术甘汤、苓甘五味姜辛汤等温阳化饮方。《丹溪心法》说："治痰法，实脾土，燥脾湿，是治其本也。"所以，温阳燥湿是治疗痰饮所致脾胃病的重要手段。牛兴东教授多年的临床经验认为，只要抓住中阳不运、湿浊凝聚、痰饮水气内生之病因病机，即可用苓桂术甘汤异病同治,临床上常用于治疗慢性胃炎、消化性溃疡、肠易激综合征、功能性消化不良等脾胃疾病。

牛兴东教授认为,临床中热痰也非常多见。对于胃中痰热内扰、胆胃不和的热痰,治法应为清化热痰,可用黄连温胆汤治之。如是湿痰,则治法应为燥湿化痰,方用二陈汤、平胃散之类;如是燥痰,则治法应为辛润燥痰,方用杏苏散加沙参、麦冬等养阴之药以润燥化痰;如是风痰,则应平肝息风、祛湿化痰,方用半夏白术天麻汤之类。

李士材说:"治痰不理脾胃,非其治也。"这也与叶天士"胃强脾健,则饮食不失其度,运行不停其机,何痰饮之有"不谋而合。

6. 治脾胃,重调气血

牛兴东教授认为,脾胃病病理基础大多为本虚标实。本虚为脾虚,标实为代谢障碍产生的病理产物。牛兴东教授通过多年临床经验和理论研究发现:脾胃病从发生、发展、加重、转归,有一条明显的病理过程。

牛兴东教授指出:前三个阶段为功能性阶段,后三个阶段为器质性病变阶段。水停阶段是生理和病理的分界线,因为脾虚或气滞导致水谷不能有效化为精微物质,暂时积聚于脾胃,这时给予调节气机或健脾和胃,暂停之水可以又转化为津液,营养全身。由此可见,脾胃决定了人体的内环境:脾胃健,病理物质可以转化为有用之物;脾胃弱,精微营养也可以变为危害人体的邪气。"脾胃为后天之本""存一分胃气,有一分生机"!牛兴东教授在临床中不断强调的也是这一点。

因此,在健脾胃的大前提下,他提出调气活血解毒法治疗脾胃病的总方针。

脾胃为多血的脏腑,是调气活血的理论基础,牛兴东教授在治疗脾胃病时善于从气血角度来辨证。牛兴东教授在八纲辨证的基础上又提出"气血辨证"的观点。在脾胃病的临床实践中,"气血辨证"起到提纲挈领作用,非常实用,验之临床,疗效突出。

(1)调气:脾主升清,脾升胃降。这些是说脾胃的气机运动。脾胃处于中焦,《温病条辨》说"治中焦如衡",是全身的枢纽。牛兴东教授特别重视脾胃的气机升降。他认为:脾气升,水谷转化为精微,胃气降,糟粕可以顺畅排出,正是新陈代谢关键之处。如果不能正常升降,就会产生各种疾病。因此,牛兴东教授认为调节气机十分重要,可以起到"四两拨千斤"的作用。他经常讲，治病要用巧劲，不能使用蛮力。调节气机就是用巧劲，大气一转，疾病自散。

调气不等于行气，不仅仅是使用枳实、厚朴、槟榔；调气的内涵是通过对气的干预使气机恢复正常。因此，气虚时补气，气滞时行气，气结时破气，气陷时升提，气过升时要降气。有时几种干预措施同时使用，如补中益气汤中既有补气的黄芪、党参，又有升提的升麻、柴胡。

调气也不等于仅仅调脾胃之气。其实，脾胃与其他脏腑联系十分紧密。肺主宣发，将脾传送之精华布散到全身，也促进了脾的升清，他们是一个循环的不同阶段。但如果一处不通，则整个循环受影响。肺主肃降，肺与大肠相表里，促进糟粕的排出，也促进了胃降的功能。肝主疏泄，但疏泄太过，克伐脾土，则导致脾虚，正所谓：见肝之病，知肝传脾，当先实脾。但肝气郁结，又影响脾土的运化。牛兴东教授有一个恰当的比喻：治脾不疏肝，如撒种不犁田，白费功夫。牛兴东教授在临床中特别善于使用花类药物疏肝、醒脾、调气、和胃，如玫瑰花、合欢花、厚朴花、绿萼梅等。气机不畅阶段是脾胃病的初级阶段，是脾胃病的功能性不调阶段，也是可逆性阶段。在此时给予正确的治疗和干预，可防止疾病进一步发展。在此阶段，牛兴东教授的代表方剂有香砂六君汤、半夏厚朴汤、四逆散、逍遥散等。

（2）活血：牛兴东教授认为：脾胃病不是一朝一夕之事，都有一个慢性损害过程。得病之后，大多也不够重视，迁延不治，导致病邪深入，治疗困难。牛兴东教授总结前人经验及论述，再加上自己临床多年观察发现：脾胃病患者中伴有血瘀证的比例相当高。由于瘀血本身是一种病理产物，不仅可导致脾胃病的发生，而且阻滞气机，影响血液循环，使水谷精微不能有效输布，废物不易排出，生理机能紊乱，并形成恶性循环，使病情缠绵难愈。

1）形成瘀血的原因：一方面，病久血瘀入络。《素问·痹论》说：“病久入深，荣卫之行涩，经络时疏，故不通。”叶天士也精辟地指出：“初为气结在经，久则血伤入络。”故形成以痛为主，以及脉涩，面色紫暗，脘腹痞胀，积聚等血结气郁诸症。另一方面，久病正气耗损，可以导致血瘀。《诸病源候论》明确说：“虚劳之人，阴阳伤损，血气凝涩，不能宣通经络。”王清任也说：“元气既虚，必不能运于血管，血管元气必停留而瘀”。

此外，情志不畅也可以导致血瘀。《内经》说：“大怒致瘀”“血有余则怒”。唐容川曰：“肝属木，木气冲和条达，不致遏郁则血脉得畅。设木郁为火，则血不和，火发为怒，则血横决、吐血、错经、血痛诸证作焉。”肝疏泄正常，则人体气机调畅，可使人体气血正常运行，保持正常的精神状态。反之忧愁、思虑、恼怒等异常情志，可致肝疏泄失职，木乘土犯胃，以致脾胃升降失常，气机不利，血的运行因气滞而受阻，久病入络，导致血瘀的发生。

寒凝瘀血：平素患者喜食冷饮，日久寒邪凝结于胃中。《素问·举痛论》中说“寒气客则脉不通”“寒独留则血凝泣”。这是指气血被寒邪所困扰，凝结阻滞所致。

热灼血结：热迫津泄，阴液消灼，津液在经脉内为血液的组成部分，在经脉外遍布于组织间隙之中，津血同源。由于阴液的消灼，可导致血行不畅而成瘀。肝火、胃热引起的胃脘痛，后期多有阴虚血瘀的情况。

2）瘀血的临床表现：胃脘部胀闷、灼痛或冷痛、纳差、嗳气、呕吐等主要见症外，通常还有胃脘刺痛、痛处不移而拒按，食后痛甚，吐血便黑；舌质紫黯或有瘀斑、脉细涩等瘀血停滞的证候。以痛有针刺感，痛处不移为其临床辨证时的特点。胃镜下观察，浅表性胃炎示黏膜充血，有时见到糜烂和出血点。

3）根据这些病因病机，牛兴东教授总结出治疗脾胃病活血六法。

活血通络法：适用于胸胁脘腹诸痛属久痛入络者。常用方剂：血府逐瘀汤加减。常用药物：桃仁、红花、丹参、郁金、丹皮、王不留行、延胡索、乳香、没药、五灵脂等。

活血益气法：适用于患病日久，正气不足，气虚血瘀的病证。常用方剂：十全大补汤、桂枝四物汤。常用药物：黄芪、党参、白术、当归、桂枝、川芎、熟地黄等。

活血疏肝法：由于“气为血之帅”“气行则血行”，采用活血化瘀配伍行气、理气药，使气机通畅，则血流无阻，疼痛自愈。选用加味逍遥散，疏肝行气解郁、养血、活血化瘀。

活血散寒法：用于瘀血兼有寒证。因过食生冷或脾胃虚寒而致胃脘疼痛，表现为寒与瘀结。如症见胃脘隐痛，喜温喜按，神疲乏力，大便泄泻，舌暗苔薄，脉缓涩。治疗时选用温中散寒与活血化瘀共同配伍之方药，牛兴东教授善于使用小建中汤合桃红四物汤。

活血清热法：适用于火热灼血或血瘀化热诸证。牛兴东教授善于使用凉血地黄汤加减，凉血活血，滋阴清热。

活血滋阴法：用于瘀血兼有阴虚证。多因胃气阴两虚，气行无力，血运不畅，常见于慢性萎缩性胃炎（chronic atrophic gastritis，CAG）。牛兴东教授善用经验方“消痞萎胃康汤”以活血益气生津。

7. 注重兼收并蓄

牛兴东教授师古但不泥古，注重兼收并蓄，其积极倡导中西医结合，认为应摒弃门户之见，各取所长。但他反对机械性地把中医与西医捏合到一起，尤其反对以西医的思路来用中医。首先，他反对中医师根据中药的现代药理学来开处方，不使用辨证论治。例如：有的中医师不分寒热虚实，认为黄连可以抑制幽门螺杆菌，就直接大量使用；黄芪提高免疫，所有患者均用；银花抗病毒，治感冒处方中均出现。牛兴东教授强调：没有辨证论治，就不是中医。其次，牛兴东教授反对用一方包治一种疾病。

牛兴东教授赞成中医要有包容思想，要兼收并蓄，不但要吸收古代医家的思想和理论，也要接受现代文化和技术。牛兴东教授指出：具有整体观念和辨证论治的思维才是中医。

牛兴东教授支持用中医的方法治疗疾病，结合西医的理化检查诊断疾病和验证中医的疗效。他支持用中医辨证论治，用现代科技手段研究中医产生疗效的机理。他支持用中医的方法治疗疾病，症状及阳性体征消失后，查看西医公认的理化指标，如仍为异常，需继续治疗。这也给中医四诊提出了更高的要求。如过去只知道胃脘痛，有了 X 线检查、内窥镜检查之后才了解到疼痛可能会因为消化性溃疡引起。经过中医治疗虽然胃脘痛消失，但不等于溃疡愈合，而要坚持治疗 6 周或 8 周，镜下显示的溃疡方有可能治愈。

牛兴东教授赞同使用现代的诊疗设备扩大中医四诊的范围。如通过使用胃镜、结肠镜、彩色多普勒超声、核磁共振等设备扩大望诊的范围。中医应该利用现代技术的检查结果，丰富辨证施治的内容，达到为我所用的目的，提高中医诊疗水平。他赞同通过现代化手段使中药现代化、标准化，建立每种中药的指纹图谱，生产出道地药材。他赞同西医给予危重患者生命支持，为中医发挥作用提供时间，例如提高癌症患者对放疗、化疗的耐受以及生存质量；对心肌梗死患者支架后再梗死的预防等。牛兴东教授赞同把中医的辨证论治与西医的辨病相结合。他认为：中医的特点是辨证施治，灵活性非常强；西医以现代解剖学、生理学、病理学、分子生物学等为基础，从微观上认识疾病。中医诊疗时应明确疾病的西医诊断，这一进步定能推动中医学的发展与创新。

辨证总是从属于病的基本矛盾，离开辨病而辨证，治疗就缺乏针对性，疗效也不会满意，因此，辨病在治疗疾病中具有纲领性的作用。辨证施治，兼顾其病，往往较不兼顾其病，疗效更高。

牛兴东教授重视西医诊断，避免延误治疗。有的疾病，例如早期胃癌、大肠癌，西医诊断对其治疗方案的选择非常重要，如果诊断能及早明确，就能选择根治手术，使患者得到较好的治疗结果。如果对其认识不够，诊断不及时，耽误根治手术的时机，预后有着很大差别。所以，牛兴东教授非常重视先明确西医诊断再来选择哪种治疗方法：中医治疗、西医治疗或是中西医结合治疗。例如，对慢性萎缩性胃炎伴肠上皮化生、不典型增生的患者，牛兴东教授嘱患者定期复查胃镜及病理，而不是仅仅开具中药处方。再如，对急性腹痛患者，牛兴东教授仔细询问病史，也要求患者做必要的体格检查及辅助检查，用以排除肠梗阻、急性胃肠穿孔等急腹症或心肌梗死等威胁生命的急危重症。

肖　成　苏　和　郭增元　高　原　任国华　张瑞芬　整理

牛兴东　审

论二

牛兴东教授临证辨治特色

牛兴东教授从事中医临床50余年，在长期临床实践的基础上，总结出“做中医，辨证辨病；治未病，脾胃先行；脾胃病，重调气血”的学术观点，对中医临床辨治具有很好的指导意义。

一、辨证与辨病相结合

《伤寒论》创立了病证结合的中医诊疗模式。其以辨病为纲，辨脉证为目，将辨病与辨证相结合的思想贯穿始终。明代吴又可、清代徐灵胎主张辨病施治，清代喻嘉言则主张辨证论治。牛兴东教授认为吴又可等以辨病为主，知系何病，即用专治此病之药，不需“辨证”，忽视了患者的个体化差异。喻嘉言只强调辨证论治，忽视了前人总结的针对特定疾病的特效药。所以只有将辨证与辨病相结合，才有助于全面、准确地认识疾病、治疗疾病。

牛兴东教授主张辨证与辨病相结合，指出中医辨证论治与西医辨病施治相结合的重要性及其关系。辨证论治是中医的特色和优势。根据疾病的病情，运用四诊八纲，结合病因、病机，加以归纳、分析，区别证候的属性、辨识正邪的盛衰，推测疾病的转归，从而确定治疗原则与具体治疗措施。西医辨病施治则是在寻找病原体、明确疾病诊断的基础上，针对病原体而寻药治疗的。证候是疾病反映的现象，疾病是证候产生的根源。因此，“证”和“病”是一种因果关系，具有不可分割的有机联系。否定或肯定证和病的任何一方面，都是片面的，不完善的，而两者的结合，则是创造中国特色新医学的重要途径。

辨证论治的优势在于不论如何复杂的病情，都可以根据疾病的证候，运用阴阳消长、五行生克的规律，结合四诊八纲的方法，归纳分析，提出综合治疗的措施，但缺乏对疾病产生的具体机理和明确诊断的现代科学依据。例如，对慢性萎缩性胃炎的诊断，除了相关的主要症状和辨证分型外，还必须具有胃镜下黏膜病变、病理组织等的客观检查指标。中医对本病辨证为肝胃气滞证、肝胃郁热证、脾胃虚弱证（含脾胃虚寒证）、脾胃湿热证、胃阴不足证、胃络瘀血证等，而这些不同证候，也可以同时出现在其他疾病的发病过程中，缺乏单一指向性。这种中西医之间在诊断上所存在的客观差别，如果不进行综合参考分析，可能会导致医疗过程中的失误。例如直肠癌早期症状易与慢性痢疾病混淆，如果不及时用现代医学检查方法（肠镜、病理活检等）尽早确诊，严密观察，并给予相应的中西医结合治疗措施，就可能导致病情恶化、癌肿扩散转移，甚至危及生命。另一方面，目前西医学对一些疾病的本质和病因认识还不明确，许多疾病的发病机制还未能完全阐明，尚缺有效的治疗方法。如果采取“辩证”与“辨病”相结合的方式，深入研究疾病与证候的关系，探索清楚病因和病理奥妙，则会互相补充、相得益彰，对于中国特色新医学的创新与发展具有重要意义。

二、治未病，脾胃先行

“治未病”作为中医学理论的重要组成部分，有着悠久的历史。《尚书·说命》提出，惟事事乃其有备，有备无患。“治未病”一词首见于《黄帝内经》，提出“圣人不治已病治未病，不治已乱治未乱”，说明以预防为主的重要性。提出心、肝、脾、肺、肾五脏热病在人体面部皮肤发红的表现，并采取针刺治疗可以预防内脏疾病的发生。再次，《灵枢》提出“上工治未病，不治已病”，说明高明的医生应该在疾病潜伏期预防或治疗在萌芽状态的病证。《黄帝内经》吸收《周易》、儒、道中的养生和预防思想，提出“治未病”的概念，建立了“治未病”最初的理论体系。

张仲景《金匮要略》根据脏腑关系、五行生克理论，提出了“见肝之病，知肝传脾，当先实脾”的观点，被历代医家奉为“治未病”之圭臬。唐代孙思邈进一步论述了上医治未病，中医治欲病，下医治已病。清代叶天士提出“务在先安未受邪之地”，也体现了“治未病”预防的思想。

随着社会的不断发展，“治未病”的理念日益深入人心，也符合“生物 - 心理 - 社会”的现代医学模式。“治未病”是要做到未病养生、防微杜渐、防病于先、已病早治、防病传变、瘥后防复。做到上述这些，实践验证要：顺应天时，适应环境；平衡心态，调节饮食；运动有度，持之以恒；尤其要以调理脾胃，饮食有节为先。

食物是机体生长发育所必需的物质，是维持生命活动的不竭动力。《汉书·郦食其传》曰：“王者以民为天，而民以食为天。”《素问·平人气象论》曰：“人以水谷为本，故人绝水谷则死，脉无胃气亦死。”强调饮食养生的重要性，饮食养生居于中国饮食文化的核心位置。孙思邈曰：“安身之本，必资于食……不知食宜者，不足以存生也……是故食能排邪而安脏腑……若能用食平疴，释情遣疾者，可谓良工”。说明药补不如食补。在食疗养生方法上，他提出了五脏所宜饮食法、五味动病法、五脏病五味治疗等观点。如多食咸味则血脉凝涩而色变，易发生高血压、心脑血管疾病。又如多食甘甜膏粱厚味，导致脾失运化，痰湿淤阻，代谢失调，易发生糖尿病、脂肪肝、高血脂、肥胖症、代谢综合征等疾病。日常生活中通过调节饥饱、荤素、冷热、快慢等，从而达到“治未病”目的。《灵枢·五味》曰：“胃者，五脏六腑之海也，水谷皆入于胃，五脏六腑皆禀气于胃。”张仲景在《伤寒杂病论》中提出“四季脾旺不受邪”，指出人的脾气旺盛，气血调畅，正能胜邪，不易染病。《伤寒杂病论》全书始终贯穿着“保胃气，存津液”的学术思想。李东垣《脾胃论》提出了“内伤脾胃，百病由生”理论，认为元气赖胃气濡养，元气足脾胃健，百病弗生。反之，若脾胃虚弱而元气受伤，招致外邪，疾病顿起，故“脾胃为后天之本”。朱丹溪《格致余论·鼓胀论》亦谓：“脾具坤静之德，而有乾健之运，故能使心肺之阳降，肾肝之阴升，而成天地交之泰，是为无病之人”阐明了调理脾胃气机升降在治疗疾病中的重要性。《景岳全书》曰：“善治脾者，能调五脏，即所以治脾胃也。能治脾胃，而使食进胃强，即所以安五脏也。”

牛兴东教授注重脾胃与其他脏腑的生理关系。脾胃具有中焦枢纽功能而成为气机升降、水火运行、脏腑活动的肯綮，更具有生长滋养作用，为“后天之本”，从而攸关人体的生命健康和疾病发生、治疗与康复。古方中有培土生金的参苓白术散，补土生血的归脾汤，健脾利水的实脾饮，疏肝健脾的逍遥散……牛兴东教授遵循古训，重视脾胃后天之本，提出“治未病，脾胃先行”的学术观点。对高血压病、冠心病、高脂血症、脂肪肝、糖尿病、病毒性肝炎、胆囊炎、胆结石、胰腺炎、慢性支气管炎、肺气肿、肺结核、肺心病、血液病、肿瘤等的治疗、康复、预防都离不开调理脾胃，将“治未病，脾胃先行”广泛运用到临床中。

三、脾胃病，重调气血

《素问·灵兰秘典论》曰：“脾胃者，仓廪之官，五味出焉。”《素问·五脏别论》曰：“胃者，水谷之海，六腑之大源也。”《灵枢·邪客》曰：“五谷入于胃……化而为血，以荣四末，内注五脏六腑……”强调了脾胃的重要性，指出了脾胃是全身营养和能量的来源，是气血化生之源，是五脏六腑气血运行的保障。牛兴东教授重视脾胃的生理功能和病理特点，认为脾胃为后天之本，二者同居于中焦属土，生理相近，病理相连，互为表里，同司运化水谷。脾属阴，喜燥恶湿，主运化水谷精微；胃属阳，喜润恶燥，主受纳腐熟水谷。脾主升清，胃主降浊，二者属性不同，作用各异，但是相辅相成，相互为用，生理上相互依赖，病理上互相影响。牛兴东教授认为，脏腑的功能主要表现在升、降、出、入。《素问·六微旨大论》曰：“非出入，无以生长壮老已；非升降，无以生长化收藏。”而脾胃则是气机升降的枢纽，是维持人体气血运行的动力。

金代李东垣在强调脾胃升降运动的同时，特别提出“升散”的重要性，体现在风药和升清药的应用上。李东垣基于天人相应的理论指出，春夏之气主升，秋冬之气主降，而脾胃之气升降运动、新陈代谢、生理全过程也是如此顺利完成。叶天士进一步提出“纳食主胃，运化主脾。脾宜升则健，胃宜降则和”，为脾升胃降的治法奠定了理论基础。牛兴东教授认为：脾主升主要指运化、吸收、输布水谷精微和统摄升提内脏；胃主降主要指传送受纳食物，和胃降浊。脾胃气机升降是中焦运化的主要气机运动形式，脾胃病气机升降失司主要表现为升降不及、升降反常、升降失调三个方面。在临床上，恢复患者脾胃气机升降功能是治疗脾胃病的主要方法。当脾气不升时，临床表现为痞满、腹胀、困倦乏力、消化不良、食后思睡，水湿痰饮停聚；脾气不升反降则中气下陷，表现为胃下垂、子宫脱垂、大便滑脱不禁、便血、脱肛等症；脾气不升还表现为阴火上冲发热，脾不统血而出血；脾不升清表现为眩晕、耳鸣、失聪等。胃气不降主要表现为胃脘胀痛、痞满、嘈杂、便秘等症；胃气不降反升主要表现为呕吐、呃逆、反胃、嗳气、吐血等症。脾之升清是从总体上来统帅、控制、协调的，所谓“脾不得胃气之阳则多下陷”。

牛兴东教授治疗脾胃病重在调气血。中医有“血为百病之胎”“百病皆生于气”之说，脾胃为后天之本，气血生化之源，同时气血又是脾胃进行生理活动的物质基础，气血失调可导致脾胃病的发生。脾胃病气血有虚实之分：虚证主要为气血虚弱、胃阴不足；实证主要为气血不畅、肝气犯胃、脾胃气滞、胃气上逆、腑气不通、胃络瘀滞、脾胃积聚等。在治疗脾胃病上，重在调畅气血。牛兴东教授根据自己的临床经验，借鉴前贤的古训，提出“调气活血解毒法”治疗慢性萎缩性胃炎及伴有肠上皮化生、不典型增生等，自拟“消痞萎胃康汤”运用于临床，疗效显著。方剂组成：黄芪、党参、白术、莪术、丹参、九香虫、土鳖虫、鸡内金、柴胡、枳壳、半枝莲、白花蛇舌草、黄连、半夏等。牛兴东教授认为，调畅气机可起到“四两拨千斤”的作用。正如《金匮要略》所云：“大气一转，其气乃散。”通过调理气血使脾胃升降有序，气畅血行，互生互用。调气就是健脾气、疏肝气、和胃气、消滞气、升清气、降浊气。如方中黄芪、党参、白术健脾益气；柴胡、枳壳疏肝气、升清气；半夏和胃气、降浊气……调气也不仅是调理脾胃之气，也调理其他脏腑之气。脾居中焦，斡旋四旁，能使心肺之阳降，肝肾之阴升，而天地之交泰。

牛兴东教授治疗脾胃病注重活血法，包括养血、化瘀、通络等。叶天士指出：“初为气结在经，久则血伤入络。”此外，情志不畅也可以导致血瘀，还有寒凝血瘀，如《素问·调经论》曰：“寒独留则血凝泣”。热灼血结，热迫津泄、阴液消灼，津血同源，导致血行不畅而瘀血。上述瘀血表现为胃脘胀痛，刺痛、灼痛、冷痛，纳差，嗳气、呕吐，便黑，舌质紫黯或瘀斑、脉细涩等症。胃镜下可见黏膜充血、糜烂、溃疡、隆起、息肉。病理活检可见萎缩、肠上皮化生、不典型增生、管状腺瘤样息肉等。常用莪术、丹参、九香虫、土鳖虫、全蝎、延胡索、山慈菇等活血化瘀，散结消瘤。

牛兴东教授常在调气活血中配合解毒法治疗浊毒、疫毒、脂毒、蛋白毒、微量元素毒、癌毒等对胃黏膜、胃络的损伤。常用黄连、半枝莲、白花蛇舌草、白英、生薏苡仁、茵陈等解毒化浊药。

四、医案

鲁某,男,71 岁,2015 年 1 月 12 日初诊。

主诉:胃脘胀痛 10 年。

刻下症:胃脘胀满疼痛,食后加重,胸闷,心悸,嗳气,纳差,夜间口干,乏力,动辄自汗,寐差,二便正常。舌质暗,舌边齿痕,舌苔薄白,脉沉细。

既往史:慢性萎缩性胃炎伴糜烂,中度肠上皮化生 5 年,冠心病病史 5 年。

辨病:中医:胃脘痛;西医:慢性萎缩性胃炎,冠心病。

辨证:脾虚气滞、心胃瘀阻。

治法:健脾理气,益气活血,和胃解毒。

处方:消痞萎胃康汤加减(自拟方)。

炙黄芪 20g　党参 15g　炒白术 15g　醋莪术 10g
丹参 15g　三七粉 6g 冲服　白及 10g 冲服　九香虫 10g
土鳖虫 6g　半枝莲 20g　鸡内金 15g　醋柴胡 12g
炒枳壳 15g　焦三仙各 30g　白花蛇舌草 20g

上方加减连服 4 个月,诸症基本消失,复查胃镜为浅表性胃炎散在糜烂、Hp 阴性,病理活检肠上皮化生转阴。基本痊愈。

牛兴东　任国华　张瑞芬

发表于《中国中西医结合消化杂志》

牛兴东　审编

论三

消痞萎胃康颗粒治疗慢性萎缩性胃炎 70 例临床研究

慢性萎缩性胃炎是以胃黏膜腺体萎缩、炎症浸润至黏膜下层、胃酸及胃蛋白酶分泌减少为特点的常见消化系统疾病。其中病理表现为伴有肠上皮化生和异型增生,属胃癌的癌前病变,是胃黏膜从正常向胃癌逐渐恶化的一个重要阶段。

本病属于中医“胃脘痛”“痞满”等范畴。目前,阻断和逆转慢性萎缩性胃炎及其肠上皮化生、异型增生的发展,是治疗慢性萎缩性胃炎和预防胃癌发生的有效措施之一。中医辨证论治本病常以脾虚、肝郁、湿热、阴伤、血瘀及浊毒等病因病机论治。我们在临床上以《中药新药临床研究指导原则》中的肝胃不和型、脾胃虚弱型、脾胃湿热型、胃阴不足型、胃络瘀血型为指导依据,结合“内伤脾胃,百病由生”“脾胃不足,皆为血病”“久病入络”“久病必瘀”等的中医理论和国医大师张镜人“调气活血法”治疗慢性萎缩性胃炎的经验,总结出了临床上慢性萎缩性胃炎的常见证型为肝胃不和、脾虚瘀滞,故在治法上提出了调气活血解毒法,自拟消痞萎胃康颗粒治疗慢性萎缩性胃炎及伴有肠上皮化生、异型增生患者并观察临床症状变化、病理改变及胃镜下胃黏膜变化,现报告如下。

一、临床资料

（一）一般资料

100 例研究对象均为 2004 年 12 月至 2010 年 12 月在内蒙古自治区中医医院门诊及住院患者，经症状及病史提示，经胃镜、病理检查确诊为慢性萎缩性胃炎及伴有肠上皮化生、异型增生。按就诊顺序分为治疗组 70 例和对照组 30 例，其中治疗组男 37 例、女 33 例；平均年龄（54.72 ± 13.57）岁；平均病程（9.78 ± 3.21）年；其中伴有肠上皮化生 43 例，伴有异型增生 25 例。对照组男 16 例、女 14 例；平均年龄（53.98 ± 11.77）岁；平均病程（10.01 ± 2.98）年；其中伴有肠上皮化生 16 例，伴有异型增生 4 例。2 组患者一般资料比较差异无统计学意义（$P>0.05$），具有可比性。

（二）诊断标准及中医辨证标准

诊断标准及中医辨证标准参照中国中西医结合学会消化系统疾病专业委员会 2003 年在重庆制定的《慢性胃炎的中西医结合诊治方案（草案）》及《中药新药临床研究指导原则》。

1. 病程在 6 个月以上，常有慢性浅表性胃炎病史。

2. 症状体征　长期消化不良，胃脘部胀满不适、纳差、乏力、消瘦、贫血等。

3. 胃镜检查　①黏膜颜色改变。正常为橘红色，萎缩时呈灰白、灰黄或灰色；同一部位的黏膜深浅不一致，红色明显的地方也带灰白色，一般灰黄或灰白的地方可有略隆起的小红点或红斑存在；萎缩黏膜的范围或是弥漫的或是局部的，甚至是小灶性的，黏膜变薄而凹陷，边界常不明显。②黏膜下血管透见。萎缩初期可见到黏膜内小血管，重者可见到黏膜下的大血管如树枝状，暗红色。③慢性萎缩性胃炎也可合并慢性浅表性胃炎，腺体萎缩后腺窝可增生延长或有肠上皮化生或过度增生，黏膜层变厚，此时看不到黏膜下血管，可见黏膜表面粗糙不平，呈颗粒状或结节僵硬感。④萎缩黏膜脆性增加，易出血，并可有糜烂灶。

4. *病理组织学诊断标准* ①固有腺体萎缩；②黏膜肌层增厚；③可有肠上皮化生或假幽门腺化生；④固有层炎症；⑤可有淋巴滤泡形成；⑥异型增生。

5. *病情分度标准* ①黏膜胃镜观察分度标准：轻度、中度、重度。②胃黏膜慢性炎症病理组织学分度标准：轻度、中度、重度。③腺体萎缩病理组织学分度标准：轻度、中度、重度。④肠上皮化生病理组织学分度标准应区分小肠化生和大肠化生：分轻度、中度、重度。⑤异型增生（不典型增生）病理组织学分度标准：分轻度、中度、重度。

6. *中医辨证标准（肝胃不和、脾虚瘀滞证）*

主症：食少纳呆，胃脘或胁肋胀满疼痛，体倦乏力，大便异常（时溏时硬、不畅）。

次症：嘈杂，嗳气，面色萎黄，口淡不渴或口干不欲饮，舌质暗淡，舌体胖有齿痕，舌苔薄白，脉沉弦细。

（三）纳入标准

符合上述诊断标准及中医辨证标准：年龄 18 ～ 65 岁；病程>6 个月；纳入者参加临床试验前 1 个月经检查明确诊断；签署知情同意书。

（四）排除标准

1. 合并消化性溃疡、胃黏膜有重度异型增生或病理诊断疑有恶化者。
2. 合并心、脑、肝、肾和造血系统严重原发性疾病、精神病患者。
3. 妊娠或准备妊娠妇女、哺乳期妇女。
4. 过敏体质或对多种药物过敏者。
5. 拒绝参加试验者。

（五）方法

1. *治疗方法* 治疗组给予消痞萎胃康颗粒（炙黄芪 20g、党参 15g、炒白术 15g、醋柴胡 6g、炒枳壳 15g、炒白芍 12g、醋莪术 10g、丹参 15g、九香虫 10g、土鳖虫 6g、半枝莲 20g、炒内金 15g、姜半夏 10g、炙甘草 10g、醋延胡索 10g），每袋 20g，口服，每次 20g，每日 3 次。对照组服用摩罗丹，每次 1 丸，每日 3 次。2 组均以 3 个月为 1 个疗程。病理轻度者服药 3 个月，中度者服药 4 个月，重度者服药 6 个月。治疗期间忌腌制、烧烤、油炸食品，忌饮酒、饮浓茶及吸烟。

2. 观察指标及方法　胃镜及病理组织学变化，治疗前 1 周，停药后 1 个月各做 1 次胃镜及病理检查。胃镜观察胃黏膜出血、水肿、糜烂、黏膜白相，颗粒增生、血管透见，胆汁反流征象变化，有上述变化者分别为该项病理变化阳性。病理采集部位为胃窦大、小弯侧及胃体小弯各 1 块，观察病理改善率。病理改善率 =（治疗前病理变化阳性例数 – 治疗后病理变化阳性例数）/ 治疗前病理变化阳性例数 ×100%。中医症状积分，治疗前后对胃脘胁肋胀满、胃痛、嗳气、嘈杂、烧心、反酸、饮食减少、大便不调症状进行评分，根据《中药新药临床研究指导原则》拟分临床治愈、显效、有效、无效。

（六）疗效评定标准

参照《中药新药临床研究指导原则》评定，临床治愈：临床症状、体征消失，中医症状总积分减少 80% 以上；胃镜复查黏膜慢性炎症明显好转，达轻度；病理组织学检查证实腺体萎缩、肠上皮化生和异型增生恢复正常或消失。显效：临床主要症状、体征消失，中医症状总积分减少 60% ～ 80%，胃镜复查黏膜慢性炎症好转，病理组织学检查证实腺体萎缩、肠上皮化生和异型增生恢复正常或减轻 2 个级别。有效：主要症状、体征明显减轻，中医症状总积分减少 30% ～ 59%；胃镜复查黏膜病变范围缩小 1/2 以上，病理组织学检查证实慢性炎症减轻 1 个级别以上；腺体萎缩、肠上皮化生和异型增生减轻。无效：达不到上述有效标准或恶化者。

（七）统计学处理

采用 SPSS 17.0 统计软件进行统计分析，2 组治疗计数资料比较采用 χ^2 检验，$P<0.05$ 表示差异有统计学意义。

二、结果

1. 患者临床疗效比较　治疗组 70 例，临床治愈 19 例，显效 20 例，有效 26 例，无效 5 例，治愈率约为 27.14%，总有效率约为 92.86%；对照组 30 例，临床治愈 5 例，显效 6 例，有效 9 例，无效 10 例，治愈率为 16.67%，总有效率约为 66.67%。治疗组总有效率优于对照组（$P < 0.05$）。

2. 患者治疗前后中医症状疗效比较　在改善主要症状方面，治疗组在治疗胃脘痛、痞满和胀闷、嘈杂有效率分别是 92.86%、92.31%、94.2%；对照组分别为 85.19%、91.67%、84.0%。治疗组治疗后改善症状优于对照组（$P < 0.05$）。

在改善次要症状方面：治疗嗳气反酸、纳呆食少、大便不调，治疗组有效率分别为 100.00%、96.15%、88.24%；对照组有效率分别为：94.74%、91.30%、88.24%。治疗组治疗后改善症状方面优于对照组（$P < 0.05$）。

3. 患者治疗前后胃镜征象及病理组织学变化比较　治疗组在治疗腺体萎缩方面治愈率为 27.94%，对照组为 28.57%，对照组高于治疗组，但差异无统计学意义（$P > 0.05$）。

4. 患者治疗前后肠上皮化生方面的比较　治疗组在治疗肠上皮化生方面的治愈率为 46.51%，对照组为 37.50%，治疗组优于对照组（$P < 0.05$）。

5. 患者治疗前后异型增生方面的比较　治疗组在治疗异型增生方面，治疗率为 44.0%，对照组样本量不足，未做统计分析。

三、讨论

慢性萎缩性胃炎是以胃黏膜腺体萎缩、炎症浸润至黏膜下层、胃酸及胃蛋白酶分泌减少为特点的常见消化系统疾病。其中病理表现为不完全型肠上皮化生和 / 或中重度异型增生，被列为胃癌的癌前病变。慢性萎缩性胃炎属于中医“胃脘痛”“痞满”等范畴。中医辨证治疗慢性萎缩性胃炎有独特的优势，在治疗慢性萎缩性胃炎伴肠上皮化生、异型增生方面已初显一定疗效，对加速肠上皮化生和异型增生的逆转方面有重要意义。目前，中医辨证治疗本病常以脾虚、肝郁、阴伤、湿热、血瘀及浊毒等病因病机论治。临证时常以《中药新药临床研究指导原则》中的肝胃不和型、脾胃虚弱型、脾胃湿热型、胃阴不足型、胃络瘀血型作为指导依据。

本研究表明，慢性萎缩性胃炎是长期慢性疾病，在伴有肠上皮化生、异型增生的过程中，肝胃不和、脾虚瘀滞是胃癌前病变的重要病机。气血瘀滞胃络，胃的局部黏膜循环障碍，缺血、缺氧、胃黏膜屏障功能低下，致各种攻击因子更易侵入诱发，造成胃黏膜腺体萎缩、肠上皮化生、异型增生直至癌变。中医病机总属肝胃不和、脾虚瘀滞，故提出调气活血解毒法，自拟消痞萎胃康颗粒治疗慢性萎缩性胃炎伴肠上皮化生、异型增生。

调气包括健脾气、疏肝气、和胃气、消滞气、升清气、降浊气。方中黄芪、党参、白术健脾益气，柴胡、枳壳、醋莪术疏肝气、升清气、消滞气，半夏和胃气、降浊气。脾胃同居中焦，是气机升降之枢纽。脾主运化，胃主受纳，脾主升清，胃主降浊。"脾升清易健，胃降浊易和"，脾升胃降维持着人体气机升降的动态平衡，而这种平衡有赖于肝主疏泄、调畅气机的促进和维持。外感六淫、内伤情志、饮食不节（不洁）、劳逸过度，均可导致肝气郁滞，脾胃内伤，致使气机不畅，脾胃升降失司，内生瘀血、浊毒而发为病。故治疗慢性萎缩性胃炎，调气是关键之举。

活血包括养血、行血、止血、宁血，方中用白芍、丹参、莪术、九香虫、土鳖虫之类。阳明胃腑为多气多血之海，脾为气血生化之源，肝为藏血之脏。"气为血之帅，血为气之母""气能行血，血能载气"，脾虚则血无以化，则血虚；肝气郁滞则气机不畅无以血，则血瘀。正如《脾胃论》所言："脾胃不足，皆为血病。"《临证指南医案·胃脘痛》亦云："初病在经，久病入络，以经主气，络主血，则可知其治气活血之当然也。""胃病久而屡发，必有凝痰聚瘀"。故治疗慢性萎缩性胃炎伴肠上皮化生、异型增生常用活血化瘀、养血通络、散积之品。

解毒包括祛湿浊、解疫毒，常用半枝莲、黄连之品。慢性萎缩性胃炎常因脾虚不运，湿浊内蕴、疫毒（胃内幽门螺杆菌感染）入侵而致浊毒滞留于胃，损伤胃膜、胃络。湿浊、疫毒则需要用解毒祛浊之品来清除。

综上所述，研究结果表明，以证（慢性萎缩性胃炎肝胃不和、脾虚瘀滞证）立法（调气活血解毒法），以法处方（消痞萎胃康汤），治疗慢性萎缩性胃炎及伴有肠上皮化生、异型增生的患者取得了满意疗效。与摩罗丹治疗比较，在改善临床症状、病理改变及胃镜征象方面有统计学意义，优于摩罗丹（$P<0.05$）。

牛兴东　苏　和　黄新生

发表于《中国中西医结合消化杂志》

牛兴东　审编

论四

风泄——从风论治腹泻型肠易激综合征

腹泻型肠易激综合征(irritable bowel syndrome with diarrhea,IBS-D)是指一种以腹痛或腹部不适,伴有排便习惯改变和 / 或大便性状异常的功能性肠病。该病缺乏可以解释症状的形态学改变和生化异常。根据罗马Ⅲ诊断标准:最近的 3 个月内每个月至少有 3 天具有反复发作的腹痛或不适症状及腹泻每天大于 3 次。对其主要症状包括腹痛频率、腹痛伴排便异常、排便后腹痛缓解及黏液便等有详细描述。腹泻型肠易激综合征属于中医"泄泻""腹痛""肠郁"范畴。在我国,IBS-D 患者在消化专科门诊中就诊的比例达 20% ~ 50%。患者因"风邪伤人,必入空窍……""风既居于胃肠……",常因饮食不节(洁)、情志失调、劳倦所伤、感受外邪等导致肝气不疏、肝病传脾、脾失运化而诱发加重。西医认为肠道应激性增强,应激反应引起 5- 羟色胺释放增多,直接刺激肠蠕动增强,甚至产生肠痉挛。现代医学检测不出细菌、病毒,抗生素、解痉药、止泻药治疗无效,使用调节肠道运动功能紊乱和调节肠道菌群失调的药物,如匹维溴铵、马来酸曲美布汀片、双歧杆菌四联活菌片,可暂时有效,排除引起腹泻的其他因素,可确诊。

近年中国中医科学院望京医院魏玮教授提出"脑 - 肠 - 菌"复杂系统紊乱,基于脑与消化器官的紧密联系,以人的精神、心理与消化系统为治疗焦点,提出"脑肠同调"的理念。"脑肠同调"涵盖中医心脑与脏腑功能和西医脑肠神经、内分泌、免疫、胃肠道微生物等。

一、中医病名诊断——风泄

IBS-D 以腹痛、腹泻为特点，属于特殊类型的腹泻。在中医文献中可见到金元时期朱丹溪《丹溪手镜》记载："风泄，久风为飧泄，水谷不化而完出也。肝病传脾，宜泻肝补脾。"何廉臣在《全国名医验案类编》中提到风泄，肠风飧泄，伏风为痛，但与本病的病因病机和临床症状未完全对应。本病常表现为阵发性的腹泻、腹痛，急迫、难以抑制。其临床表现与《素问·生气通天论》中"是以春伤于风，邪气留连，乃为洞泄"，李东垣《脾胃论》中"凡泄，水谷不化，谓之飧泄……"喻嘉言所说"风既居于肠胃，其导引之机，如顺风扬帆，不俟脾之运化，食入即出，以故餐已即泄也"的描述类似。所以笔者把本病命名为"风泄"，以利于指导临床用药。具体病因与风邪客于肠胃相关，后面再分析。

二、证候特征

1. *以腹泻、腹痛为主症*　腹泻、腹痛多表现为阵发性，水谷不化，食入即出，餐后即泄，晨起即便或呈喷射状或便中带泡沫，且程度急迫，难以抑制。另一个特点是伴有肠鸣、畏寒、纳差。

2. *发作诱因*　常由相关诱因所诱发，如饮食不节(洁)、辛辣异味、冷饮刺激、情志不遂、劳倦内伤、食物过敏及感受外邪等。

3. *肠道细菌比例发生变化*　应激性增强，应激反应引起 5- 羟色胺释放增多，肥大细胞表达增多，全胃肠道的敏感性异常(用电子恒压器检测技术评价)。

4. *年龄特点*　青壮年多发，各年龄段均可发病。近年来研究显示，女性发病率高于男性，总体发病率呈增高趋势。

5. *发病季节*　无明显季节性，全年均可发病。

6. *药物特异性*　应用匹维溴铵、马来酸曲美布汀片、双歧杆菌四联活菌片等调节肠道运动功能紊乱和菌群失调有一定疗效。一般抗生素、止泻药无效。

以上现代医学检测手段，可以使我们加深对疾病的认识，也为中医辨证论治提供了参考的客观依据。

三、病因病机

（一）主要病因

本病主要病因为风客肠胃，其表现与通常所指的“泄泻”“腹泻”不完全一样，以此指导临床诊治，难以收到满意效果。以临床表现来看，腹泻、腹痛是本病的主要症状，具有阵发性、痉挛性的特点，常突然发作，亦可不治缓解，体现了“风者，善行而数变”“风盛则挛急”的特点。《素问·生气通天论》曰：“因于露风，乃生寒热。是以春伤于风，邪气留连，乃为洞泄（注：一名飧泄，乃风行乘土，水谷不化下利）”。《素问·阴阳应象大论》曰：“春伤于风，夏生飧泄。”东垣曰：“凡泄，水谷不化，谓之飧泄，是清气在下，胃气不升，古人皆以升浮药治之。”清代喻嘉言云：“风邪伤人，必入空窍。而空窍，惟肠胃为最。风既居于肠胃，其导引之机，如顺风扬帆，不俟脾之运化，食入即出，以故飧已即泄也”。清代雷少逸《时病论·春伤于风夏生飧泄大意》中说：“今谓春伤于风，夏生飧泄者，此不即病之伏气也……经又云：邪气留连乃为洞泄。此亦言伏气为病。可见飧泄、洞泄，皆由伏气使然。”由此可见，本病常有明确的外感病史，他症缓解后，唯有风居肠胃、邪气留连，腹泻、腹痛经久难愈的胃肠表现。本病的泄泻还有一个特点，风邪内入，饮食生冷则发病而加重，与《内经》中“肠风”“胃风”的描述有相似之处。《素问·风论》：“胃风之状，颈多汗恶风，食饮不下、鬲塞不通，腹善满，失衣则䐜胀，食寒则泄，诊形瘦而腹大。”本病患者对风寒、冷饮及刺激性食物或多种外源性可吃食物极其敏感。

（二）主要病机

本病主要病机为风居肠胃、肝郁脾虚，久病及肾。风邪伤人，客于肠胃，“风依于木，木郁则化风”（《类证治裁》）。肝属于木，脾属于土，肝风内动，乃风行乘土，如顺风扬帆，不等脾之运化，则水谷下行而成泄泻；风性主动，风盛挛急，故伴有腹痛；风“善行而数变”，故腹泻、腹痛呈阵发性；风客肠胃、肝风内动、肝郁脾虚，脾病及肾、肾阳虚衰，肾主前后二阴，脾肾阳虚，运化固涩失职、升降失调而呈风泄。

四、治疗法则

（一）治疗依据

本病风邪为因，病机为风居肠胃而致肝风内动，风木乘脾，脾失运化，脾虚及肾，肾阳虚衰；治疗当以祛风止泻，疏肝健脾，温补肾阳为主要治疗法则。旁及兼症，可随症加减。风泄的腹泻、腹痛特点为阵发性，突然发作，排便急迫，难以抑制，受风寒之邪及异味饮食刺激诱发等。这些都体现了中医风邪之突发特性，“风善行而数变”“风盛则挛急”的特点。故遣方用药中时刻不忘祛风疏风。

（二）抓主症，辨兼症

本病的主症是腹泻、腹痛，具有阵发性、急迫性的特点，对此治疗就要突出祛风止泻、缓急解痉、疏肝健脾。同时“风为百病之长”，常夹寒、夹湿、夹热，而患者个体之间也有体质的差异，故同为腹泻、腹痛，可出现不同的临床兼症，故要随症加减变化，做到症变治亦变。如风客肠胃，兼有寒者，常见腹中雷鸣、手脚发凉等，就要加入温阳祛寒药。又有风客肠胃，兼有情志不畅者，常见胸胁胀满、情绪急躁易怒等，可加入疏肝柔肝之品。由于该病腹泻、腹痛具有阵发性、痉挛性的特点，对于腹泻次数增多，每日 3 次以上，腹痛亦剧烈者，需加入收敛固涩、缓急止痛之药。对于病程较长，久病伤及肺肾者，还需兼顾调补肺肾，以求扶正固本。

五、专病专方

本病临床表现大致相似，病因病机基本相同，可用主方统治、随症加减。

（一）主方

风泄汤：荆芥、防风、升麻、柴胡、葛根、党参、炒白术、茯苓、陈皮、白芍、肉桂、干姜、乌梅、灵芝。

（二）加减

腹泻甚者久泻肠鸣，加煨诃子酸涩收敛，固涩止泻；加羌活治久泻肠鸣效佳，以散寒水之郁而宣其化，升清阳助脾气以和其中；腹痛甚者，加延胡索、川楝子助白芍以柔肝止痛；兼寒者，加肉豆蔻、炒吴茱萸、补骨脂；兼湿者，加苍术、厚朴；兼热者，加黄连、儿茶；兼气郁者，加玫瑰花、合欢花；肺肾亏虚者，应调补肺肾，加五味子、山药、黄芪、鹿角霜等。

（三）组方分析

风客肠胃，影响了肝的疏泄、脾的运化而致腹泻、腹痛不已。所以要以疏肝健脾为前提，选用祛风散邪、透邪外达之风药。

荆芥、防风、升麻、柴胡、葛根为一组祛风散邪药，同时具有升阳、醒脾、疏肝、解痉、胜湿的作用。《素问·阴阳应象大论》曰："湿伤肉，风胜湿。"李东垣曰："凡泄，水谷不化，谓之飧泄，是清气在下，胃气不升，古人皆以升浮药治之"。升麻、柴胡二药均为气轻味薄之品，性主升。其中升麻辛、甘、微寒，归脾、胃、肺大肠经，长于升阳举陷，疏散风热，引阳明之气，自右而升；柴胡，味苦微寒，归肝、胆经，善于疏肝、升阳，和解表里，引少阳之气，自左而上。《素问·六节藏象论》云："胆气不升，则飧泄，肠澼不一而起矣。"二药需与甘温益气药同用。葛根性味甘辛、和缓，入胃经，升散宣发以引清阳上行而止泻，"鼓舞胃气上升，治脾胃虚弱泄泻圣药也"（李东垣曰）。防风性升散，辛能散肝郁，香能舒脾气，补脾胃非此引用不能行，疏肝气而泄木，升阳气而醒脾，又为脾经引经药，为祛风胜湿之仙药，以助止泻之功；与白术相伍，升清阳而止泄泻。荆芥味辛、性微温，适用于散全身的风邪、风寒、风热的表证。《本草求真》记载："荆芥，辛苦而温，芳香而散，气味轻扬，故能入肝经气分，驱散风邪。"党参、白术、茯苓、陈皮益气健脾，行气和胃。其中白术健脾以御木乘、燥湿止泻；陈皮理气燥湿，醒脾和胃，助白术之补脾；

白芍酸寒，既能柔肝缓急止痛，又能补益脾阴，土炒白芍用于安脾止泻，配白术可于土中泻木。而白术、白芍、陈皮与防风相伍即为“痛泻要方”，既可健脾胜湿以止泻，又可柔肝缓急以止痛。肉桂味辛、甘，性热，有温补肾阳、温中逐寒、宣导血脉的作用。其性深厚凝降、守而不走、偏暖下焦、能助肾中阳气，并能纳气归肾，引火归原，抑肝扶脾，兼交心肾。本品能增强消化功能，排除消化道积气，缓和胃肠痉挛性疼痛。干姜味辛，性热，温中逐寒，偏入脾经气分，回阳通脉，兼通心阳；乌梅味酸涩、性平，归肝、脾、肺、大肠经，能涩肠止泻，敛肺止咳，又可助白芍柔肝缓急。灵芝有免疫调节和肠道抗过敏作用。诸药相合，共奏祛风止泻、柔肝健脾、温阳逐寒之功效。

六、常见证型

（一）肝郁脾虚型

此型分为肝郁犯脾和脾虚肝旺两个亚型。

前者以肝郁为主，风木横逆犯脾，临床表现腹痛，腹泻，腹胀，嗳气，胸胁胀痛，大便不爽，舌质淡红，舌苔薄白，脉弦细等症。

治法：祛风止泻，疏肝健脾。

方药：风泄汤合柴胡疏肝散（《景岳全书》）加减治疗。

后者以脾虚为主，肝失疏泄。临床表现：体倦乏力，纳差，便溏或不成形，或临厕虚弱乏力，胸闷，腹胀，喜太息，并兼有腹痛作泻，泻而不爽，舌质淡，舌体胖，脉细弱。

治法：祛风止泻，健脾疏肝。

方药：风泄汤加减。

（二）脾肾阳虚型

临床表现：腹泻长期不愈，大便质稀，夹有完谷和黏液，伴有腹部隐痛，喜温喜按，凌晨腹痛，肠鸣，腹泻明显，泻后痛减。纳差，身凉乏力，舌淡苔白，脉沉细无力。

治法：祛风止泻，健脾益气，温补肾阳。

方药：风泄汤合四神丸加减。四神丸由补骨脂、五味子、肉豆蔻、吴茱萸组成。

（三）脾虚湿阻型

临床表现：经常餐后即泻，大便时溏时泻，夹有黏液，食少纳差，食后腹胀，脘闷不舒，腹部隐痛喜按，腹胀肠鸣，神疲懒言，肢倦乏力，面色萎黄。舌质淡，舌体胖有齿痕苔白；脉细弱或濡。

治法：祛风止泻，健脾化湿。

方药：风泄汤合升阳除湿汤（《脾胃论》）加减。升阳除湿汤由苍术、升麻、柴胡、防风、羌活、陈皮、益智仁、半夏、茯苓、泽泻、麦芽、生姜、大枣组成。

（四）脾胃湿热型

临床表现：腹痛泄泻，泻下急迫或不爽，肛门灼热，脘腹痞满，纳呆，恶心，肢体困重，口苦，渴不多饮，胸闷不舒，舌质红，舌苔黄腻，脉濡数等症。

治法：祛风止泻，健脾益气，化湿清热。

方药：风泄汤合升阳益胃散（《内外伤辨惑论》）加减。升阳益胃散由黄芪、人参、白术、羌活、独活、防风、柴胡、白芍、黄连、半夏、陈皮、茯苓、泽泻、炙甘草、干姜、大枣组成。

七、验案举隅

案1

患者，女，43岁，2014年12月10日初诊。主诉：腹泻、腹痛反复发作20年。现病史：20年前患者因行剖宫产术后便秘而进行灌肠治疗，由于体弱受凉受风，再加灌肠药寒凉而出现了大便稀溏，每日2～3次，当时未引起重视，没有正规治疗而久拖不愈。经常口服西药如氟哌酸胶囊、马来酸曲美布汀片可暂时缓解。但是常因受冷、饮食不适、情志不畅而发作并加重。刻诊：近1周因吃剩饭，感受风寒又出现腹泻、腹痛，每日3次，无黏液及脓血，便前腹痛，便后缓解，小便正常。脘腹及手脚怕冷，纳差，乏力，无口干口苦，饮水少。面色萎黄，睡眠一般。舌质淡红，舌苔薄白，脉象沉弦细。查结肠镜未见异常。既往史：无特殊记载。中医诊断：风泄。西医诊断：腹泻型肠易激综合征。中医辨证：风客肠胃、脾虚肝郁。中医治法：祛风止泻，健脾疏肝。处方：风泄汤合痛泻要方（《景岳全书》）、理中汤（《伤寒论》）加减。升麻6g、柴胡6g、羌活10g、防风15g、荆芥10g、土炒白芍12g、炒白术15g、陈皮15g、党参15g、炒山药30g、干姜20g、肉桂15g，煨乌梅12g。14剂，每日1剂，水煎400ml，早晚服。

2015年4月23日二诊：服上方12剂后诸症明显好转，患者自己停药4个月。近1周因吃冬瓜炖羊肉，饮食过饱，情志不畅又出现腹泻（每日3次）、腹痛，小便正常。饮水及饮食一般，睡眠尚可，舌质淡红，舌体正常，舌苔薄白，脉象沉弦细。处方：守上方加五味子12g，继续服14剂，煎法、服法同前。

2015年5月18日三诊：服上方后诸症消失。

按：本例患者孕期消耗气血，行剖宫产手术更加损伤元气。本已气血虚弱，元气损伤，正气内虚，易感外邪（风寒之邪），再加灌肠伤阳，则风寒之邪客于肠胃，久居留邪损伤脾胃，引动肝风，乘脾而致脾气愈虚，肝失疏泄，进一步损伤阳气，出现腹泻、腹痛、纳差、乏力、怕冷等。故以风泄汤祛风止泻，健脾升阳；以痛泻要方疏肝理气，健脾燥湿。正如叶天士《临证指南医案》所载："阳明胃土已虚、厥阴肝风振动"而致泄泻。吴鹤皋《医方考》云："泻责之脾，痛则之肝，肝责之实，脾责之虚，脾虚肝实，故令痛泻"。脾阳虚久损及肾阳，出现肾阳亦虚的手足怕冷、乏力、不欲饮水、舌淡苔白，脉沉弦细。方中：升麻、柴胡二药性主升，一右一左，自右引阳明之气而升，自左引少阳之气而上，并善疏肝；羌活散寒水之郁而宣化，升清阳助脾气以和中，治久泻肠鸣效佳；白术健脾燥湿和中治脾虚，荆芥辛温散风、疏肝理气，白芍养血柔肝、缓急止痛、安脾止泻，抑肝扶脾兼益脾阴；乌梅味酸涩、性温，治脾虚久泻，大肠滑泻不止，有固肠止泻的作用，又可生津止渴；党参、山药健脾补气；陈皮辛温利气开胃，燥湿醒脾，助白术加强脾胃功能；干姜、肉桂性热、味辛，能温补脾肾，回阳通脉，治脾胃虚寒、肾阳不足之脘腹冷痛、泄泻之症；五味子收敛肺气、益纳肾气，用于肺肾虚久泻之症；配伍党参、白术、芍药起到肺、脾、肾俱补作用；防风散肝郁、醒脾气、升阳散风胜湿，是引经药,引诸药入脾,助白术、白芍健脾疏肝,又可升阳止泻。诸药配伍,共奏祛风止泻、疏肝健脾、温阳升清之功。

案2

患者,男,49岁,2003年8月25日初诊。主诉:腹泻、腹痛6年。现病史:患者因感受风寒、精神紧张、情绪多变而出现腹泻,每日2～3次,伴有便前腹痛、肠鸣,有时晨起即便,连续2次,腰部酸痛。刻诊:除上述症状外,另有情志不畅,过度紧张,受凉受风则腹泻,腹痛加重,小便正常。口干不甚,饮水饮食一般,睡眠时好时差。舌质淡红,舌体正常,舌苔薄白,脉象沉弦。既往史:高血压病,心肌供血不足。结肠镜检查:未见异常。中医诊断:风泄。西医诊断:腹泻型肠易激综合征。中医辨证:肝郁脾虚,肾阳不足。中医治法:祛风止泻、抑肝扶脾,佐以温肾。拟用处方:风泄汤合痛泻要方(《景岳全书》)、四神丸加减。荆芥12g、防风12g、柴胡10g、羌活10g、炒白术15g、炒白芍18g、陈皮12g、党参10g、炮姜15g、肉桂15g、补骨脂15g、肉豆蔻6g、煨乌梅12g、合欢皮20g、灵芝15g。7剂,每日1剂,水煎400ml,分早晚2次服。

2003年9月1日二诊:患者服上方后大便正常,每日1次,小便正常。饮食、睡眠正常,情绪较稳定,精神尚好。处方:守上方继续服7剂,以巩固疗效。

2周后患者电话告知:诸症消失,停服中药,自己调理,巩固疗效。

按:此患者因感受了风邪夹寒。“久风入中,则为肠风飧泄”(《素问·风论》)。“风既居肠胃,其导引之机,如顺风扬帆,不俟脾之运化,食入即出,以故飧已即泄也”(《医门法律》)。故用荆芥、防风、羌活、柴胡一类风药,以祛风胜湿,升阳疏肝而达到止泻目的。“风依于木,木郁则化风”“风行乘土”“阳明胃土已虚”,故见脾失运化而腹泻、腹痛,选用痛泻要方柔肝健脾,止泻止痛,再加党参助白术健脾之力,加乌梅助白芍柔肝之功兼可收涩止泻。久泄必伤脾阳,损及肾阳,故时有晨起便稀,选用炮姜、肉桂、补骨脂、肉豆蔻温补脾肾而固涩止泻。因风木相依,肝风内动故情志不畅,精神紧张则泄泻加重,故以柴胡、合欢花疏肝解郁,解痉止痛。灵芝有调节免疫,补益脾肾作用。诸药相合,共奏祛风止泻,柔肝健脾,温补肾阳之功效。

案3

患者，男，55岁，2013年10月16日初诊。主诉：腹泻肠鸣5年。现病史：5年前患者常因饮食不节，劳累受凉，外感风寒而出现每日早晨起床立即大便2～3次，粪质溏稀，夹有黏液，排便不爽，饮食不洁或不适则餐后即便，粪质溏稀，但无明显腹痛。曾服中药汤剂四神丸合四君子汤，腹泻肠鸣加重。刻诊：晨起即便，质稀夹有黏液，肠鸣较重，受冷加重。饭后胃脘饱胀，饮食不适，餐后即便。每日大便3次，溏稀，无明显腹痛，小便正常。饮水不多，饮食一般，睡眠时好时差。舌质淡红，舌体偏胖，脉象沉细涩。既往史：查结肠镜显示：轻度结肠炎。中医诊断：风泄。西医诊断：腹泻型肠易激综合征，轻度结肠炎。中医辨证：风客肠胃，脾虚湿阻。拟用处方：风泄汤和升阳除湿汤（《脾胃论》）加减。防风12g，升麻6g，柴胡6g，羌活12g，党参15g，炒白术15g，炒苍术30g，陈皮15g，云茯苓15g，炒谷芽、炒麦芽各30g，干姜15g，肉桂15g，益智仁20g。4剂，每日1剂，水煎400ml，早晚分服。

2013年10月31日二诊服药4剂诸症消失，饮食二便正常。舌质淡红，舌苔薄白微黄，脉沉细。处方：守上方改肉桂10g、干姜10g，再服4剂，巩固疗效。1周后电话随访，诸症消失。

按：此患者以晨起腹泻、肠鸣为主诉就诊，医者以脾肾阳虚证选用四神丸汤剂合四君子汤剂治疗，非但无效反而腹泻加重，属于误诊、误治。其原因忽略了风寒久居肠胃的病因病机和餐后胃脘饱胀和饮食不适餐后即便的证候，故重新辨证为风客肠胃，脾虚湿阻。选用风泄汤合升阳除湿汤加减治疗，收到立竿见影的效果。方中以升、柴、羌、防一类风药祛风胜湿，升举清阳；再用参、术、苓、陈、芽健脾燥湿，特别是大剂量用苍术更为重要；又加入干姜、肉桂、益智仁温阳化湿，脾肾同补，特别益智仁温中止泻不可缺少。诸药相合共奏祛风燥湿止泄，健脾温肾之功效。

牛兴东　肖　成　张瑞芬

发表于《中国中西医结合消化杂志》

牛兴东　审编

论五

从脏腑辨证合通降法论治功能性便秘

功能性便秘（functional constipation，FC）是消化系统常见病之一。按照罗马Ⅳ的标准，诊断主要取决于症状为大便干结、排便困难，或排便不尽感以及排便次数减少，每周<3 次，病程 6 个月以上，1 年有 1/4 以上的时间出现便秘，没有腹痛等。临床上把它视为一个独立的疾病，又称为习惯性便秘、特发性便秘、单纯性便秘。便秘，《内经》称之为“大便难”“后不利”。《伤寒论》称便秘为“不大便”“大便硬”“阴结”“阳结”“不更衣”“谷气不行”等。

一、病因病机

中医认为，便秘属于大肠传导失常，同时与肺、脾胃、肾、肝胆的通降功能失调相关，临床可概括为寒热虚实四个方面。阴寒积滞于内为冷秘或寒秘，燥热内结于肠者为热秘，气血阴阳亏损者为虚秘，气机郁滞者为实秘。饮食失节、情志失调、外邪侵犯、禀赋不足、通降不畅等皆可导致便秘。

现代医学认为，便秘通常有三类原因：一是消化功能衰退，盆底肌松弛；二是各种慢性疾病造成便秘，如糖尿病、心脑血管病、老年期痴呆；三是药物因素，如抗精神病药米氮平、氯丙嗪等；治疗高血压的药物如钙离子拮抗剂、利尿剂及含钙和铝的药物。另外，还有先天性乙状结肠冗长症也是引起便秘的原因。

《金匮要略·五脏风寒积聚病脉证并治》云："趺阳脉浮而涩，浮则胃气强，涩则小便数，浮涩相搏，大便则坚，其脾为约，麻仁丸主之。"阐明了胃热过盛，下移大肠，脾阴不足，大肠津枯所致大便干燥而坚硬通降不畅的病机与证候治疗。《伤寒杂病论》中有"阴结""阳结"的分类。明代李中梓《医宗必读·大便不通》云："分而言之，则有胃实、胃虚、热秘、冷秘、风秘、气秘之分。"又如《兰室秘藏》云："夫肾主五液，津液润则大便如常，若饥饱失节、劳逸过度、损伤胃气及食辛热厚味之物而助火邪，伏于血中，耗散真阴，津液亏少，故大便干燥。"笔者通过对历代医家论述的研究，结合自己的临床体会，认为功能性便秘的病机主要是热结（盛）、寒凝、气滞、气血阴阳虚引起肠道传导失司通降不畅。病位在大肠，同时与肺、脾胃、肾、肝胆等脏腑功能失调有关。

二、从脏腑辨证合通降法论治

董建华院士在李东垣、叶天士、高士宗脾胃升降理论基础上提出了脾胃通降理论：通就是通畅没有障碍，降就是和降下行。通降并不是泻法。

（一）从肺合大肠，传导失司论治

《灵枢·本输》云："肺合大肠，大肠者，传导之腑"。华佗《中藏经》云："大肠者，肺之腑也，为传导之司，监仓之官。肺病久而不已，则可下传大肠。"《灵枢·经脉》曰："大肠，手阳明之脉，起于大指次指之端，下入缺盆，络肺，下膈，属大肠"。肺气的宣肃有助于大肠传导功能的发挥，倘若肺失清肃，津液不能下达，可见大肠传导失职，糟粕内停，大便艰涩不畅。

排便顺畅与否，取决于气的推动和津液的输布两方面。肺的肃降功能正常对大肠传导粪便输出起到重要作用。一是肺主治节，大肠的正常传导，要依赖肺的呼吸运动，治理和调节大肠的气机。如果肺的治节津液功能发生障碍，则大肠津液亏损，引发便秘。二是肺主宣发，是大肠得以濡润的基础，使大肠不至于燥气太过而至便秘，犹如"增水行舟"，大便自然通畅下导。诚如唐宗海在《中西汇通医经精义·脏腑之官》所言："大肠之所以能传导者，以其为肺之腑，肺气下达，故能传导。"三是肺主肃降，是大肠传导的动力。魄门是肺气下通之门户,故可知肺上窍开于鼻,下窍施于魄门。朱丹溪曰:“上窍闭,则下窍不出也”,“开天气以通地道”。若肺气失于肃降,津液不能下达,或肺气虚弱,推动无力,可见大便难或秘结。肺气清肃下降,气机得畅,胃气能和,肠腑得通,有利于气血互化和大肠传导糟粕功能的正常发挥。四是肺主行水,通调水道,为水之上源,通过肃降作用,将津液输布到大肠。如《素灵微蕴》曰:“肺与大肠表里同气,肺气化精,滋灌大肠,则肠滑便易”。若肺津液不足或肃降作用无力,则可影响大肠之传输功能。基于上述理论依据,临床上治疗便秘抓住宣通肃降肺气这一环节,治腑不离脏,采用宣通气机、肃降肺气、通导大肠法,加入归经于大肠的紫菀、杏仁、桔梗、全瓜蒌等药,宣发肺气,通降下达,润肠通便,辛而不燥,润而不寒,补而不滞,咳嗽、便秘同治。尤其紫菀一味,辛苦温,辛开苦降,《名医类案》记载其有通便作用。叶天士《临证指南医案》中有“肠痹”一门,便秘案中多用紫菀。《本草从新》载:“苦能下达,辛可益金…… 虽入至高,善于达下。”《本经疏证》曰:“主胸中寒热结气。”可见,紫菀通便作用与宣肃肺气、推动大肠传导有关,即有宣肺通腑、“提壶揭盖”之功。杏仁苦微温,归肺、大肠经,《珍珠囊》云:“利胸膈气逆,润大肠气秘”,以利肺气、润肠燥。对于痰火蕴肺致肺失清肃而便秘者,加用全瓜蒌、火麻仁豁痰开结、泄肺通腑、润肠通便。对于肺热肠燥者,加入牛蒡子、北沙参。牛蒡子辛苦寒,“能升能降,力解热毒,味苦能清火,带辛能疏风”(《药品化义》),能清肺滑肠。北沙参养肺胃阴,止咳润肠。

(二)从脾胃气机升降论治

脾胃为后天之本,气机升降之枢纽,气血生化之源。便秘与脾胃功能密切相关。若脾失运化,清气不升,水谷精微不能输布;胃纳不降,大肠糟粕不能下行,脾胃气机升降失常,大肠传导不畅,故而便秘。脾胃为气机升降之枢纽,大、小肠之运动受脾胃纳化的支配。脾胃运化受纳失常,水谷腐熟不能,以致肠胃积热。脾为后天之本,气血生化之源,脾气虚弱则气血阴津亏虚;中焦不畅易致气机升降失常,出入受阻;苦寒药物克伐脾胃,脾阳受戕,阴寒凝滞肠道,随而产生寒、热、虚、郁,结滞肠道,大肠传导失司,便秘发生。

采用补中益气汤加减治疗脾虚便秘。药用炙黄芪 30g、党参 20g、生白术 50g、当归 12g、升麻 6g、炒枳壳 15g、火麻仁 30g、杏仁泥 15g、陈皮 12g、炙甘草 10g。加减法：纳差者加焦三仙各 30g；口淡多涎者，加法半夏 10g、茯苓 12g；睡眠差者加酸枣仁 30g、柏子仁 20g；情志不畅，脘胁胀满者加佛手 15g、香橼 15g。

方中重用生白术、黄芪为君药，健脾益气，升清降浊，下输糟粕。当代北京名老中医魏龙骧重用生白术，每剂多至 50g 治疗气虚便秘，取其健脾散精以润大肠。成无己在《注解伤寒论》中云："此小便利大便硬，为津液不足，去桂加术"（《伤寒论》174 条桂枝附子汤的加减："若其人大便硬、小便自利者，去桂枝加白术汤主之"）。因便硬加白术四两，佐以党参、炙甘草健中补气为臣，增强补中益气之功。当归辛苦温润，养血活血，润肠通便，助炙黄芪、党参补气养血；陈皮理气和胃，补而不滞；升麻升阳举陷，助君药升提下陷之中气，同时具有升清降浊和良好的通便作用。李东垣治疗便秘，常伍升麻一味，有升提开散之力，与诸滋阴养血药合用且有辛润之功为佐使药。实验研究表明，补中益气汤对肠蠕动有明显影响，当张力下降时有明显兴奋作用。六腑以通为用，加炒枳壳、杏仁、火麻仁行气宽中、滋养润燥。诸药配伍，共奏补中益气，升清降浊，行气导滞，润肠通便之功。

对胃肠积热，化燥伤津，津亏肠燥而致大便秘结，腹痛腹胀，口干口臭，心烦面红或有身热，小便短赤，舌质红，舌苔黄燥，脉滑数者，治宜泻热导滞，润肠通便，方拟麻子仁丸加减。药用大黄、枳实、厚朴、麻子仁、杏仁、芍药、生山栀、白蜜。兼有肺热气逆、咳喘便秘者，加全瓜蒌、黄芩、苏子清肺降气通便；若津液已伤者加生地黄、元参、麦冬、沙参以滋阴生津。

（三）从调理肾脏阴阳论治

肾为水火之脏，阴阳之根。便秘与肾关系密切。《景岳全书》云："肾为胃之关，开窍于二阴，所以便之开闭，皆肾脏所主。"《兰室秘藏》云："金匮真言论云北方黑色，入通于肾，开窍于二阴，藏精于肾，又云肾主大便，大便难者，取足少阴。夫肾主五液，津液润则大便如常。"肾为先天之本，开窍于前后二阴，主司二便开合，大便的传导功能正常发挥，需要有肾阳的温煦和肾阴的滋润。肾主津液，肾阴不足，津液亏损，肠道失于濡润，则出现大便难下，形成秘结；肾阳不足，命门火衰，可致阴寒凝结，传导失职而成"冷秘"或"五更泄"。

治疗需温肾阳、滋肾阴、调理肾脏阴阳平衡，使大肠传导通畅，粪便顺利排出。方拟济川煎加减。药用肉苁蓉、怀牛膝、当归、升麻、泽泻、枳实、火麻仁、沉香。方中肉苁蓉、怀牛膝温补肾阳，强阴益髓，润肠通便；当归养血润肠；升麻、泽泻升清降浊；枳实下气宽肠以助通便；火麻仁润燥滑肠，活血祛风；沉香行气温中降逆，暖肾纳气治气虚秘。寒凝气滞、腹痛较甚者可加肉桂、小茴香温中行气止痛；胃寒气逆可加砂仁、干姜、姜半夏和胃温中。

滋补肾阴，润燥通便，方拟增液承气汤加减。药用元参、麦冬、生地黄、火麻仁、杏仁、黑芝麻，炒枳实、厚朴、炒大黄（后下），生何首乌。方中元参、麦冬、生地黄、火麻仁、杏仁、黑芝麻润肠通便；何首乌、大黄含蒽醌类衍生物，能促进肠管蠕动，兼有养血活血作用，有利于大便排出；枳实、厚朴宽肠下气，促进肠蠕动而推动排便。

（四）从疏泄（降）肝胆论治

肝主疏泄和藏血，胆附于肝，禀肝之余气，内藏胆汁。大肠传导功能的正常与否，有赖于肝胆的疏泄和气机的升降有序。如果肝胆疏泄功能异常，则大肠传导功能失司，则出现便秘。肝与胆相表里，肝胆之气不疏畅，胆腑郁热，胆汁排泄不畅，形成肝胆湿热，再合并阳明腑实则影响大肠传导功能，出现大肠积滞蕴热而便秘。治以疏肝利胆、荡涤肠胃，方拟大柴胡汤加减。《素灵微蕴·噎膈解》云："饮食消腐，其权在脾；粪溺疏泄，其职在肝。以肝性发扬，而渣滓盈满，碍其布舒之气，则冲决二阴，行其疏泄，催以风力，故传送无阻。"指出了肝气条达，胆汁通利，则大便传送无阻。肝主藏血，若藏血不足，则肝失所养，阴血亏虚，肠道失濡而影响其疏泄功能，进而影响大肠传导功能而出现便秘。治宜疏肝理气、养血通便，方拟逍遥散合六磨汤加减。药用醋柴胡、当归、芍药（重剂 30 ～ 50g）、炒枳实、醋香附、炒槟榔、郁金、郁李仁、生白术（重剂 30 ～ 60g）、桃仁、决明子、木香、炙甘草。

临床应用特点如余国俊先生言："近代名医张锡纯盛赞芍药甘草汤酸甘化阴味近人参，大能滋养脾阴。"三晋名医刘绍武先生"利肠汤"组方为白芍 30g、威灵仙 10g、芦荟 5g、甘草 30g ，以治习惯性便秘，言："大便难，常苦不下，它药无效者，利肠汤主之。"余国俊先生撰文曰："治疗脾阴不足，肠燥津乏的习惯性便秘，每投白芍 30 ～ 50g，生、炙甘草各 5 ～ 10g，大滋脾阴为主，加生决明子、肉苁蓉各30g润肠通便，疗效一般较好。”白芍所含芍药苷可有效地缓解肠平滑肌痉挛，针对医长期精神紧张而致肠管痉挛，大便下行无力而有效，白术运脾通便，可起到“知肝传脾，当先实脾”的治未病作用，但用量宜大，每剂30～60g，取其健脾散津以润大肠。

还需要强调的是，老年顽固性便秘虚证居多，兼有虚实夹杂证。其中：气虚者补气药有生晒参、西洋参、党参，伴有下坠者加少量黄芪；肝肾阴虚证用滋补肝肾，润肠通便药，如生地黄、熟地黄、当归、桑葚子、肉苁蓉（取其阴中求阳之法）、全瓜蒌、桃仁、杏仁、火麻仁、生山药、生白芍等。

三、验案举隅

案1

文某，女，55岁，2012年5月5日初诊。患者患纵隔淋巴瘤行骨髓移植并放化疗后5年，出现便秘3年，加重2年，4～5日1行。有严重的腹胀，矢气不畅，口不干，饮水饮食一般，常服芦荟胶囊，可暂时缓解症状，服大黄类含蒽醌泻药则反酸、烧心、怕冷，经常出现咳嗽、咯白痰而不利，全身乏力，小便正常，睡眠一般。舌苔薄白，舌质淡，舌体胖，脉沉弱。既往患2型糖尿病2年。属肺、脾、肾同病。治以健脾温肾，宣肺通腑，理气导滞。自拟三焦通便灵汤，处方：党参15g、生白术50g、炒枳实15g、炒莱菔子30g、肉苁蓉30g、当归15g、火麻仁30g、川牛膝15g、全瓜蒌20g、杏仁15g、桃仁15g、炙紫菀20g、桔梗10g，每日1剂，水煎服。1周后矢气通畅，大便正常，再服1周，诸症消失。

按：本案为纵隔淋巴瘤骨髓移植放化疗后，虽肿瘤消失，但是身体极度虚弱，消化功能紊乱，出现肺部疾病、2型糖尿病，临床症状以腹胀、便秘、咳嗽、乏力为主，属肺、脾、肾同病。治以党参、生白术益气健脾，润肠通便，配合枳实，取枳术丸之意，攻补兼施；肉苁蓉、当归、牛膝、桃仁取济川煎之义，温补肾阳，强阴益髓，养血活血润肠；杏仁、紫菀、桔梗宣通肺气，降气达下，辛而不燥，润而不寒，补而不滞，咳嗽便秘同治。尤其紫菀一味辛苦温，有辛开苦降之功，紫菀通便作用与其清肺宣降，大肠传导有关；再加全瓜蒌、火麻仁配合杏仁润肠通便；莱菔子消食导滞，理气化痰；肺、脾、肾、肠三焦并治，药证紧扣，疗效显著。

案2

伍某，男，82岁，2008年9月15日初诊。患者患胆结石、胆总管结石行两次手术3年后出现腹痛、腹胀，近3天出现黄疸，便秘5日1行，尿黄，口干口苦，恶心，纳差，舌苔黄腻，舌质暗红，脉弦滑。腹部彩色多普勒超声：胆总管结石12mm×4mm。辨证为肝胆湿热，阳明腑实，大肠积滞。治以疏肝利胆，通腑导滞。方以大柴胡汤加减：柴胡25g、黄芩12g、炒大黄后下12g、炒枳实15g、厚朴15g、赤白芍各12g、延胡索10g、茵陈20g、金钱草30g、生鸡内金（冲）20g、醋郁金12g、芒硝（冲）6g，每日1剂，水冲服，每日3次。

服药1剂后大便排出，服药2剂后大便变稀。停用芒硝再服2剂后诸症改善；继续服3剂后，以麻子仁丸合四金汤（柴胡、郁金、金钱草、海金沙、鸡内金）治疗1周，诸症消失，复查腹部彩色多普勒超声：胆总管结石仍同原来，但胆总管扩张直径为18mm。

按：患者平素嗜食肥甘厚腻之品，烟酒过度，胃肠素有湿热蕴结，阻碍气机，影响肝之疏泄，进而导致胆腑郁热，胆汁排泄不畅，大肠传导失司，出现肝胆湿热，合并阳明腑实，肠胃积滞。选用大柴胡汤加减，以和解少阳，疏肝利胆，荡涤肠胃热结，使积滞得除，腑气得通，恢复大肠传导功能，便秘消除。方中：重用柴胡为君，疏肝利胆，调畅气机；臣以黄芩苦寒泄胆腑郁热，清热泻火，大肠不为热势所熏，宿便自清；大黄泻下攻积，枳实破气消痞，厚朴行气除满，共奏清泄阳明腑热之功；延胡索活血行气止痛，芍药理气和血，敛存阴液。诸药合用疏肝利胆，通降胃肠，荡涤实热。再合茵陈四金汤（茵陈、金钱草、生鸡内金，醋郁金，海金沙）增强清热化湿，疏肝利胆，理气活血之功效。

四、小结

治疗便秘应以通降为主，但不是单纯用泻下药，应针对不同病因病机，从肺、脾胃、肾、肝胆脏腑辨证治疗，或健脾升清、和胃降浊，或宣肺通腑，或调畅肝胆，或调理脾胃升降，或温肾润肠，“虚者补之，实者泻之。”诚如《证治汇补·秘结》所云：“阳结者清之，阴结者温之，气滞者疏导之，津少者滋润之。大抵以养血清热为先，急功通下为次。”要权衡轻重主次，灵活变通应用。如果用药不合理，如久服大黄、芦荟、番泻叶等含蒽醌类药，可引起大肠黑变病，加重便秘，甚至引起脱水、电解质紊乱。同时，更要注意饮食调养，多吃粗纤维的食物和绿色蔬菜水果，忌过食辛辣厚味、生冷油腻的食物，忌烟戒酒，保持心情舒畅，适当运动，增强体质。

牛兴东　肖　成　魏玉霞　高　原
发表于《内蒙古中医药》杂志
牛兴东　审编

论六

牛兴东教授运用扶正化积法治疗胃息肉

胃息肉是指胃黏膜局限性良性上皮隆起性病变，属于胃癌前疾病。多见于成年人，少数有恶变倾向。经内镜下切除息肉是治疗本病的首选方法。目前治疗胃息肉多采用内镜下高频电凝电切、活检钳钳除、激光切除、微波灼切等方法，但并发症多、复发率较高。目前尚没有有效的预防息肉复发的方法。牛兴东教授善于治疗脾胃病，对胃息肉治疗有独到见解，创制了治疗胃息肉的胃息化积汤。现将其经验总结如下。

一、病因病机

“息肉”一词，最早见于《黄帝内经》。《灵枢·水胀》谓：“寒气客于肠外，与卫气相搏，气不得荣，因有所系，癖而内着，恶气乃起，息肉乃生。”《说文解字》亦有记载：“息，寄肉也。”其“息”是多余、盈出之意。中医学认为，胃息肉当属痞满、胃脘痛、积聚等范畴。一般认为，其病因病机为饮食失调、劳倦过度、七情内伤等损伤脾胃升降、运化、受纳等功能致痰浊、湿热、瘀血等阻滞中焦，日久积聚而发生息肉。牛兴东教授认为，胃息肉为全身性疾病的局部表现，全身为虚，局部为实，脾虚为本，痰瘀、浊毒为标。病位在脾胃，涉及肝、肾。肝气不疏，影响脾胃升降；肾阳不足，脾胃虚寒，升降失调。《素问·经脉别论》说：“饮入于胃，游溢精气，上输于脾。脾气散精，上归于肺，通调水道……”脾胃共同完成受纳、运化、升降、布散之功能。

脾胃虚弱，升降失常，脾气不升，胃气不降，功能失调，痰湿内停，脾喜燥而恶湿，痰湿即成，易困脾土，使之运化失职，水谷不归正化，津液不布，进一步酿生痰浊。《证治汇补》曰：“脾虚不运清浊，停滞津液而痰生。”如此反复，痰湿困脾更甚，日久脾虚明显，痰浊为阴邪，其性重浊黏滞，痰随气血运行，内而脏腑，外而经脉，无处不到；痰性黏滞，易阻碍气机，经络不畅则血行瘀滞，由痰生瘀或挟瘀而病，“初病在经，久病入络，以经主气，络主血”，瘀血、痰浊积久化生郁热，变生浊毒，蕴而入血，积于胃膜，由“无形浊毒”积渐而成“有形浊毒”，最终致胃息肉形成，正如“胃病久发，必有聚瘀”。可见，脾胃虚损贯穿于胃息肉的始终，在胃息肉形成、发展过程中起着关键作用。

二、基本治法

牛兴东教授认为胃息肉形成非一朝一夕之事，而是脾胃虚弱，浊毒内蕴，日久积渐而成。正气已衰，不可妄用攻伐之品，如活血化瘀之品多性味苦寒，易伤脾阳，于病无益，反而加重病情，一定要在健脾补虚的基础上，活血化瘀、化浊解毒。脾旺则津液输布，健脾益气法既能扶正祛邪，又能阻断浊毒生成，防止息肉复发，正是牛兴东教授“治未病，脾胃先行”学术思想的充分体现。《类经·针刺类》说：“救其萌芽，治之早也；救其已成，治之迟也。早者易，功收万全；迟者难，反因病以败其形。”明代袁班在《证治心传·证治总纲》中更是将治未病提到一个至高的境界：“欲求最上之道，莫妙于治其未病。”

根据本病病机特点，牛兴东教授创立了以扶正化积为基本治法的专病专药（胃息化积汤），处方组成：黄芪 20g、党参 15g、炒白术 15g、枳实 15g、鸡内金 30g、陈皮 15g、九香虫 10g、醋莪术 10g、丹参 15g、山慈菇 15g、半枝莲 20g、姜半夏 10g、生薏苡仁 30g、白及 10g、炙甘草 10g，每日 1 剂，分早晚两次服。湿热盛者加藤梨根，去九香虫；虚寒盛者加桂枝、干姜、熟附子。方中炙黄芪善入脾胃，补而不腻，为补脾益气之要药；党参、白术、甘草取四君子汤之意，益气健脾；加陈皮取异功散之意，使补气而不壅滞，促进脾胃功能恢复。“浊”为阴邪，“毒”为热邪，寒热错杂，湿热胶着，如油入面，病程缠绵难愈。牛兴东教授强调在补虚旺脾的基础上须化浊解毒,使邪去正安。常用药有:丹参、莪术、山慈菇、半枝莲、九香虫等。莪术味辛、苦,性温,归肝、脾经,功能破血行气,消积止痛。丹参与莪术相须为用,治疗癥瘕积聚效果显著,是牛兴东教授临床中使用频率较高的药对。牛兴东教授认为养血不留瘀,祛瘀不伤正。山慈菇,味甘、微辛,性凉,归肝、脾经,功能清热解毒,消痈散结;半枝莲,辛、苦、寒,有清热解毒、活血化瘀、消肿止痛等功效,是传统的抗肿瘤有效中药;九香虫辅助君药,加强活血化瘀功效;白及具有护膜作用;姜半夏化痰;鸡内金消积化痰;生薏苡仁健脾化湿消瘤。

三、验案举隅

患者,女,60岁,2014年2月26日初诊。患者诉胃脘胀反复发作3年余,加重1个月。现症:胃脘顶胀伴消瘦,反酸,口干,欲饮水,怕冷不甚,舌苔薄白,舌质暗红,脉沉滑。既往胃底多发息肉,行胃息肉氩离子凝固术3次,胆结石病史。电子胃镜示:慢性浅表-萎缩性胃炎。行胃息肉氩离子凝固术。病理诊断:胃底腺息肉,黏膜组织轻度慢性非萎缩性炎。

中医诊断:胃痞病。脾胃虚损,痰浊内蕴,胆失疏泄。西医诊断:胃息肉。治法:益气活血,化浊解毒。方拟胃息化积汤加减:炙黄芪20g、党参15g、炒白术15g、莪术10g、丹参15g、土鳖虫10g、九香虫10g、山慈菇15g、半枝莲20g、鸡内金(冲)10g、金钱草20g、醋郁金15g、炙甘草10g。服用1个月后,胃脘部顶胀、反酸等症状消失,舌苔薄白,舌紫暗,脉沉涩。守上方加红花15g、丹参30g。继续服用1个月。随访2年未复发。

按:临床实践表明,胃息肉乃有形浊毒存在,阻碍气机升降,可影响脏腑气化,耗损正气。痰瘀浊毒既是病理产物,也是致病因素。扶正化积法是治疗和预防胃息肉复发的重要方法和有效途径。胃息化积汤不仅具有显著的临床疗效,对指导临床实践亦具有重要价值,是中医“治未病”思想的体现。

牛兴东教授认为,临床应借鉴西医治疗息肉的手段,即采用内镜下摘除的方法,截断病势,意在“邪去正安”“祛邪以扶正”,同时防止病进难治。镜下摘除息肉后,若患者的正气不足,余邪未去,脾虚浊毒内蕴的状态长时间未得到改善，息肉可能复发。此时采用中医药方法进行后续治疗，对机体状态及时调整，平衡阴阳，是阻止息肉复发的有效途径。《素问·至真要大论》云："谨察阴阳所在而调之，以平为期……疏其血气，令其调达，而致和平。"而脾胃功能的强弱在人体功能的恢复过程中起着关键作用。正如张元素《活法机要》所言："壮人无积，虚人则有之，脾胃虚弱，气血两衰，四时有感，皆能成积。"李东垣提出"养正积自消"。因此，牛兴东教授认为健脾益气是预防和治疗胃息肉的关键，并贯穿治疗的始终。

魏玉霞　高　原
发表于《中国中医药报》
牛兴东　审编

论七

牛兴东教授治疗大肠息肉经验

大肠息肉是高出肠黏膜而突向肠腔的赘生物，可以有蒂，也可以广基无蒂，分为增生性、炎症性和腺瘤性三类，好发于40岁以上者，是临床常见的消化道病变之一。大肠息肉起病隐匿，其中腺瘤性肠息肉与肠癌关系密切，被公认为癌前病变。目前西医治疗以内镜下息肉切除为主，但肠息肉切除后复发率较高。据文献报道，1年内累计复发率为38.1%，2年内累计复发率为78.2%。因此，治疗大肠息肉并预防其复发，对于预防大肠癌的发生具有重要意义。牛兴东教授在近50年的临证中，积累了丰富的大肠息肉治疗经验，现总结如下。

一、病因病机

大肠息肉属中医学肠澼、肠覃、泄泻、便血等范畴。“息肉”一词早在《黄帝内经》中就已出现，《灵枢·水胀》曰：“肠覃何如？岐伯曰：寒气客于肠外，与卫气相搏，气不得荣，因有所系，癖而内着，恶气乃起，息肉乃生。”故牛兴东教授赞同以“大肠息肉”作为本病中医病名的观点。牛兴东教授认为，腺瘤性大肠息肉虽然病位在大肠，但与五脏六腑均有关系，尤其与脾胃的关系最为密切。《灵枢·百病始生》曰：“积之始生，得寒乃生，厥乃成积也。”《素问·阴阳应象大论》曰：“寒伤形，热伤气，气伤痛，形伤肿。”脾胃为后天之本，气血生化之源，寒邪伤脾则脾胃虚寒，运化无力，酿生湿浊，湿性黏滞，易阻滞气机，湿郁为痰，痰湿互结，阻碍血液运行，则生瘀血，日久郁发为热，最终发为肿物。因此，牛兴东教授提出，无论何种类型的大肠息肉均为全身性疾病的局部表现：全身为虚，局部为实；全身为寒，局部为热；脾胃虚损为本，痰瘀、浊毒为标。在临床治疗中，应以扶正化积为基本治则，以健脾温肾、化瘀解毒为基本治法。

二、治疗经验

（一）扶正

牛兴东教授认为在大肠息肉的扶正治疗中首先应健脾，其次需温肾。

1. 健脾　本病初期多由脾胃虚弱所致，脾胃虚弱，升降失常，津液不能输布、运化，聚而成湿，湿属阴邪，其性趋下，大肠处于下焦，故湿邪更易侵犯大肠。《素问·太阴阳明论》曰："伤于湿者，下先受之。"《景岳全书》曰："使果脾强胃健如少壮者，则水谷随食随化，皆成气血，焉得留为痰，唯其不能尽化而十留一二则一二为痰，十留三四则三四为痰矣。"说明脾胃虚弱则饮食水谷不能尽化而积聚成痰，病久痰湿困脾，则脾虚更甚。痰随气血运行，内而脏腑，外而经脉，无处不到；痰性黏滞，易阻碍气机，经络不畅则血行瘀滞，故由痰生瘀或挟瘀而病。瘀血、痰浊积久化生郁热，变生浊毒，蕴而入血，积于大肠，由无形浊毒积渐而成有形浊毒，最终导致大肠息肉形成。因此，牛兴东教授认为治疗大肠息肉，健脾为第一要事，采用炙黄芪、党参、炒白术健脾益气，使脾升胃降，气、血、津、精、液输布正常，以达"养正积自消"之目的。

2. 温肾　《素问·生气通天论》曰："阳气者，若天与日，失其所则折寿而不彰，故天运当以日光明。是故阳因而上，卫外者也。"肾脏内藏人体元阳，乃先天之本，元阳充足，乃可温煦推动脏腑气化。许叔微《普济本事方》言："肾气怯弱，真元衰劣，自是不能消化饮食，譬如鼎釜之中，置诸米谷，下无火力，虽终日米不熟，其何能化。"说明脾主运化水湿的功能赖于肾阳的蒸化温煦和激发推动。赵献可《医贯》云："饮食入胃，犹水谷在釜中，非火不熟，脾能化食，全借少阴相火之无形者，在下焦腐熟，始能运化也。”强调欲补太阴脾土，先补肾中少阴相火，温肾即是温脾。《金匮要略》提出病痰饮者，当以温药和之。一则饮为阴邪，得阳则易化；二则痰饮与水湿同类，其性属阴，饮成之后，更伤人阳气。因此，治疗痰饮总以温阳为原则。牛兴东教授喜用四神丸加减以温肾散寒，处方选用补骨脂、肉豆蔻、盐吴茱萸、肉桂、炮姜、熟附子（先煎）等药，单刀直入，峻补肾阳。汪讱庵曰：“破故纸辛苦大温，能补相火，以通君火，火旺乃能生土……肉蔻辛温，能行气消食，暖胃固肠……吴茱辛热，除湿燥脾，能入少阴、厥阴气分而补火。”肉桂协附子补火助阳，《医略六书·杂病证治》曰：“附子、肉桂补火回阳，专以引火归原，而虚阳无不敛藏于肾命……为阳虚火发之专方”。《汤液本草》记载肉桂可“补命门不足，益火消阴”，其擅补命门之火，以助阳消阴，且作用温和持久，故为治命门火衰之要药。《得配本草》曰：“炮姜守而不走，燥脾胃之寒湿，除脐腹之寒痞，暖心气，温肝经，能去恶生新，使阳生阴长……有阴无阳者宜之。”

（二）化积

大肠息肉乃瘀血、痰浊积久化生郁热，变生浊毒，蕴而入血，积于大肠而成。牛兴东教授防治大肠息肉注重化积，善用醋莪术、丹参、山慈菇、藤梨根、凤尾草等药物以化痰祛瘀、清热解毒。醋莪术、丹参活血不留瘀，化瘀不伤正。《金匮要略心典》提出“痞坚之处，必有伏阳”，山慈菇、藤梨根、凤尾草能清除积块中的郁热，兼有散结功效，且入大肠经，能引药直达病所。《现代中药学辞典》记载凤尾草的性味功效为：“味淡、微苦，性寒；归大肠、胃、肝、肾经。功能清热利湿，凉血止血，消肿解毒。”

（三）肠息化积汤

根据上述治法治则，牛兴东教授自拟肠息化积汤治疗大肠息肉，临床效果较好。药物组成：炙黄芪 20g、党参 15g、炒白术 15g、补骨脂 15g、肉豆蔻 6g、盐吴茱萸 6g、肉桂 15g、炮姜 15g、熟附子（先煎）6g、醋香附 12g、醋莪术 10g、丹参 15g、山慈菇 10g、藤梨根 10g、炒鸡内金 15g、肉苁蓉 30g。7 剂，日 1 剂，水煎 400ml，分早晚 2 次服用。

三、验案举隅

男，30岁，2011年4月21日初诊。主诉：腹泻、腹痛6个月。现病史：患者因饮食不节逐渐感到胃肠不适，于6个月前出现腹泻、左下腹疼痛等症状。刻下症：大便稀夹有黏液，每日3～4次，晨起即泻，伴有腹痛，小便频数。四肢不温，全身怕冷、倦怠乏力。纳差消瘦，睡眠一般。舌质淡，舌苔薄白，脉沉弱。辅助检查：电子结肠镜示多发性结肠息肉100多个，直径5～10mm，电凝切除3个。病理检查示腺瘤性息肉和增生性息肉混合型。诊断：肠息肉，脾肾阳虚证。治法：补脾益肾，消痰化积。处方：自拟肠息化积汤。药物组成：炙黄芪20g、党参15g、炒白术15g、补骨脂15g、肉豆蔻6g、盐吴茱萸6g、肉桂15g、炮姜15g、熟附子（先煎）6g、醋香附12g、醋莪术10g、丹参15g、山慈菇10g、藤梨根10g、炒内金15g、肉苁蓉30g。7剂，日1剂，水煎400ml，分早晚2次服用。

2011年4月30日二诊：左下腹疼痛减轻，大便不爽好转，次数减少，每日2～3次，黏液减少，晨起即泻缓解，余症同前。舌质淡，舌苔薄白，脉弱。以上方为基础随症加减，服药3个月后改做丸剂，再服3个月巩固疗效。服药6个月后复查肠镜，钳除直径约5mm的息肉12个。

随访：2012年4月29日再次复查肠镜，息肉减少2/3，最大息肉直径约5mm。患者饮食二便正常，怕冷乏力时有时无，体重增加5kg。2015年2月6日复查肠镜，钳除4个直径为3～5mm的直肠息肉。为巩固疗效，嘱服人参健脾丸加四神丸2个月，电话随访至今，未再出现肠息肉。

按：本案患者因饮食不节，逐渐出现腹痛、腹泻症状。脾胃为仓廪之官，胃为水谷之海，饮食不当损伤脾胃，脾胃受损，湿困脾土，肠道功能失司而发为本病。其主要病位在脾胃与大、小肠，病变主脏在脾，脾失健运是关键，同时与肝、肾密切相关。脾主运化，喜燥恶湿；大、小肠司泌浊、传导；肝主疏泄，调节脾运；肾主命门之火，能暖脾，助脾胃腐熟水谷。若脾运失职，小肠无以分清泌浊，大肠无法传化，水反为湿，谷反为滞，混合而下，则发生腹泻；湿阻气滞，不通则痛，可有腹痛；虚损日久，痰瘀互结而发为息肉；久泻脾虚及肾，脾肾阳虚，每于晨起腹痛即泻，形寒肢冷；其舌质淡、苔白、脉沉弱为一派阳虚之象。故治疗以炙黄芪、党参、炒白术益气健脾，佐以醋香附疏肝行气，鸡内金消食化积助运，补骨脂、肉豆蔻、盐吴茱萸、肉桂、炮姜、熟附子、肉苁蓉温阳止泻，醋莪术、丹参、山慈菇、藤梨根化痰祛瘀、清热解毒。诸药合用，消补结合，消而不损，补而不滞，疗效显著。二诊诸症缓解，服药12个月后复查肠镜，息肉数量、大小较前均有明显改善，后续以健脾补肾为法，培本固元，巩固疗效。

魏玉霞　高　原

发表于《山东中医杂志》

牛兴东　审编

论八

牛兴东教授采用温阳调血法治疗放射性肠炎经验

放射性肠炎（radiation enteritis，RE）是腹腔、盆腔及腹膜后肿瘤接受放射治疗后出现的最为常见的并发症，以结直肠多见，可发生在肠道任何阶段，发生率为 5% ～ 13%。其主要的致病机制为肠道的血管内皮细胞及上皮细胞受到放射性损伤，引起肠道局部黏膜的炎性水肿、坏死及后续的纤维化，出现恶心、呕吐、腹痛、腹泻、便血、黏液脓血便、里急后重等症状。若病程过久，迁延不愈，可能出现严重营养不良、重度贫血、肠穿孔、肠梗阻等危重证候。而根据肠道遭受辐射剂量的大、小，时间的长、短，发病的缓、急，一般可分为急性和慢性两种。急性放射性肠炎的临床症状通常发生于放疗结束后 2 ～ 4 个月；慢性放射性肠炎的临床症状通常发生于放疗结束后 12 ～ 24 个月，但晚者亦可在放疗结束后数十年出现。目前，现代医学治疗主要以营养支持、氨基水杨酸、激素、抗生素、高压氧等对症支持治疗，以及结肠镜下止血、手术治疗为主，疗效欠佳，症状改善不显。近年研究报道，中医从整体论治，在改善临床症状，提高患者生活质量方面具有一定优势。牛兴东教授临证思路清晰，选方用药精炼，临床经验丰富，治疗放射性肠炎颇有特色，疗效显著，现将其经验探析如下。

一、邪毒潜伏，损伤正气，脾虚及肾，脾肾阳虚

对于放射线治疗，中医典籍尚无记载，现代大多中医学者将其归属

于外来“火、热、毒”邪，依据放射性肠炎临床表现将其归属为“腹痛”“便血”“痢疾”“肠风”“肠澼”等病证，多以大肠湿热、火毒蕴结、痰瘀阻滞、脾胃气虚、脾肾两虚等证候论治。牛兴东教授认为本病由于射线照射所致，射线为外来毒邪，火热邪毒侵袭于肠道，损伤肠道黏膜血络，表现为气血运行、津液吸收、糟粕传导的功能障碍。如《素问·至真要大论》中“病机十九条”所说：“诸呕吐酸，暴注下迫，皆属于热。”毒邪量多日久深入血分，热伤脂膜血络，血败肉腐，则可见脓血便症状。癌瘤本身消耗人体气、血、津、液，可致脏腑虚弱，阴阳失调，气血不和，表现为脾胃虚弱，脾虚及肾，损伤肾阳，便可出现脾肾两虚的证候。同时，牛兴东教授认为，“热极生寒，重阳必阴”，本病日久，射线照射，血络受损，气血失运，温养失司，阴寒内生；脾胃虚弱，脾肾阳虚，运化气化失司，水反为湿；湿邪黏腻难去，从阴化寒，日久成浊、成毒，更损其阳。“壮火食气”“邪毒相恋”“两虚相得”，多表现以脾肾阳虚、清气不升为主的证候，如便稀、便次增多、便脓淡薄、便血色淡量多、神疲困倦、畏寒、腹痛绵绵、舌淡胖大齿痕、苔白润、脉沉等症。综上所述，该病既有原发癌肿的正气虚弱，又有毒邪所凑的继发并发症，病程较长，病情缠绵，迁延难愈，多有脾胃虚弱，水湿不化，情志失遂，肝脾不调，脾虚及肾，肾阳亏虚等证候，病位在肠腑，涉及肝、肾、脾、胃等脏腑，证以脾肾阳虚为主，兼以脾胃虚弱、肝脾不调、寒邪潜伏、湿浊内滞，具有本虚标实、虚实夹杂的复杂病机。

二、治以扶正祛邪，法以温阳调血

牛兴东教授认为，癌瘤内伏，正气不足、浊毒内生为内因，慢性期残留的射线邪毒潜伏为外因，两毒相害，耗伤正气、损伤血络，脾胃虚弱，甚至脾虚及肾，故疾病后期多表现为脾肾阳虚，兼见脾胃虚弱、肝脾不调、寒邪潜伏、湿浊内滞。牛兴东教授以扶正祛邪为治则，温阳调血为治法，兼以补益脾胃、调和肝脾、散寒除湿、化浊解毒。温阳主要温补脾肾之阳，活血主要以补血、行血、凉血、止血、宁血为主。

（一）火不暖土，气血不足，治以温肾暖脾，补益气血

脾肾阳虚兼脾胃虚弱证，症见：大便溏薄，夹有黏液，或便血色淡量多，腹痛喜按，肠鸣间作，神疲身软，面淡无华，畏寒肢冷，倦怠乏力，不思饮食，舌淡胖，边有齿痕，苔白，脉沉弱。治以温肾暖脾，益气养血，固肠止泻，方以四神丸合黄芪建中汤加减。

方中：补骨脂辛苦、大温，补命门之火以暖脾；肉豆蔻温中涩肠，与补骨脂相配，可温肾暖脾，又可涩肠止泻；吴茱萸散寒暖脏；五味子酸温涩肠。诸药合用，火旺土强，肾泄自愈。黄芪建中汤温中补气，和里缓急；方中重用黄芪补益脾胃，升清止泻，托毒生新，去饴糖用肉桂、姜、枣散寒补虚，诸药合用使中气强健，阴阳气血生化有源。

若中焦阳虚，下利较重者，加入理中丸或附子理中丸温中止泻；若脾胃虚弱，气血两亏，加四君子汤与四物汤以补益气血；若脾失健运，腹胀纳差，加入香砂六君子汤消补健运；若脾不健运，饮食停滞，加保和丸消食导滞。若脾不统血，便血量多，加黄土汤或三七、血余炭、蒲黄炭、煨诃子、儿茶温阳固涩，养血止血。

（二）脾肾阳虚，肝失疏泄，治以温肾健脾，养血柔肝

脾肾阳虚兼肝脾不调证，症见：腹痛、腹泻尤甚，伴有精神抑郁，胸胁痞闷，嗳气食少，畏寒肢冷，腰酸腿软，神疲乏力，舌苔薄白、脉沉弦。治以温肾健脾，养血柔肝，调理气机，方以四神丸合痛泻要方加减。

四神丸温暖脾肾，固肠止泻。痛泻要方泻肝实脾、扶土抑木，调理气机：炒白术、陈皮健脾和中以扶土，炒白芍养血柔肝，泻肝气之横逆，防风升下陷之清阳。诸药共奏调气机以止痛泻之功。

若寒湿气滞，脘腹胀满者，加厚朴温中汤温中燥湿，行气除满；若肝气郁滞，胸胁满闷者，加四逆散、柴胡疏肝散、金铃子散及合欢皮以疏肝理气，活血止痛；若阳虚不用，传导失司，见大便不畅，便后不尽，肛门直肠下坠，加济川煎温肾益精，润肠通便，加威灵仙激发五脏阳气。

（三）阳虚血弱，湿浊阻络，治以温阳养血，化浊通络

脾肾阳虚兼湿浊阻络证，症见：久痢迁延，脓多于血，色淡清稀，脐腹冷

痛，喜温喜按，形寒肢冷，或腹胀肠鸣，面色白，少气懒言，舌质淡胖，苔白润或有齿痕，脉沉细或尺脉弱。治以温阳补血，化浊通络，方以阳和汤加减。

方中：鹿角胶、熟地黄温阳养血，牛兴东教授临证多用鹿角霜，用其补肾助阳，涩肠止血；肉桂、姜炭药性辛热，温阳散寒，温通血脉，牛兴东教授多以桂枝代替肉桂；白芥子通络散结、麻黄温散寒凝。诸药合用，滋补而不滞，温散而不伤正，益精气，扶阳气，化湿浊，通肠络，温阳养血以治本，化湿导滞，敛疮止血以治标，使气血旺盛，肌肉得生，脓血自止，溃疡愈合。

若阴血不足，加当归、炒白芍、三七、鸡血藤以养血活血，少用厚腻填精补血之品，如脾胃虚弱，便次较多，多减去厚腻碍气的熟地黄；若气虚不足者，加黄芪、党参甘温补中；若阴寒重者，加附子、细辛温阳散寒；若湿浊重者，加土茯苓、薏苡仁、苍术、茯苓、厚朴等祛湿化浊之品；若便血量多，多用姜炭、蒲黄炭、棕榈炭、血余炭、煨乌梅、三七、白及、儿茶等温阳固涩，化瘀止血，少用凉血止血之品。

三、用药擅长温补固涩，标本兼顾

牛兴东教授认为，放射性肠炎慢性期病机为脾肾两虚，邪毒内伏，正气不足，湿浊内生，肠络受损。脾肾阳虚为本，肠络损伤瘀滞为标。治疗多用温补脾肾以治本：温阳如鹿角霜、炮姜、肉苁蓉、肉桂、桂枝等；补气如黄芪、党参、红参、白术、山药、茯苓等；养血如当归、炒白芍、熟地黄、鸡血藤等；同时运补兼施，动静结合，温而不燥，滋而不腻。温阳中适当佐以甘润益胃之黄精、山药、扁豆等以防温燥伤阴，影响胃纳；补气药多配合行气之品，如黄芪配木香，白术配陈皮，党参配柴胡、枳壳以防壅滞；在养血滋阴之当归、熟地黄、白芍等药中适当佐以运脾、消导之陈皮、半夏曲、鸡内金、焦三仙等以防滋腻。方中燥湿、化浊之药多加甘润之品，如土茯苓、马齿苋、厚朴、苍术、茯苓、薏苡仁、豆蔻加山药、扁豆、麦冬、石斛等使之刚柔相济，既能燥湿，又不伤阴。又针对肠道局部损伤出现的病理变化炎症、糜烂、溃疡而治标，主要以固肠止泻，活血止血，收敛生肌之品为主，如肉豆蔻、煨乌梅、煨诃子、白及、儿茶、三七粉、炒蒲黄、炮姜、血余炭、棕榈炭等，药物多炒、煨、炭，加强温涩收敛。总之，牛兴东教授用药温补固涩，乃清源治本与澄流治标相结合，达到虚实并用，气血双调，通补结合，补涩共用，寒温加减，标本兼顾的目的。

四、验案举隅

患者，女，69岁。2018年10月13日初诊。患者因“黏液脓血便1年”求治。患者罹患宫颈癌于2017年3—5月行放疗，2017年10月出现大便次数增多，日3～5次，黏液脓血便，腹痛等症，西医对症治疗后，症状反复发作，效果不显，遂求治中医。刻下症：大便日3～5次，黏液脓血便，血色暗红，少腹疼痛，畏寒，腰困肢冷，乏力，纳差食少，舌淡苔白，脉沉细。既往：宫颈癌病史1年半，未行手术治疗。2017年5月15日肠镜示：直肠距肛门5cm处可见2处溃疡面，范围：3cm×2.5cm。中医诊断：休息痢（脾肾阳虚，肠络瘀滞）。西医诊断：放射性肠炎。治法：温肾健脾，养血止血，温中涩肠。方选阳和汤加减。熟地黄15g、鹿角霜15g、炮姜炭20g、肉桂12g、肉豆蔻6g、补骨脂15g、白及15g、三七粉[冲]6g、白芥子10g、生黄芪20g、炒山药20g、地榆炭20g、麻黄6g、当归6g、砂仁[后下]10g、儿茶8g、炙甘草10g。

以此方为主加减治疗2个月后，大便日1～2次，脓血黏液便消失，随访，至今未复发。

按语：本案患者宫颈癌行放疗后出现放射性肠炎，症状以便次增多，黏液脓血便为主。牛兴东教授认为射线邪毒侵入为外因，癌毒内伏，正气耗损为内因，两毒相害，耗伤正气，湿浊内滞，损伤血络，脾胃虚弱，脾虚及肾，表现为脾肾阳虚，兼见脾胃虚弱、肠络瘀滞。同时从中医取象比类来看，肠内之疮疡与外在皮肤骨骼肌肉之疮疡有其相通之处。根据本病临床症状、体征、肠镜、病理所见的征象，均符合中医外科疮疡的病变表现。因此，无论从中医理论来讲，或是现代医学形态组织、病理生理过程来看，内疡与外疡确实相似，可有同源之说。牛兴东教授以扶正祛邪为治则，温肾健脾，养血止血，温中涩肠为治法，兼以补益脾胃、散寒除湿通络。方药以阳和汤加黄芪、当归益精气，扶阳气，化湿浊，散寒滞，通肠络，养血脉以治本，三七、白及、地榆炭、肉豆蔻、儿茶敛疮止血、涩肠止泻以治标，使气血旺盛，肌肉得生，脓血自止，溃疡愈合，方证合拍，标本兼顾，疗效显著。

五、结语

对于盆腔、腹腔及妇科恶性肿瘤，放疗是其不可或缺的治疗手段。放疗技术的广泛应用，使放射性肠炎的发病率也逐年上升 。放射性肠炎，轻者主要为消化道症状及排便习惯的改变，重者甚至危及生命，影响患者生活质量，加重其精神压力，是一种难治性疾病。中医采用中药口服、灌肠、针灸、理疗等治疗方法，有一定优势，尤其是老中医治疗经验，对慢性放射性肠炎疗效确切。牛兴东教授以中医理论“热极生寒，重阳必阴”，认为放射性肠炎后期以邪毒内伏，湿浊内生，肠络受损瘀阻为主要病机，脾肾阳虚为主要证候，以温补脾肾，调和气血为主要治法，综合辨证，灵活加减，取得疗效。但本病病机复杂，病程较长，易反复发作，远期疗效还需进一步观察。

高　原　牛兴东　魏玉霞　孙晓革　蔚永胜　赵玉桃

发表于《中国中西医结合消化杂志》

牛兴东　审编

论九

牛兴东教授治疗胆汁反流性胃炎的临床经验

胆汁反流性胃炎（bile reflux gastritis，BRG）为临床上一种常见的胃肠道疾患，是指十二指肠内胆汁、胰液、十二指肠液等内容物逆行胃内引起炎症，破坏胃黏膜屏障，参与胃黏膜萎缩、肠上皮化生、异型增生等病理过程。临床上以胃痛、胃酸反流、口苦、恶心、呕吐等为主要症状，胃镜下表现为胃底黏液为黄绿色，胃壁被胆汁污染带有黄色，胃黏膜呈活动性炎症改变，表现为水肿、糜烂、充血等。常见于胆石症、幽门括约肌功能失调、胆囊切除、胃大部切除以及胃肠吻合术后。胆汁反流被认为是癌前病变及胃癌的重要致病因素。

胆汁反流性胃炎在古代被称为“胆瘅”“呕胆”等，在中医古典医籍中没有具体的病名记载。其中“胆瘅”以口苦三症命名，提出了口苦与胆腑气机升降失常相关。目前，各医家认为该病临床表现多样，仍无统一的命名共识，依其主症不同，可分别归属于中医学之“胃脘痛”“吞酸”“痞满”“嘈杂”等病症范畴。

牛兴东教授对脾胃病的临床研究造诣颇深，提出了“调气、活血、解毒”的治疗原则。笔者有幸跟师学习，总结近两年胆汁反流性胃炎医案400余例。牛兴东教授强调本病与脾胃、肝胆关系密切。在生理情况下，脾主升，胃主降，肝主条达，胆以降为顺。该病病机为中焦脾胃升降气机失调，脾气不升，胃气不降，进而影响全身气机，致肝失疏泄，影响胆汁分泌与排泄。通过健脾而升清气、和胃而降浊气、疏肝而消滞气、利胆气、活血化瘀、清热解毒之法治疗此病。牛兴东教授将本病分为三类证型：早期肝胃不和、胃失和降为主要证型；后因失治误治，病情加重则为脾失健运、腑气不通型；病程较长，迁延不愈为脾阳不振、胃络瘀阻型。据此病机，牛兴东教授提出了疏肝理气、和胃降逆，疏肝利胆、消食通腑，健脾温中、活血化瘀三法。现将牛兴东教授对胆汁反流性胃炎病因病机的认识及治疗方法总结如下。

一、病因病机

（一）肝胃不和、胃失和降

生理情况下，中焦脾土具有主运化物、升清降浊的生理特性，胃为多气多血之腑，肝司疏泄之职，条达气机，协调脾胃气机升降，二者疏泄与运化相互为用。《临证指南医案》云："情志不遂，肝木之气逆行犯胃，呕吐膈胀。"《素问·六元正气大论》云："木郁之发……民病胃脘当心而痛。"若情志不畅，肝失疏泄，胆气通降失常，则气机郁结不畅，聚湿生热阻于中焦，横逆犯胃，易致"肝木乘土"。牛兴东教授认为，胆汁反流性胃炎病之初期主责在气逆，多由肝失疏泄，肝木乘土，横逆犯胃，肝胃不和，胃失和降，胆气上逆所致。临证多见胃胀，痞满，胁痛，嗳气，情绪抑郁，反酸，口苦，舌红苔薄白，脉弦。

（二）脾失健运、腑气不通

《景岳全书》记载："人之饮食在胃……食化既迟，则停积不行而为酸为腐。"脾胃虚弱、脾失健运可导致运化水谷无力，最终引起嗳气、呕吐酸腐等症状。从生理功能上讲，"六腑者，传化物而不藏，故实而不能满也"，指出了六腑"以通为用"的生理特性；而胆胃均属腑，其气以降为顺，以通为用。牛兴东教授认为内蒙古地区人民喜食肥甘厚味、辛辣刺激性食物，会导致中焦壅滞，肥甘之味易生湿化痰，痰湿黏着，运化不畅，发生水谷留滞，积滞蕴结于胃脘，胃失通降，腑气不通，升清降浊失职。正如《素问·奇病论》中论述到："肥者令人内热，甘者令人中满。"临证中患者常出现胃脘胀满，嗳腐吞酸，大便不通，舌淡红苔黄腻，脉沉滑。

（三）脾阳不振、胃络瘀阻

叶天士云："太阴湿土，得阳始运。"脾为太阴湿土，需要阳气的温煦，才能运化。牛兴东教授认为，此证病机为后天之本受损，脾阳不振，阳虚则寒，寒为阴邪，虚寒内生，胃纳运、腐熟水谷之力弱。本证见胃痛隐隐、绵绵不休、喜温喜按、四肢倦怠，或泛吐清水、腹泻或伴不消化的食物，舌淡苔薄白，脉沉弱。脾阳不足，运化水谷失常，气血生化乏源，致气血亏虚，气虚则行血无力，气机郁滞，血行阻滞，凝滞不行，胃络瘀阻。临证中，常遇患者表现为胃脘部痛如针刺，痛处固定不移，入夜尤甚，舌质淡暗或者淡紫，兼有瘀点、瘀斑等症状。叶天士云："久病入血""胃痛久而屡发必有凝痰聚瘀"，且胃者水谷气血之海也，亦为多气多血之腑，故胃病多伤及血络。久病则入血入络。

二、治法治则

（一）疏肝理气，和胃降逆

牛兴东教授认为，疾病初期多为实证，肝胃不和，胃失和降为病机关键。"旺木克土"致脾失健运，胃失和降，影响了肝胆疏泄通路，甚则影响胆汁的形成、储存、疏泄等各个环节，疏肝理气、和胃降逆为基本治疗原则。在临床治疗中多选柴胡疏肝散合半夏泻心汤加减治疗。临床研究表明，加减柴胡疏肝散能够明显减轻肝胃不和型慢性胃炎患者的胃脘胀痛、嗳气呃逆、食欲不振、情志抑郁等症状，使患者的生活质量得到显著提升。现代研究表明，半夏泻心汤有调节胃肠动力的作用，可治疗多种消化道多种动力障碍性疾病，例如胃食管反流病等。此方还具有消炎、抑菌、保护及修复胃黏膜等作用。牛兴东教授以调理肝胆疏泄和脾胃升降功能为治疗原则，在临证中重用柴胡，突出柴胡疏泄气机之功效，正如《本草经》中提到的："柴胡主心腹肠胃结气、饮食积聚、寒热邪气、推陈致新。"反酸明显者加海螵蛸、白及、煅赭石等；肝郁明显者加香附、枳实、合欢花、合欢皮、郁金、青皮等；大便干燥者加酒大黄、黄芩等。

（二）运脾化湿，消食通腑

牛兴东教授认为，本病发展到中期多以虚实夹杂为主，病机以脾失健运、胃失通降为主。临床治疗原则为运脾化湿，消导通腑，选方小柴胡汤合保和丸、枳实导滞丸加减。研究表明，小柴胡汤对胆汁反流性胃炎模型大鼠有一定的干预作用，其作用机制与其可调节相关胃肠激素和炎症因子的含量有关。若患者饮食不化，食滞不消，与保和丸及枳实导滞丸合用则是利用消积导滞法消除食滞以恢复脾胃纳谷运化功能，使腑气得以通。诊疗中，胆腑郁热者酌加茵陈、青蒿、海金沙、金钱草、郁金等；食积严重者加焦山楂、焦神曲、炒麦芽、莱菔子、鸡内金等；便秘严重者加炒槟榔、生大黄、芒硝、生白术、肉苁蓉等。

（三）健脾温中，活血化瘀

对脾胃虚寒型胆汁反流性胃炎的诊治，牛兴东教授认为，中焦脾胃虚寒为本，胆热、气滞、血瘀为标，以健脾温中、活血化瘀，佐以利胆清热为法，选黄芪建中汤或附子理中丸或当归建中汤加减。临床研究表明，黄芪建中汤在脾胃虚寒型慢性胃炎中的疗效较好，可改善血清 GS、PGI、MOT 水平，降低 Hp 阳性率，提高患者的生活质量。对于脾胃虚寒较甚者，或脾肾阳虚者，可选用附子理中丸加减。附子理中丸加味治疗脾肾阳虚型胃炎疗效确切，可减轻胃黏膜炎症。若中焦虚寒明显者，加干姜、桂枝、党参等。瘀血明显者，加九香虫、醋莪术、醋延胡索、郁金、丹参、三七等活血化瘀、行气止痛的药物；伴口苦者加柴胡、黄芩、青蒿。

三、验案举隅

患者，女，59 岁，2020 年 8 月 14 日初诊。患者主诉“胃胀反复发作 20 年”。查胃镜示：食管反流，萎缩性胃炎伴胆汁反流。刻下症：情绪不佳，空腹、食后胃胀，反酸，烧心，全身乏力，心烦，胃脘部怕凉，口干不苦，饮水多，纳可，寐差，二便调，舌红，苔薄白，脉沉弦。西医诊断：食管反流、萎缩性胃炎伴胆汁反流。中医诊断：胃痞。肝胃不和，寒热错杂证。治法：疏肝和胃,平调寒热。选方柴胡疏肝散合左金丸加减。予醋柴胡25g、炒枳实15g、炒白芍15g、厚朴15g、炒内金15g、炒白术15g、黄连3g、吴茱萸6g、桂枝15g、合欢花30g、炙甘草10g、醋郁金15g、姜半夏10g、黄芩6g、干姜15g。

按:患者为中老年女性,平素情绪不佳,肝气不疏,横逆乘脾犯胃,致脾胃气机逆乱,胃气上冲,故见食管反流;肝气郁结,肝胆失疏导致胆汁不循常道,故见胆汁反流、烧心反酸;肝气横逆,肝胃不和,胃气不降,故见胃胀;肝气郁结,日久化火,母病及子,故见心烦;肝郁化火,伤及津液,故见口干;脾胃气机逆乱,日久伤及阳气,脾阳不振,病从寒化,故见胃脘部怕凉;阳气不足,阴不入阳,故见寐差。选方柴胡疏肝散合左金丸加减。方中:重用醋柴胡,如刘渡舟言:“凡肝胆气郁日久不解,则可化火灼阴”,应宗火郁发之之旨,用柴胡以达到开郁疏肝的治疗目的;与炒白芍同用,以达疏肝柔肝,和胃止痛之功;配炒枳实以调动中焦之气机,与柴胡同用,一升一降,加强疏肝理气之功,以达郁邪;配厚朴以宽胸通宣以泄郁气;佐炒内金、炒白术以顾护脾胃之气;合黄连使肝火得清,自不横逆犯胃;合吴茱萸,一是疏肝解郁,以使肝气条达,郁结得开,二是反制黄连之寒,使泻火而无凉遏之弊,三是取其下气之用,以和胃降逆,四是引黄连入肝经;配桂枝以入肝家而行血分,走经络而达营郁,以调木气;配合欢花以安神解郁,如《神农本草经》曰:“安五脏,合心志,令人欢乐无忧”。配醋郁金行气解郁,助柴胡疏肝解郁、活血散瘀,令肝气疏、气血通,防其横逆犯胃;配姜半夏降逆和胃以止反酸,兼制苦寒而顾护脾阳;配黄芩清热燥湿,与黄连相伍增清泻郁火之力,同柴胡相协疏清并施,契合“火郁发之”之旨;配干姜温中散寒,助吴茱萸温散中焦虚寒以缓胃脘怕凉,合桂枝温通脾阳以助运化,更反佐芩、连之寒,使全方寒热相济、中阳得固。诸药相得,共凑疏肝和胃,平调寒热之功。

四、结语

综上所述,胆汁反流性胃炎为消化内科常见病,发病率有逐年增高的趋势;疾病经久难愈,患者饱受其苦,常因病致郁,影响生活质量。牛兴东教授根据中医理论,结合多年临床经验、临床表现、病程的长短及胃镜下表现提出三种证型进行辨治。病变初起多实证，以肝气犯胃或肝胃郁热为多，后因失治误治多以痰湿蕴脾、腑气不通为主要证型，病程较长，迁延不愈以脾阳不振、虚寒内生或痰瘀互结为主。本病病性为本虚标实，本虚为脾胃虚弱，标实即气郁、痰阻、食滞、血瘀、热结。在临床中宏观辨证与微观辨证相结合，把握病机演变规律，认真辨析肝胆脾胃各脏腑相互影响的因素，在临证时方可标本兼顾，整体调节，邪去体安。

任国华　刘　婷
发表于《中国中西医结合消化杂志》
牛兴东　审编

论十

牛兴东治疗慢性萎缩性胃炎经验

慢性萎缩性胃炎主要临床表现为上腹部饱胀或疼痛、嗳气、胃纳减退等，属于中医“胃痛”“胃痞”“痞满”“纳呆”等范畴。近年来，学者们在中医药理论的指导下，采用现代科技手段，通过建立动物模型研究中医药对慢性萎缩性胃炎的治疗作用及其作用机制，取得了很大进展。

一、病因病机

牛兴东教授认为，慢性萎缩性胃炎病因病机较为复杂，其发病总归不离本虚标实。本虚以气虚、阴虚、阳虚为主，标实则以郁、瘀、毒为要。然而慢性萎缩性胃炎的发病过程甚是复杂，即病因病机常杂合为病，且互为因果、相互转化。但其病机的总纲亦不离气机失调与瘀血阻络，也就是说，气机失调与瘀血阻络贯穿慢性萎缩性胃炎之始终。现详述如下。

（一）正虚

1. 气虚 《素问·评热病论》：“邪之所凑，其气必虚。”《灵枢·口问》：“故邪之所在，皆为不足。”慢性萎缩性胃炎大多病程较长，迁延难愈，发病以中老年人居多。其发生多由饮食所伤，或禀赋素虚，或久病耗伤，或劳倦过度所致中气不足而成。脾胃气虚，则运化失职，脾不升清，胃失和降，气机升降受累日久，渐而成痞；胃失和降，可见胃脘胀满或疼痛、嗳气、呃逆、反酸等症，脾不升清可见腹胀、泄泻等症，所谓："清气在下，则生飧泄；浊气在上，则生䐜胀"（《素问·阴阳应象大论》）。慢性萎缩性胃炎发病多为因虚致实，形成虚实夹杂之病机；如气虚不能行血，则血行无力，血流缓慢，日久滞而为瘀，"久病入络"，成气虚血瘀络阻的病因病机，瘀血日久又可损伤脾胃，进一步影响脾胃气机的升降出入，使脾胃更虚。

2. 阴虚　慢性萎缩性胃炎多为慢性起病，迁延难愈；久病不复，可消烁胃阴，或过食辛辣，耗伤胃阴，或肝气久郁，化火伤阴，皆可致胃阴不足；而胃为阳土，喜润恶燥，其气以和降为顺，以通为用，与脾燥湿相济，阴阳相合，共同完成饮食之传化，所谓："太阴湿土得阳始运，阳明燥土得阴自安"（《临证指南医案》）。胃阴一虚，除可见"不荣则痛"之胃痛外，还可影响脾胃之升降，而见脘腹胀满之虚痞。

3. 阳虚　肾为胃之关，脾胃之腐熟运化功能全赖肾阳温煦，若肾阳不足，可致脾阳不足，则寒自内生；或素体中阳不足，或过食寒凉药物，亦可致脾阳不振，均可致胃失温养，又阳气不足，则气血津液运行不畅，则可成"不荣则痛"与"不通则痛"并见之胃痛。

（二）标实

1. 郁　肝主疏泄，调畅全身气机，脾胃为中焦气机之枢纽，脾气主升，胃气主降，共同调节全身的气机，而肝之疏泄与脾胃之升降密切相关，肝的疏泄功能正常则脾胃升降正常，所谓"土得木而达"（《素问·宝命全形论》）。若肝失疏泄，气机郁滞，肝气横逆，克脾犯胃，使胃失和降而为胃痛；或情志不畅，郁怒伤肝，肝失疏泄，乘犯脾胃，脾胃升降失常，或忧思伤脾，脾气受损，胃腑失和，气机不畅，均可发为痞满。

2. 瘀　血行脉中，周流全身，赖气之推动与固摄。若气虚行血无力则可成瘀；气滞则血行不畅亦可成瘀；或热结在里，煎熬血液使之流行黏膜不畅成瘀；气不摄血或热伤血络，使血溢脉外停而为瘀等。凡能影响气之运行使其升降出入失常者，亦可有碍于血，若致血行障碍，血液凝聚，便是瘀血。瘀血为有形实邪，不仅有失正常血液的濡养作用，又会影响全身或局部血液运行，还可造成全身或局部气机失常。牛兴东教授强调，瘀血所成，除上述原因外，久病入络亦很关键。在慢性萎缩性胃炎发病中，虚邪日久，内阻胃络，使血行不畅，渐行成瘀，瘀血一成，阻于胃腑，使胃络不通，气机逆乱，胃失和降，可成“不通则痛”之胃痛及腑气不通之痞满。

3. 毒　中医认为，毒的含义较广，早在《素问·五常政大论》提出了寒毒、热毒、湿毒、燥毒、浊毒之名称。《金匮要略心典》谓：“毒者，邪气蕴结不解之谓。”慢性萎缩性胃炎的发病及其癌变常与幽门螺杆菌的感染、肠上皮化生和不典型增生等有关。牛兴东教授认为，慢性萎缩性胃炎之所以迁延难愈，易为癌变，皆与气滞、湿阻、瘀血与内生火邪日久蕴结络脉成毒关系密切，所生之毒既是病理产物，又是使慢性萎缩性胃炎进一步加重，病情更趋复杂的致病因素。故牛兴东教授在治疗慢性萎缩性胃炎的过程中，特别注重化毒、解毒法的应用。临床中，牛兴东教授应用黄连、山豆根、金银花、黄芩、蒲公英、半枝莲、九香虫、土鳖虫等中药杀伤幽门螺杆菌及抑制肠上皮化生和不典型增生等收到了较为理想的疗效。

（三）气机失调，瘀血阻络

牛兴东教授指出，邪正盛衰、阴阳失调、精气血的失常等病机固然在慢性萎缩性胃炎的发病中起着重要作用，但其在数十年的临证中体会到气机失调、瘀血阻络在慢性萎缩性胃炎病变过程中从始至终发挥着较为突出的作用。

脾胃居中焦而疏通上下，为气机升降之枢纽。脾胃气机之升降出入可影响其他脏腑，而其他脏腑之升降出入亦可影响脾胃。慢性萎缩性胃炎的发病过程中气机失调以“脾胃虚弱”“肝郁气滞”“胃气上逆”等为多见。脾胃升降失常是慢性萎缩性胃炎发病的重要病理基础，故治疗注重补气、行气、降气等。

气机失调，则气虚无力行血、气滞血行不畅等均可成瘀，瘀血一成，日久瘀血阻络。正如叶天士《临证指南医案·疟》所言：“其初在经在气，其久入络入血。”瘀血阻于胃腑，使胃络不通。胃络瘀阻是慢性萎缩性胃炎发病的又一重要病理基础。瘀血阻络使胃失和降，则为“不通则痛”之胃痛及腑气不通之痞满。故在治疗中亦强调活血、通络等治法的应用。而湿浊、瘀血郁久化火则可成毒。

以上是牛兴东教授治疗慢性萎缩性胃炎应用调气活血法的重要理论基础。

二、诊断及辨治

慢性萎缩性胃炎当属中医“胃痛”“痞满”范畴，其诊断是以上腹部近心窝处疼痛或痞满胀闷，触之无形，按之柔软，压之略痛或不痛为症状特点，结合胃镜下黏膜表现、病理组织学改变情况，临床不难诊断。牛兴东教授总结临床常见证型包括脾虚气滞、脾胃虚弱、肝胃不和、脾胃湿热、寒热错杂、肝胃郁热。其中脾胃虚弱包含脾胃气虚、脾阳虚及胃阴不足等证型。慢性萎缩性胃炎实际临证所见病例，极少纯实或纯虚，亦难见纯热和纯寒者，多是虚实夹杂、寒热错杂。

牛兴东教授强调辨证与辨病相结合，以中医临床症状、体征和舌脉与胃镜下胃黏膜出血和或糜烂、肠上皮化生、假幽门腺化生等病理组织学病变相结合，以审证求因，并强调整体动态地诊察患者症状体征及考虑患者具体的体质因素而辨证，以图达到《素问·异法方宜论》所言：“故圣人杂合以治，各得其所宜。故治所以异而病皆愈者，得病之情，知治之大体也。”

慢性萎缩性胃炎的病因病机常常相互作用，相互影响，互为因果，形成虚实夹杂之证。临证辨证论治之时，当辨邪实与正虚之孰重孰轻，孰多孰少，分别标本缓急，随证治疗，缓缓图之，层层递进，似抽丝剥茧一般，则病机渐简，病情渐轻，病趋康复。

牛兴东教授以调气活血解毒为治疗慢性萎缩性胃炎之大法，所谓“调气”，包括补脾气、疏肝气、升清气、降浊气等；而瘀血之形成多与正虚、气滞、湿浊、火热有关，故“活血”之时必须兼顾扶正、理气、祛湿、清火等法；毒之所成与气滞、湿阻、瘀血与内生火邪日久蕴结络脉关系密切，故“解毒”之法当考虑搜剔通络药物的应用。只有如此调气活血解毒，才可使阴阳得平、气血得和、脏腑得安，升降复而出入调，病可趋愈。

牛兴东教授指出，临床上慢性萎缩性胃炎的病变过程中，正虚、气机失调与瘀血阻络贯穿其始终，因此在治疗过程中，应始终顾护正气、调整气机、活血通络，使瘀去、气行而不伤正。

三、遣方用药

（一）辨证用药

1. 脾胃虚弱证　常用药方为保元汤、四君子汤；常用药物为党参、炙甘草、丹参、醋莪术、黄芪、炒白术、炒白芍、姜半夏、半枝莲、鸡内金、九香虫、白及、土鳖虫、砂仁、黄连、三七、醋延胡索、干姜、茯苓、焦三仙、薏苡仁、炒山药、桂枝、浙贝母、炒枳壳、陈皮、生白术、炒槟榔、太子参、炒莱菔子、杏仁、桃仁等。常用药对及组合为黄芪 - 党参，炒白术 - 茯苓，炙甘草 - 炒白芍，丹参 - 醋莪术，炒白术 - 炒枳实，乌贼骨 - 浙贝母，党参、黄芪 - 醋莪术，陈皮、炒白术 - 党参，丹参、炒枳壳 - 黄芪、桂枝，丹参、黄芪、党参 - 炒白术、醋莪术等。

2. 肝胃不和证　常用药方为四逆散、柴胡疏肝散；常用药物为炒枳壳、醋延胡索、柴胡、白芍、赤芍、生甘草、香附、郁金、川芎、丹参、醋莪术、玫瑰花等。常用药对及组合为柴胡 - 郁金，香附 - 川芎，丹参 - 醋莪术，柴胡、郁金 - 香附，醋莪术、炒枳壳 - 炒白芍等。

3. 脾胃湿热证　常用药方为连朴饮、茵陈蒿汤；常用药物为黄连、姜半夏、炒苍术、薏苡仁、茯苓、丹参、半枝莲、生甘草等。常用药对及组合为黄连 - 姜半夏，云苓 - 薏苡仁，丹参、茵陈蒿 - 醋莪术，栀子、茵陈蒿 - 半枝莲，茵陈蒿、黄连、半夏 - 厚朴、栀子等。

4. 肝胃郁热证　常用药方为化肝煎、左金丸；常用药物为青皮、生甘草、陈皮、炒山栀、丹皮、姜半夏、吴茱萸、黄连、浙贝母、白芍、旋覆花、代赭石等。常用药对及组合为青皮 - 陈皮，黄连 - 吴茱萸，丹皮 - 栀子，黄连 - 姜半夏，乌贼骨 - 浙贝母，炒白芍 - 醋莪术，白及 - 黄连、吴茱萸等。

5. 胃络瘀血证　常用药方为丹参饮、失笑散；常用药物为丹参、檀香、砂仁、蒲黄、五灵脂、三七参、香附等。常用药对及组合为丹参 - 莪术，檀香 - 丹参，蒲黄 - 五灵脂，九香虫 - 丹参，香附 - 川芎，土鳖虫 - 莪术，丹参 - 檀香、砂仁，丹参、土鳖虫 - 莪术，半枝莲、土鳖虫 - 丹参、莪术等。

（二）对症用药

在辨证之主证与主法的基础上，依据中医的症状表现或西医的病理特征进行针对性用药，或为加强主方主药的作用或为补充其未兼顾到的症状，使治疗更加全面，以保证疗效。

依症状表现加味：纳差加鸡内金、焦三仙；恶心加生姜；反酸属虚寒的加乌贼骨、煅瓦楞，属蕴热者加大贝母；胃痛加延胡索、川楝子；口苦加黄芩；口干加白芍；打嗝加半夏；嗳气属热者加旋覆花、代赭石，属寒者加丁香、柿蒂，属贲门失弛者加白芍、半夏；心胸憋闷刺痛加丹参饮。

依病理情况加味：伴肠上皮化生者加半枝莲、刺猬皮、九香虫、土鳖虫，Hp 阳性者加黄连，伴充血糜烂者加三七参、白及，伴不典型增生者加半枝莲、九香虫、土鳖虫，伴息肉样改变者加藤梨根、黄药子、凤尾草、山慈菇。

四、临证体会

1. 强调“治病必求于本”

牛兴东教授强调“治病必求于本”，认为虽然慢性萎缩性胃炎病因病机常常相互作用，相互影响易形成寒热错杂、虚实夹杂之证，但是勿忘其本在脾胃元气之伤。故首重补脾胃元气，以党参、黄芪、白术、炙甘草配伍组方最为多见。临证时应注意患者脾胃之气原本虚极，一味峻补，易致气机壅滞。因此，在健脾益气的同时要兼顾虚虚实实之弊，因虚致实、因虚致瘀的病理特点，在健脾补中之药中，应酌情配合使用疏肝理气、活血通络及消食导滞之品以疏畅气机，使补而不滞，通而不伤正气。理气活血药多以血中气药及气中血药为多见，如丹参、莪术及延胡索等为多。脾虚胃弱之人饮食稍有不慎，易致宿食停滞，适当加一两味消导助运之品，如鸡内金、焦三仙、莱菔子等；食滞而腹满便不畅者，加用生白术（30 ～ 60g）、枳实等通腑，但对于胃肠积滞较重的，多投硝黄峻剂，可急下存阴，中病即止，于病反而有益。

2. 强调辨病与辨证相结合

牛兴东教授强调的辨病论治的“病”，既指中医的病名又指西医的病名。辨病与辨证都是以患者的临床表现认识疾病，指导诊疗的思维过程；区别在于一为确诊疾病，一为确立证候。辨病是对某一疾病的确立，反映其病因、病变规律及预后转归的全貌；若临证时只注重辨病，必然对疾病阶段性的病机本质把握不足，直接影响治疗疾病的针对性和有效性。辨证是认识疾病某一病理阶段病机特点和疾病本质的重点内容。辨证论治是中医学的精髓，但同时也要注重辨病，若不考虑疾病的全过程，势必会影响辨证论治的准确性。

3. 强调“宏观辨证”与“微观辨证”相结合

宏观辨证是相对于微观辨证而言，在此即指中医传统的整体辨证观。微观辨证是指现代医学影像及实验室检查结果，结合中医辨证思想归纳总结所得。

不可否认，现代科技手段所获临床资料（微观辨证）在慢性萎缩性胃炎的诊断和治疗方面发挥着积极作用，为认识本病的局部表现、完善中医证型提供了可靠的指标。然而，微观辨证无法全面系统地解释慢性萎缩性胃炎的发病原因和病理机制，更无法代替中医“证”的建立。只有微观辨证与宏观辨证相结合，才能完整准确地指导临床治疗用药。如胃镜下见胃黏膜糜烂出血，证型无论是脾胃气虚还是肝胃不和，说明均有瘀、毒的存在；又如病理学见肠上皮化生等，都说明有胃络瘀阻病机的存在。牛兴东教授借此指导临床慢性萎缩性胃炎治疗用药，取得了良好的疗效。

4. 强调重视胃络瘀阻的治疗

脾胃为气血生化之源，气机升降之枢。脾主统血，阳明胃腑为多气多血之腑，且慢性萎缩性胃炎病程缠绵，病情迁延日久，正所谓“久病必瘀”，因此，瘀血阻络这一病机在整个疾病的过程中始终存在。故牛兴东教授特别强调，治疗本病各证型用药应重视活血通络之品的应用。虽然有时患者临床表现的瘀血证候特征很少或基本没有，但对慢性萎缩性胃炎的治疗不必要求瘀血的体征和症状，可根据“镜下望诊”和微观辨证的思想，认为慢性萎缩性胃炎胃黏膜的镜下所见和局部病理改变实际上就是胃络瘀阻的表现。因此，强调在慢性萎缩性胃炎治疗的全过程中应始终坚持贯彻活血化瘀法。临证用药时，应注意区别瘀血的轻重程度及病变特点而选用不同的活血化瘀药物，如丹参、莪术等。瘀血严重的则用破血逐瘀药，如土鳖虫、刺猬皮等。瘀血兼有疼痛的加用蒲黄、五灵脂、乳香、没药等。若胃镜病理检查结果发现伴有不典型增生或肠上皮化生者，则可用破血逐瘀药，如土鳖虫、莪术、刺猬皮等。此外，牛兴东教授认为，临证时活血化瘀药物也可相兼而用，其中尤以丹参、莪术配对使用最多，认为其能养血而不留瘀，祛瘀而不伤正，适用于慢性萎缩性胃炎治疗的各个阶段。

5. 强调临证重视峻剂猛药的应用

牛兴东教授强调脾胃病用药上宜因地、因时、因人而异，应重视硝黄峻剂的使用。脾胃居中焦，脾气主升而胃气主降，相反相成，是为气机出入升降之枢纽。《临证指南医案》云："纳食主胃，运化主脾，脾宜升则健，胃宜降则和，盖太阴之土，得阳始运；阳明胃土，得阴自安。以脾喜刚燥，胃喜柔润。"而脾之升清有赖于胃之降浊，胃之降浊亦有赖于脾之升清，二者相反相成，密不可分。慢性萎缩性胃炎病程迁延日久，脾虚胃弱，纳运失常，气机阻滞，临证常见脘痞纳呆、大便秘结之候。牛兴东教授认为，此乃虚实夹杂之证，属因虚致实，治疗应当兼顾健脾助运与理气消痞的应用，取枳实、生白术以消补兼施，盖枳实苦辛而降，入脾、胃两经，善行气宽中而消胀；强调枳实、生白术孰重孰轻，是消重于补、补重于消还是消补并重，宜临证时明察主次，详尽辨证，审因增损。而对脘胀便秘较重者，牛兴东教授则喜用峻剂猛药通腑泻下，认为北方之人，体质强悍，且素嗜膏粱厚味，宜通腑降浊急下存阴，以顺六腑本性。临证随证情的变化而选用寒下、温下、润下之法。强调硝黄峻剂可兼三法，盖肠胃积热，燥屎内结之实证，但投硝黄即可；若兼下焦阳气虚损者则合用温下法治之；若为"无水舟停"之肠燥秘结较甚者，则配以养血益气、生津润燥之品以治之。俾大便得通，则胃气得降，腑气得通，气机调畅，诸症可痊。另外，牛兴东教授还告诫吾辈，在选用硝黄峻剂之时，必须遵守"中病即止"之旨，切勿过于通泻，徒耗正气，则病难复。

综上所述，慢性萎缩性胃炎病因病机复杂，发病过程中可能同时存在气虚、气机逆乱、湿阻、瘀血等病理变化。牛兴东教授认为，以单一因素治疗慢性萎缩性胃炎不太可能，必须进行多因素的综合治疗。一方面，要注意到气血阴阳与脏腑间的关系，重视调气活血，同时在治疗中强调宏观辨证与微观辨证相结合为指导。另一方面，在随证加减过程中应时时考虑该病为多因素致病的特点，应仔细甄别气虚、阳虚、阴虚、湿阻、瘀血及挟火为毒之轻重缓急。认真制订加减之药，以求方方见效，剂剂有功，万万不可草草组方试探病情。而且治疗中宜配合针灸、情志、食疗等多种中医治疗方法，以获得最佳的治疗效果。

[本文源于苏和（第四批全国老中医药专家学术经验继承工作继承人、主任医师、教授）毕业论文，牛兴东 审编]

论十一

牛兴东教授治疗反流性食管炎临床研究

反流性食管炎（reflux esophagitis）是由于各种病因导致食管下端括约肌功能失调，或幽门括约肌的关闭功能不全，引起胃和 / 或十二指肠内容物非一过性地反流入食管，引起食管黏膜充血、水肿、糜烂和纤维化等病变。本病以烧心、反酸、胸骨后或心窝部烧灼样疼痛及间歇吞咽困难等为主要症状。本病不仅有胃和十二指肠内容物的反流，还有胆汁和胰液的反流。近十年来，胃食管反流病发病率在我国呈上升趋势。本病复发率较高，目前西医治疗胃食管反流病的远期复发率达 78%。因此，积极治疗反流性食管炎有重要的临床意义。

近年来，中医药对反流性食管炎的研究在病因病机探讨、临床证候、治疗效果及机理研究等方面均取得了一定的进展。传统中医药治疗反流性食管炎也积累了丰富的经验，在改善症状、抑制反流和促进食管受损黏膜修复等方面均有较好的效果，且有价格低，副作用小，不易复发等特点，显示了中医药治疗本病的优势。学生在导师牛兴东教授的指导下，试想通过临床观察验证并总结疏肝和胃降逆汤治疗反流性食管炎（肝胃不和）的实际疗效。

一、临证经验

反流性食管炎是多种因素作用导致的消化道动力障碍性疾病，典型和常见的反流症状为烧心和反流。导师在多年临床实践中，对反流性食管炎有其独到的认识。根据反流性食管炎的中医证候及现代医学表现，总结多年临床经验创制疏肝和胃降逆汤煎剂治疗本病（肝胃不和型）。

（一）中医病名

反流性食管炎是现代医学病名，在中医古典医籍中无此具体病名记载。依据其临床主症，本病多归属于祖国医学之“吞酸”“吐酸”“呕酸”“嘈杂”“痞满”“胃脘痛”“胸痹”“梅核气”“噎膈”等病范畴。吐酸、呕酸首见于《素问·至真要大论》，谓“诸呕吐酸，暴注下迫，皆属于热”“少阳之胜……呕酸善饥”。吞酸见于《脉经》：“胃气有余，噫而吞酸”。张景岳在《景岳全书·吞酸》中将“吞酸”“吐酸”直接作为病名提出，并对两者进行了鉴别，其论述的表现与西医学所称的反酸大致相同。张景岳在《景岳全书·嘈杂》中记述有“其为病也，则腹中空空，若无一物，似饥非饥，似辣非辣，似痛非痛，而胸膈懊，莫可名状，或得食而暂止，或食已而复嘈，或兼恶心，而渐见胃脘作痛”。

牛兴东教授依其多年临床经验认为，本病虽然临床表现症状繁多，但其主症为反酸、吞酸、嗳气、烧心、早饱、胃痛等，应属于中医的“吞酸”“嘈杂”“胃痛”等范畴。

（二）病因病机

食管与胃相连，与胃密切相关，同为胃气所主。脾胃同居中焦，一脏一腑，一阴一阳，互为表里。胃为阳腑，主受纳和腐熟水谷，胃主通降，以通为降，以和为顺，喜润而恶燥；脾为阴脏，主运化水谷精微和水湿；脾主升清，以升为健，喜燥而恶湿。脾主升清，胃主降浊，脾胃为气机升降之枢纽，从而保证了胃纳脾运功能的正常。正如张锡纯所言：“脾主升清，所以运津液上达；胃主降浊，所以运糟粕下行”。张景岳在《景岳全书》所言：“胃司收纳，脾司运化，一运一纳，化生精气。”脾胃的升降相反相成，脾之升清有赖于胃之降浊，而胃之降浊有赖于脾之升清。若脾虚胃弱，受纳运化失司，痰湿内生，则脾胃气机升降失常。

肝主疏泄，疏通畅达全身气机，舒畅情志，协调脾胃之气的升降，促进精、血、津液的运行和输布，促进胆汁的分泌和排泄。肝性喜调达而恶抑郁。在脾、胃、肝、胆共同作用下完成对饮食的受纳、运化和输布。

肺主一身之气，主宣发和肃降，通调水道。脾属土，肺属金，“脾胃生气之源”“肺为主气之枢”，肝气升于左，肺气降于右，肝升肺降促进脾运胃纳和脾升胃降，从而保证胃动力功能正常发挥。

本病多因情志不畅，气机郁结所致。情志不舒致肝气郁滞，气郁日久而化热，横逆犯胃。而胃气以通降为顺，肝热犯胃，挟持胃气上逆发为本病。正如叶天士言：“肝为起病之源，胃为传病之所。”现代研究也认为，心理紧张者发生反流症状的危险是其他人群的 3.8 倍。或因饮食不节，损伤脾胃，脾失健运，饮食停滞，痰湿内生，致使胃中气机阻滞，胃失和降而上逆。或因过食辛辣，肥甘厚味，烟酒无度均可致蕴湿助热生火，胃气壅滞，土壅木郁，肝胃气滞，郁而化热，胃失和降，胃气上逆发为本病。现代研究证明，进食过饱和油腻饮食可增加腹压和减少胃排空而导致胃食管反流。脾胃升降失常，当升不升，当降不降，日久可致气滞、血瘀、痰凝互结于食管，胃失和降，胃气上逆，而见恶心、呕吐、嗳气，甚则食入反出；情志不畅，肝失疏泄，横逆犯胃，肝胃气滞，郁而化热，或饮食不节，伤及脾胃，胃气壅滞，气郁化热，热灼胃与食管，故烧心、反酸、胸骨后疼痛，胸中烦闷；“脾为生痰之源，肺为贮痰之器”，脾虚不运，痰湿内生，肺失宣降，或肝郁化火，木火刑金，肺气不能宣降，致痰气郁阻于胸膈，胃气上逆，症见胸痛、反酸、嘈杂、咳嗽、咽部哽噎不舒等。

牛兴东教授认为，本病病因多为情志不畅，气机郁结，或饮食不节，蕴湿成痰，或过食辛辣，助热生火，导致气、火、湿、血、痰、瘀互结，病位在食管，重点在胃，但与肝、胆、脾、肺等脏腑密切相关。病变初起多实证，以肝气犯胃或肝胃郁热为多，中期多为痰（湿）热阻滞，后期以胃阴亏损或痰瘀互结为主。肝胃不和，胃失和降是基本病机。

（三）治则治法

肝气抑郁不疏，肝木乘土，横逆犯胃，肝胃不和，胃失和降，胃气上逆而发为反流性食管炎。生活水平提高，大量进食肥甘厚味、辛辣刺激性食物，痰湿内生，胃气壅滞，土壅木郁，肝胃不和，胃失和降，胃气上逆发为本病。随着病情的发展，在不同的病程中可兼有火郁、湿阻、痰结、血瘀。《临证备要·吞酸》曰：“胃中泛酸，嘈杂有烧灼感，多因于肝气犯胃。”牛兴东教授认为，本病的基本病机是肝胃不和，胃气上逆，因此疏肝理气、和胃降逆为基本治则。

（四）方药解析

1. 疏肝和胃降逆汤

醋柴胡 12g	炒枳实 15g	炒白芍 15g	姜半夏 12g
旋覆花 10g 包煎	乌贼骨 10g	炒白术 15g	党参 12g
吴茱萸 5g	黄连 10g	枇杷叶 10g	生甘草 6g

若胸胁痛甚加川楝子、醋郁金；反酸明显者加大贝母、白及研末，饭前卧位冲服；大便干燥者加黄芩、大黄。

功用：疏肝理气，和胃降逆。

适应证：反流性食管炎证属肝胃不和者。症见：烧心、反酸、胸骨后或胃脘部疼痛，每因情志不舒而诱发或加重，胸闷喜太息，嗳气频频，胃脘胀满，连及两胁，嘈杂，大便不爽；舌质淡红，苔薄白或薄黄，脉弦。

2. 组方分析

本方以四逆散合旋覆代赭汤、半夏泻心汤、左金丸加减。柴胡味苦、辛，性微寒，归肝、胆、心包络、三焦经。其气味俱轻，性升散，条达肝气而疏肝解郁，升清阳之气而举陷。《本经》谓："主心腹肠胃中结气，饮食积聚，寒热邪气，推陈出新。"《成方便读》曰其"专入肝胆者，宣其气道，行其郁结"。张锡纯认为："柴胡……肝气不舒畅者，此能舒之；胆火甚炽盛者，此能散之。"柴胡可入三焦经，调理三焦，三焦通利则脾无湿困，为君药。枳实味苦、辛，性微寒，归脾、胃、大肠经，专主降气，长于行气宽中除胀。《本草纲目》："枳实、枳壳大抵其功皆能利气，气下则痰喘止，气行则痰满消，气通则痛刺止，气利则后重除。"半夏辛、微苦、温，归脾、胃、肺经，其温燥湿化痰，其苦降逆止呕，其辛消痞散结。《主治秘要》谓之："燥胃湿，化痰，益脾胃气，消肿散结，除胸中痰涎。"旋覆花苦、辛、咸，微温，入肺、胃、脾、大肠经，辛开苦降，善降胃气而止呕吐，且化痰行水。《药性论》谓之"开胃，止呕逆不下食"，《汤液本草》称其治"发汗吐下后，心下痞，噫气不除者宜此"。黄连苦寒，归心、肝、胃、大肠经，具有燥湿清热、泻火解毒之功效，清心火而泻肝火，并清胃热，尤长于清中焦湿火郁结。《珍珠囊》言"其用有六：泻心脏火，一也；去中焦湿热，二也；诸疮必用，三也；去风湿，四也；治赤眼暴发，五也；止中部见血，六也”。枳实与柴胡相配，一升一降，升清降浊，行气宽中以和胃；半夏与柴胡为伍，疏肝气之郁滞，降胃气之上逆；旋覆花与柴胡相伍，二药味皆辛、苦，但一微温一微寒，一升一降，既可疏肝解郁，又可和胃降逆；黄连配柴胡泻心火、清胃热而清泄肝胆郁火，四药共为臣药。且黄连与半夏伍用，一温一寒，寒温并施，一辛一苦，辛开苦降，散结消痞；半夏与旋覆花相伍，增强降逆化痰和胃之功。白芍味酸甘苦、性微寒，归肝、脾经，具有养血益阴，柔肝安脾，缓急止痛之效。《珍珠囊》谓“白补赤散，泻肝补脾胃……其用有六：安脾经，一也；治腹痛，二也；收胃气，三也；止泻痢，四也；和血脉，五也；固腠理，六也”。《本草纲目》：“白芍药益脾，能于土中泻木。”肝为刚脏，肝藏血，体阴而用阳，白芍既可养肝血、敛肝阴、柔肝气、平肝火，又可防柴胡、枳实疏泄太过。《注解伤寒论》曰：“酸，收也，泄也，芍药之酸，收阴气而泄邪气。”《玉楸药解》谓之“酸寒入肝，专清风燥而敛疏泄”。白术味苦、甘，性温，归脾、胃经，具有补气健脾、燥湿利水之功。《珍珠囊》言其“除湿益气，补中补阳，消痰逐水，生津止渴，止泻痢，消足胫湿肿”。党参味甘、性平，归脾、肺经，能补中益气，生津养血。《本草正义》言之“力能补脾养胃，润肺生津，健运中气……健脾运而不燥，滋胃阴而不湿，润肺而不犯寒凉，养血而不偏滋腻，鼓舞清阳，振动中气，而无刚燥之弊”。木郁则土衰，“见肝之病，知肝传脾，当先实脾”，故用党参、白术健脾益气，实土以抑木，且使营血生化有源而养肝。枇杷叶苦平、微凉，归肺、胃经，苦能下气，凉能胜热，性主降泄，既可清肺化痰、下气止咳，又可清胃热、降胃逆、止呕哕。《本草纲目》言枇杷叶“治肺胃之病，大都取其下气之功耳。气下则火降痰顺，而逆者不逆，呕者不呕，渴者不渴，咳者不咳矣”“肝气升于左，肺气降于右”，旋覆花与柴胡相配，一升一降，降肺气以利肝气之疏泄。吴茱萸辛、苦、热，有小毒，归肝、脾、胃、肾经，散寒止痛，温中止呕，疏肝下气。《本经》：“主温中下气，止痛，咳逆寒热，除湿，血痹，逐风邪，开腠理。”《本草纲目》：“开郁化滞，治吞酸，厥阴痰涎头痛，阴毒腹痛，疝气血痢，喉舌口疮。”吴茱萸疏肝下气，为治呕吐吞酸之要药，与黄连相配为左金丸，既可助黄连和胃降逆，又可制黄连之苦寒，使泻火而无凉遏之弊。半夏、黄连、吴茱萸、党参同用，取半夏泻心汤之意，具有寒热平调，辛开苦降、补泻兼施，散结除痞之用，使脾升胃降，气机条畅，脘腹痞满、恶心呕吐等症自除。乌贼骨咸、涩，微温，归肝、肾经，制酸止痛，敛酸和胃，与白芍、白术、党参、吴茱萸、枇杷叶共为佐药。甘草甘平，归脾、胃、心、肺经，益气补中，清热解毒，缓急止痛，调和诸药。《本草汇言》言之为“和中益气、补虚解毒之药也。健脾胃，固中气之虚羸，协阴阳，和不调之营卫”。

综观全方，本方宗四逆散、旋覆代赭汤、半夏泻心汤合左金丸之义，辛苦同进，寒热并用，补泻兼施，共奏疏肝理气，健脾和胃，宣肺化痰，平调寒热，降逆止呕之功。肝气条达，脾胃健运，气机调畅，升降复常，从根本上恢复脾升胃降之功能，则反酸呕嗳等症可除。本方师古不泥古，组方配伍精练严谨，体现出导师深厚的中医功底和对反流性食管炎独到的认识。

二、临床研究

（一）临床资料

1. 诊断标准

（1）西医诊断标准：参照中华医学会消化内镜学分会《反流性食管炎诊断及治疗指南》（2003 年）。

（2）中医诊断标准：参照《中医消化病诊疗指南》（2006 年）肝胃不和证的诊断标准。

（3）中医症状轻重分级：参照《中医消化病诊疗指南》（2006 年）肝胃不和证的症状分级量化表制订。

2. 一般资料

本研究观察了 60 例患者，均为 2009 年 1 月—2010 年 12 月间就诊于我院专家门诊，中医辨证属肝胃不和证，经西医诊断为反流性食管炎。按其就诊先后顺序随机分为治疗组 30 例与对照组 30 例。

（1）两组性别分布：治疗组男性 17 例，女性 13 例；对照组男性 16 例，女性 14 例。两组比较无差异。

（2）两组年龄分布：治疗组年龄最小者 22 岁，最大者 69 岁，平均 45.82 ± 4.35 岁；对照组最小者 24 岁，最大者 68 岁，平均 47.53 ± 6.18 岁。两组比较无显著性差异，具有可比性。

（3）两组病程分布情况：治疗组病程最短 3 个月，最长 2 年，平均病程

9.77 ± 5.04 月；对照组最短者 4 个月，最长者 1.5 年，平均病程 9.43 ± 4.23 月。两组无显著性差异，具有可比性。

(4) 两组治疗前症状分布情况比较：治疗组与对照组在治疗前主要症状如胸胁胀满或胀痛、吞酸、烧心、嗳气、呃逆、情志抑郁、不欲食、喜太息、胃中嘈杂及轻中重程度无显著性差异，具有可比性。

(5) 两组患者治疗前内镜下食管炎症分级比较无显著性差异，具有可比性。

(二) 治疗方法

1. 治疗组

(1) 药物：治疗组予疏肝和胃降逆汤。

醋柴胡 12g　炒枳实 15g　炒白芍 15g　姜半夏 12g
旋覆花 10g(包煎)　乌贼骨 10g　炒白术 15g　党参 12g
吴茱萸 5g　黄连 10g　枇杷叶 10g　生甘草 6g

(2) 煎服法：上药各取水 500ml，水煎 2 次，共取汁 250ml，每日 1 剂，分 2 次，早晚饭后 1 小时口服。

2. 对照组　奥美拉唑肠溶片 20mg，每日 2 次，早晚空腹服用。吗丁啉片 10mg，每日 3 次，饭前 30 分钟口服。

3. 疗程规定　8 周为 1 个疗程，疗程结束后 1 周内复查胃镜。

4. 两组患者治疗期间，饮食宜清淡低脂、低糖饮食，避免饱食，禁浓茶、咖啡、巧克力及辛辣刺激性食物，戒烟酒，调畅情志，睡眠宜抬高床头。

5. 合并用药　观察期间禁用影响中医证候和肝肾功能的药物。

(三) 观察指标

1. 安全性指标　一般体格检查项目；血、尿及大便常规；血肝、肾功能；心电图。

不良反应：观察服用本药后是否有不适，并结合血、尿、大便常规及血肝、肾功能检查，观察本药有无毒副作用。

2. 疗效性指标　治疗后总体疗效，治疗后主要症状疗效比较，治疗后胃镜下食管炎症程度比较。

（四）疗效判定标准

1. 临床综合疗效判定标准

临床治愈：临床症状、体征消失，胃镜检查黏膜恢复至正常。

显效：临床主要症状、体征基本消失，积分减少 2/3 以上，胃镜检查黏膜改善≥2 级；有效：主要症状、体征减轻，积分减少 1/3 以上，胃镜检查黏膜改善≥1 级。

无效：达不到上述有效标准或恶化者。

2. 中医证候疗效评定标准

参照《中药新药临床研究指导原则》制订如下。

临床痊愈：症状，体征消失或基本消失，证候积分减少≥95%。

显效：症状，体征明显改善，证候积分减少≥70%。

有效：症状，体征均有好转，证候积分减少≥30%。

无效：症状、体征均无明显改善甚或加重，证候积分减少不足 30%。

注：计算公式（尼莫地平法）为：疗效指数（n）=【（治疗前积分—治疗后积分）÷ 治疗前积分】× 100% 症状积分评定标准。

3. 主要症状疗效评价标准

临床控制：疗程结束后，症状消失。

显效：疗程结束后，症状分级减少 2 级。

有效：疗程结束后，症状分级减少 1 级。

无效：达不到上述标准。

4. 胃镜疗效判定标准

采用中华医学会消化内镜学分会《反流性食管炎诊断及治疗指南》（2003 年）制定的标准。按内镜复查的积分判断疗效：内镜积分 0 分者为痊愈；内镜积分减少 2 分者为显效；内镜积分减少 1 分者为有效；内镜积分无变化，或增加 1 分以上者为无效。

（五）统计方法

采用 SPSS13.0 统计软件进行统计分析。计数资料采用 χ^2 检验，计量资料采用 t 检验，等级资料采用秩和检验。

（六）治疗结果与评价

1. 临床综合疗效、证候积分与症状疗效评价　治疗组与对照组各30例，分别临床治愈10例、7例，显效12例、11例，有效4例、6例，无效4例、6例，总有效率分别为86.67%、80.00%。有效率及治愈率均无显著性差异（$P > 0.05$），说明中药组与西药组两组在综合疗效上作用相当。两组自身治疗前后中医证候的积分比较均有显著改善，但治疗组治疗后证候积分优于对照组。治疗组在改善烧心、反酸、脘胁胀满或胀痛等症状与对照组相比无明显差异（$P > 0.05$），但在改善呃逆、嗳气、善太息、情志抑郁、胃脘嘈杂、纳差等症状有较显著的差异（$P < 0.05$），治疗组明显优于对照组。这说明在中医整体观念思想的指导下和辨证论治的基础上，应用中药治疗在改善症状方面具有一定的优势。

2. 胃镜下食管炎疗效评价　治疗后治疗组与对照组胃镜下食管炎炎症改善结果显示，总有效率分别为86.67%、70.00%，两组总有效率有显著性差异（$P < 0.05$），说明辨证应用中药治疗可以改善反流性食管炎的炎症。

以上临床研究表明，疏肝和胃降逆汤治疗反流性食管炎（肝胃不和）疗效与西药奥美拉唑联合吗丁啉相当，但在改善患者呃逆、嗳气、善太息、情志抑郁、胃脘嘈杂、纳差等方面中药明显优于西药，说明其对机体的整体调节作用。本次观察的60例患者病程均在2年以下，胃镜下食管炎症Ia、Ib级占76.67%，只有23.33%为Ⅱ级，无Ⅲ级及Barrett食管，表明本方较适用于反流性食管炎早期，病情轻中度，以实证为主的患者。

（七）机理探讨

1. 促进胃、十二指肠动力恢复，增强食管下括约肌压力

现代医学认为，胃排空延迟可导致胃内食物潴留引起胃底胀气和牵张，使食管下端括约肌长度缩短，食管下端括约肌松弛，胃内压升高超过食管下端括约肌时可发生反流。当十二指肠病变致幽门括约肌功能不全时，幽门括约肌张力和食管下括约肌压力均低下，胃液及十二指肠液同时反流入食管，造成黏膜的损伤。而食管下端括约肌的一过性松弛是引起反流的最重要的发病因素。本方由四逆散、旋覆代赭汤、半夏泻心汤、左金丸加减

化裁而成。据研究:柴胡枳实合剂可使内源性胃动素增加,促进人体胃排空,增强小肠推进功能;枳实能明显增加食积小鼠的胃排空率,提高胃肠运动功能;党参、甘草有提高食管下端括约肌张力,调整胃肠功能,增强胃肠平滑肌张力及免疫功能的作用。半夏泻心汤对胃具有双向调节作用,能增强胃肠蠕动、防止反流,保护胃黏膜,增强机体免疫功能,提高机体耐缺氧的能力。炙杷叶的挥发油中绿原酸有显著增加胃肠道蠕动的作用。小剂量四逆散能明显提高小鼠胃排出液体和固体的能力,增强大鼠离体胃条和整体胃平滑肌的收缩力。

2. 抑制胃酸和胆汁分泌,降低胃蛋白酶活性,减弱反流物对食管黏膜的攻击作用

胃酸、胃蛋白酶、胆汁是反流性食管炎发病的主要的攻击因子,混合性反流与食管溃疡、狭窄、吞咽困难和巴雷特食管等关系密切。药理研究显示:柴胡、枳实两药配伍具有增加幽门括约肌紧张度,防止十二指肠液反流入胃的作用;半夏具有显著地抑制胃液分泌的作用;乌贼骨可以中和胃酸,从而提高胃内 pH 值,降低胃蛋白酶等攻击因子的活性,有利于食管黏膜的修复和溃疡面的愈合;黄连具有抑制胃酸分泌,促进溃疡面愈合的作用;吴茱萸能抑制胃、十二指肠内容物反流,从而降低反流物对食管黏膜的攻击作用;旋覆花和代赭石具有抑制延髓呕吐中枢的化学感受器而起镇吐作用,从而降低胃食管的反流。

3. 抗炎、抗溃疡,促进食管黏膜修复

现代药理研究表明,半夏泻心汤有调节胃肠食管功能,调节免疫,保护胃食管膜,抑制幽门螺杆菌,具有抗炎、抗黏膜损伤、促进胃食管黏膜再生修复作用。黄连具有抑制胃酸分泌,抗溃疡的作用,左金丸能抑制胃液分泌,降低总酸排出量及胃蛋白酶活性,具有修复溃疡的作用。

(八)研究总结

本病病因多为情志不畅,饮食不节,过食辛辣导致气、火、湿、血、痰、瘀互结,病位在食管、重点在胃,但与肝、胆、脾、肺等脏腑密切相关。肝胃不和、胃失和降是基本病机。疏肝理气、和胃降逆为基本治则,以疏肝和胃降逆汤治疗本病,取得较好疗效。本研究治疗反流性食管炎(肝胃不和型)30 例,总有效率 86.67%,达到了目前西药常规治疗的效果。对嗳气、呃逆、

情志抑郁、善太息、纳差、胃脘嘈杂等症状均改善明显，超过了西药的疗效。在食管黏膜炎症程度改善方面亦有良好疗效。本研究患者病程均在2年之内，病情属于轻、中度，表明本方较适用于反流性食管炎早期，病情轻中度，以实证为主者。

通过对疏肝和胃降逆汤药物组成的药理研究分析，推测该方具有促进胃肠动力恢复，增强食管下括约肌张力，增强胃十二指肠排空，从而加强抗反流防御机制，并且有效减少胃液等酸性物质和胆汁等碱性物质的反流以对抗攻击因子的作用，而且具有抗炎、抗溃疡，促进食管黏膜修复等多方面的药理作用，因而在治疗反流性食管炎中取得了良好的疗效。依据临床观察，本方使用安全，无明显副作用，具有一定的临床推广应用价值。

郭增元（第四批全国老中医药专家学术经验继承工作继承人、主任医师、教授）毕业论文

牛兴东　审编

论十二

牛兴东教授治疗溃疡性结肠炎临床研究

一、临证经验

溃疡性结肠炎是一种大肠黏膜慢性非特异性炎症，其临床原因不明，临床表现以腹泻、腹痛、黏液脓血便和反复发作为特征。其病变呈连续性分布，主要累及结肠黏膜和黏膜下层，病变多自直肠、乙状结肠开始，可逆行向近段发展，甚至累及全结肠和末段回肠。溃疡性结肠炎病因未明，被WHO公认为"疗效最差的疾病之一"，尚缺乏针对性的治疗手段，严重影响患者生存质量，并耗费大量医疗资源。本病属中医"泄泻""休息痢""肠风""肠澼"等范畴。牛兴东教授采用健脾理肠汤加中药灌肠治疗溃疡性结肠炎（脾虚湿热型）有较好的疗效，现总结如下。

（一）辨证分型论治

1. 脾虚湿热型

症状：腹泻、便溏，有黏液或少量脓血，纳差食少，肢体倦怠，或腹胀肠鸣，腹部隐痛喜按，面色萎黄，舌质淡胖或有齿痕，苔薄白，脉细弱或濡缓。

治法：治以益气健脾，清热化浊，调气和血。

方药：自拟健脾理肠汤加中药灌肠。

基本组方：生黄芪25g、炒白术15g、炒苍术15g、黄连10g、煨乌梅15g、炒白芍15g、地榆炭30g、蒲黄10g、苦参10g、厚朴12g、白头翁15g、土茯苓30g、甘草10g。

同时给予中药保留灌肠，每剂加水煎至100ml，睡前保留灌肠。灌肠方：黄连10g、苦参10g、白及12g、三七粉6g冲、珍珠粉1g冲。

疗程1～3个月。

体会：牛兴东教授认为，脾胃虚弱，湿热内蕴，浊邪留恋，气机不畅，瘀滞肠络，血腐肉败而成本病。其属于本虚标实，寒热错杂之证，即脾胃虚弱为本，湿浊热邪瘀滞为标，久病伤及气血，脾虚及肾，寒热错杂，病程缠绵，反复难愈。脾胃与湿浊热邪贯穿于该病始终，肠络瘀滞是该病发生的重要环节，采用自拟方健脾理肠汤加中药局部灌肠治疗。经临床研究，其治愈率约47.22%，总有效率约97.22%。作用机理是通过调节机体免疫功能，抑制炎性反应，促进溃疡修复，改善溃疡性结肠炎局部血液流变性和微循环等，达到改善症状、治愈疾病的目的。本方是一种治疗溃疡性结肠炎安全、有效、毒副作用少、易推广的专病专方。

2. 寒热错杂型

症状：久痢迁延，脐腹冷痛，喜温喜按，腰膝酸软，形寒肢冷，或腹胀肠鸣，面色皖白，少气懒言，舌质淡胖，苔白润或有齿痕，脉沉细或尺脉弱。

治法：治以补虚泻实，调理寒热。

方药：方以乌梅丸加减。基本组方：乌梅15g、黄连5g、黄柏6g、肉桂15g、炮姜30g、附子12g先煎、川椒10g、生黄芪25g、白芷6g、细辛3g先煎、当归12g、地榆炭15g、炒白芍12g、党参15g、三七粉6g冲、仙鹤草30g、炙甘草10g。

体会：乌梅丸“又主久利”，牛兴东教授认为“久”，说明本方常用于疾病后期，经多种治疗仍不能痊愈，迁延日久具有泄泻症状的患者。“久利”是因寒邪内侵，而“久利则虚”，故又加重下寒；寒甚逼阳上越则化热；正虚邪盛、寒热错杂可致气血不和。采用乌梅丸加减补虚泻实，调理寒热，使肾水暖、脾土和、肝木达。合而言之，全方辛开苦降、补虚泻实、调和肝脾、标本兼顾，且兼具酸、辛、苦、甘四味，药性刚柔相合，皆有利于调整脏腑气血和阴阳的平衡。

3. 大肠湿热型

症状：腹泻黏液脓血便，腹痛或里急后重，肛门灼痛，或身热，口干口苦，小便短赤，舌苔黄厚或腻，脉滑数或濡数。

治法：治以清热解毒，凉血止痢。

方药：方以白头翁汤加味。基本组方：白头翁20g、秦皮15g、黄连10g、白及20g、炒白芍15g、木香10g、地榆炭20g、血余炭15g、白芷10g、黄柏 12g、三七粉 6g^冲。

体会：牛兴东教授认为，溃疡性结肠炎急性期为热毒深陷血分，下迫大肠所致。热毒熏灼肠胃，血败肉腐，化为脓血，而见下痢脓血、赤多白少；气机不畅则腹痛里急后重。采用白头翁汤加味治以清热解毒，凉血止痢，热退毒解，则痢止而后重自除。

4. 寒湿阻滞型

症状：久痢迁延，脓多于血，色淡清稀，脐腹冷痛，喜温喜按，形寒肢冷，或腹胀肠鸣，面色皖白，少气懒言，舌质淡胖，苔白润或有齿痕，脉沉细或尺脉弱。

治法：治以温阳补血，化湿通络。

方药：方以阳和汤加减。基本组方：炙麻黄 10g、熟地黄 15g、白芥子 10g、炮姜 30g、肉桂 15g、白及 20g、白芷 10g、鹿角霜 10g、生地榆 15g、三七粉 6g^冲、生黄芪 20g、炒山药 30g、炙甘草 10g。

体会：阳和汤乃治疗一切阴寒外疡之方。牛兴东教授认为，从中医取象比类来看，肠内之疮疡与外在皮肤骨骼肌肉之疮疡有其相通之处。本病临床症状、体征及结肠镜、病理所见，均符合中医外科疮疡的病变表现。因此，无论从中医理论来讲，亦或是现代医学形态组织、病理生理过程来看，内疡与外疡确实相似，可有同源之说。患者素体阳虚，营血不足，寒凝湿滞，痹阻于肠络、血脉所致，故大便 2 ～ 4 次，脓多于血，色淡清稀，以及全身见一系列虚寒表现。阳和汤具有益精气，扶阳气，化寒湿，通肠络之效；温阳补血以治本，化湿导滞，敛疮止血以治标，使气血旺盛，肌肉得生，脓血自止，溃疡愈合；方证合拍，疗效显著。

（二）内外同治

牛兴东教授认为，口服和局部灌肠用药，可针对溃疡性结肠炎的主要病因治本，又针对溃疡性结肠炎的主要病理变化炎症、糜烂、溃疡而治标。只有这样才能直接清除病邪，标本兼顾，使病情渐向痊愈，不致反复。局部灌肠治疗优点是由于药物能直达病灶，药物有效成分直接在肠道吸收，不仅提高了病变部位药物浓度，并可保护肠道溃疡面，起到护膜作用，改善局部血运，促进愈合。同时由于灌肠给药，防止药物在肝脏被破坏，以及消化酶、胃肠消化液对药物的破坏，药物作用得到了充分发挥。直肠给药虽属外治法范围，却与中药口服具有同等的灵活性，可随证加减用药。凡能内服的各种剂型均可根据药性适宜直接或溶解稀释后作灌肠剂用。灌肠剂在吸收、显效速度上比丸、片、汤、栓及肌内注射剂等剂型起效快，可与静脉注射剂相媲美。牛兴东教授重视敛疮生肌，护膜为要，喜用一些中药护膜之品，如马勃、滑石、杏仁、琥珀粉、凤凰衣、白及等。采用灌肠治疗三周停一周，有利于肠黏膜恢复。

（三）生活指导

病情的反复均有因可循，诱因包括情志、饮食、劳倦、感染等方面。牛兴东教授强调注意以下 3 点。

1. 节制饮食　饮食失宜为最常见的发病诱因。饮食上除了坚持不进生、冷、旧、油腻、油炸、过分辛辣食品外，还需注意以易消化、清淡、细软、无渣或少渣、高蛋白、高热量、少纤维、低脂肪、高维生素的食物为主，同时忌食或少食与病情发作或加重有密切影响的食物。

2. 调畅情志　本病与精神因素关系密切，情绪波动或精神异常可构成其病因或诱因。因此，积极调整心态，在情绪上应消除恐病心理，不要常处在紧张压力下，对病情改善是至为关键；稳定情绪，维持乐观心态对待病情，排除杂念，树立战胜疾病的信心。

3. 慎适起居　不可太过劳累，保证充分的睡眠及休息，需根据气候的变化，及时加减衣被，避免因劳累、受冷、受热而引起病情的反复发作。

（四）验案举隅

武某，女，37 岁，2013 年 4 月 8 日初诊。主诉："便血反复发作一年，加重一周"。患者一年前因饮食不节出现便血、大便干燥等症，2012 年 3 月 9 日于我院查结肠镜示：慢性直肠炎伴糜烂出血（活动期），于我科中药灌肠治疗后，便血消失。一年来便血反复发作，软化大便后可以缓解。一周前，复因饮食不节又出现便血，量多，色鲜红。现症见：便血，色鲜红，量多，大便干燥，一周两次，伴乏力、纳差，腹胀，舌苔薄黄，舌质淡红，脉滑。辅助检查：2013 年 4 月 7 日行电子肠镜示：溃疡性结肠炎（轻度）。中医诊断：便血（脾胃虚弱，大肠津亏）。西医诊断：溃疡性结肠炎。治法：健脾益气，养血润肠。处方：健脾理肠汤加减（自拟）。生黄芪 20g、党参 20g、生白术 30g、枳实 9g、炒槟榔 15g、炮姜 12g、当归 15g、生白芍 30g、地榆炭 15g、蒲黄炭 15g、防风 6g、柴胡 6g、炙甘草 12g，7 剂，水煎服，每日 1 剂，早、晚饭前分服。灌肠方：银花 15g、黄柏 15g、青黛 3g包、三七粉 6g冲、炒白芍 12g、炮姜 15g、白及 12g，7 剂，水煎灌肠，每日 1 剂。

2013 年 4 月 15 日二诊：患者精神好，大便每日 1 ～ 2 次，稍干燥，便血基本消失，腹胀，纳寐可，舌苔薄黄，舌质红，脉滑。口服守上方，去柴胡，改蒲黄炭 10g、甘草 6g，加陈皮 12g、炒莱菔子 15g，以加强行气导滞之功效，14 剂，水煎服同前。

2013 年 4 月 22 日三诊：患者精神好，大便每日 1 ～ 2 次，质软易行，便血消失，疲乏、腹胀消失，纳寐可，舌苔薄白，舌质红，脉缓；守上方加减，继续服药 1 个月巩固疗效治疗。

按语：该患者辨证为脾胃虚弱、脾不摄血、大肠津亏，为本虚标实之证。病位在脾、胃、大肠，治疗以补中益气、养血润肠、行气止血为法。方中以黄芪、党参、白术、甘草补气健脾，当归、白芍养血润肠，槟榔、枳实、炮姜温中行气除胀，地榆炭、蒲黄炭以凉血化瘀止血，再用清热解毒、生肌敛疮止血之品灌肠，以达到标本兼顾的目的，故临床疗效较为显著。

二、临床研究

溃疡性结肠炎是一种病因未明的直肠、结肠黏膜慢性非特异性炎症。其病变主要累及结肠黏膜和黏膜下层，范围多自远段结肠开始，可逆行向近段发展，甚至累及全结肠和末段回肠，呈连续性分布。临床上以腹痛、腹泻、黏液脓血便为主要症状，并伴有一些肠外和全身性表现，病情轻重不等，多呈反复发作慢性病程。

溃疡性结肠炎的病因及发病机制尚未明确，主要认为与免疫、环境、感染、遗传因素有关，而免疫因素被认为是主导作用。目前临床上用于缓解症状和维持治疗的药物主要有氨基水杨酸制剂、糖皮质激素和免疫抑制剂等，但疗效不尽如人意，长期或大量使用氨基水杨酸制剂、激素等均可导致多种不良反应，停药后反跳大，且不能防止本病的复发。部分患者耐药或对药物不敏感，易形成难治性溃疡性结肠炎。因此，努力寻找效优、不良反应小的治疗方法是当务之急。

近年来，中医药治疗溃疡性结肠炎取得了很大的进展。实践证实，其具有疗效确切、不良反应少、安全持久等独特优势，显示出广阔的前景。中医学中没有溃疡性结肠炎的名称，根据其临床表现，本病多属于中医“泄泻”“休息痢”“肠风”“肠澼”等范畴。本病多由外感湿热毒邪，壅滞气血，或饮食不节，或情志失调，或劳倦太过，损伤脾胃，湿热留滞大肠，损伤血络为病，久而脾病及肾。牛兴东教授以经验方健脾理肠汤联合中药灌肠治疗脾虚湿热型溃疡性结肠炎临床使用30余年，疗效确切，已立项为内蒙古自治区卫生厅课题（项目编号：2010008）。本研究在前期研究的基础上，进一步对健脾理肠汤加中药灌肠治疗溃疡性结肠炎的抗炎、修复、免疫调节的作用机理进行临床研究，现报告如下。

（一）研究资料与方法

1. 一般资料　2011年3月到2014年12月期间，全部入选病例共80例，均来源于内蒙古自治区中医医院门诊和病房，其中病房50例，门诊30例。采用随机数字表法，按1∶1比例，将纳入病例按先后就诊顺序随机分为治疗组、对照组。

2. 诊疗标准

（1）西医诊断标准：参照中国中西医结合学会消化系统疾病专业委员会2010年制定的《溃疡性结肠炎中西医结合诊疗指南》与中华医学会消化病学分会炎症性肠病协作组2007年制定的《对我国炎症性肠病诊断治疗规范的共识意见》进行诊断。

（2）中医诊断标准：参照中华中医药学会脾胃病分会2010年制定的《溃疡性结肠炎中医诊疗共识意见》进行诊断。

3. 研究方法

（1）设计方法：随机平行对照研究。

（2）随机分组方法：病例分组采用随机数字表法，用密封不透光的信封进行随机隐藏，按照1∶1比例，将纳入病例随机分为治疗组与对照组，每组40人。

4. 治疗方案

（1）治疗组

基本组方：生黄芪25g、炒白术15g、炒苍术15g、黄连10g、煨乌梅

15g、煨诃子 10g、炒白芍 20g、地榆炭 30g、蒲黄 10g、苦参 10g、厚朴 12g、白头翁 15g、土茯苓 30g、甘草 10g。同时给予中药保留灌肠，组方：黄连 15g、苦参 15g、五倍子 10g、白及 2g、三七粉 6g、珍珠粉 1g。

煎用方法：内蒙古自治区中医院煎药室代煎，口服药每剂煎两袋，每袋 150ml，每日两次，饭后半小时温服。灌肠剂每剂加水煎至 100ml，睡前保留灌肠。

（2）对照组：予美沙拉嗪肠溶片每次 1g，每日 4 次。

（3）治疗疗程：治疗组与对照组均以 4 周为 1 个疗程，观察两个疗程后进行数据收集，疗效分析，灌肠治疗 3 周后停药 1 周。

5. 观察指标

（1）安全性观察指标：一般体检项目：血、尿、大便常规，大便潜血试验；心电图、胸部 X 线检查、肝功能、肾功能、血糖、血沉；

（2）疗效性指标与评价标准

1）疗效性指标：参照 1995 年中华人民共和国卫生部《中药新药临床研究指导原则》。

2）临床疗效评定：参照中华中医药学会脾胃病分会 2010 年制定的《溃疡性结肠炎中医诊疗共识意见》。

6. 统计分析方法　数据分析采用 IBM SPSS 19.0 统计软件，对治愈率、总有效率等指标进行计算，计数资料用频数分析和构成比描述，计量资料用 $\bar{x} \pm s$ 进行描述。对基本资料和临床疗效采用 χ^2 检验、t 检验或秩和检验。

7. 随访　半年。

8. 质量控制　参与研究人员进行培训，熟悉科研内容及方法；受试者签署知情同意书，要求患者配合试验；所有中药都在内蒙古自治区中医院药房取药，由本院煎药室统一代煎，保证药物质量。

9. 研究结果　研究结果表明，治疗组在改善临床疗效、缓解患者症状、治疗后随访等方面均优于对照组，且具有统计学意义。

（二）结论

1. 健脾理肠汤加中药灌肠治疗脾虚湿热型溃疡性结肠炎临床疗效优于对照组，是一种治疗溃疡性结肠炎安全、有效、毒副作用少、易推广的专病专方。

2. 健脾理肠汤加中药灌肠治疗溃疡性结肠炎的作用是通过调节机体免疫功能，抑制炎性反应，促进溃疡修复，改善局部血液流变性和微循环等，达到改善症状、治愈疾病的目的。

3. 健脾理肠汤加中药灌肠具有益气健脾、清热化浊、调气和血的功效。其固本化浊的作用是缓解症状、减少复发的关键。

（三）讨论

1. 气血与湿浊热邪贯穿始终，肠络瘀滞是发病重要环节

牛兴东教授认为，溃疡性结肠炎病机多因脾胃虚弱，湿热内蕴，浊邪留恋，气机不畅，瘀滞肠络，血腐肉败而成。其属于本虚标实，湿热瘀滞之证，即脾胃虚弱为本，湿热瘀滞为标，初病伤及气血，久病脾虚及肾，寒热错杂，病程缠绵，反复难愈。

第一，脾虚为溃疡性结肠炎的发病之本。《内经》有“诸病皆由脾胃生”之论，《伤寒论》载“四季脾旺不受邪”，《景岳全书》认为“泄泻之本，无不由于脾胃”。这些均为中医典籍关于脾的功能方面的论述。在临床上，溃疡性结肠炎一般起病缓慢，脾的功能旺盛是保证其是否发病的重要因素，泄利与脾虚关系最为密切。脾胃虚弱，升降失司，水湿内停，湿阻气机，郁而化热，湿热蕴肠，或不能受纳水谷和运化精微，以致水反成湿，谷反成滞，蕴而化热，易成泻痢。同气相求，内外相感，脾胃虚弱，湿邪内停，容易受外邪侵袭，内外交困，脾气更为虚弱。久泻易致脾虚，形成恶性循环，日久脾病及肾，脾肾并虚，而成本虚标实之证。据牛兴东教授临床观察，本病患者反复发作，迁延日久，采用补益脾气为主组成的方剂治疗本病，可取得满意的疗效。本研究发现，有 76 例患者纳差、体倦乏力、腹胀、舌胖有齿痕，质偏淡等脾胃虚弱症状明显，故脾虚是溃疡性结肠炎的发病基础。

第二，湿浊热邪为溃疡性结肠炎的发病之标。内湿或外湿聚而不散，久而成浊化热，蕴于肠腑，气机阻滞，大肠不固，清浊难分，出现泄利，久则为痢。因此，湿浊阻滞肠间是本病反复发作、缠绵难愈的主要病因。正如清代叶天士《临证指南医案》所说：“泄泻，注下症也……溏泄之肠垢污积，湿兼热也。”

另外，溃疡性结肠炎无论是初发期还是反复发作期，临床均可见黏液

脓血便或大便黏滞不爽，腹痛、腹胀、肛门灼热下坠或里急后重；热毒重者还可出现发热等全身中毒症状。此皆是湿热内蕴肠腑，腹气不通，络脉受邪，或湿浊蕴于肠腑的结果。而脾虚与肠道湿浊热邪互为因果，相互影响，湿浊不清，脾虚难复，脾虚不运，湿浊不除，疾病反复难愈。牛兴东教授结合结肠镜检查，认为结肠黏膜充血、水肿、糜烂、溃疡、出血等局部表现及病理检查可见大量炎细胞浸润、隐窝脓肿等均是湿热内蕴的症候表现。

第三，肠络瘀滞是该病发生的重要环节。气虚不能帅血运行，气虚血瘀，肠络失和，而脂膜受损，血败肉腐，内溃成疡，倾脂刮膜，下痢赤白。湿邪致病，壅阻肠络，腹气不通，出现腹痛、里急后重，病在气分；湿久羁不去易成浊化热，酿热成毒，肠道传导失司，损伤肠络，血败肉腐，化为脓血，病在血分。清代王清任《医林改错》曰："腹肚作泻，久不愈者，必瘀血为本。"因此，气血不调，肠络瘀滞是本病活动期的病机关键。

2. 治疗思路——宏观与微观互参，局部与整体结合

明代李中梓《医宗必读》云："脾土强者，自能胜湿。"清代柳宝治《柳选四家医案》载："脾胃健则湿热自化。"本病的治疗应清源治本与澄流治标相结合，截断脾虚与湿热之间的相互关系。具体应用虚实兼顾，湿热并治，气血双调，攻补同施，故立健脾益气、清热化浊、调气和血为溃疡性结肠炎的基本治法。口服和局部灌肠用药，可针对溃疡性结肠炎的主要病因虚、湿、浊、热、瘀以治本；又针对溃疡性结肠炎的主要病理变化炎症、糜烂、溃疡而治标。局部灌肠治疗由于药物能直达病所，灌肠可使药物有效成分直接在肠道吸收，提高了病变部位药物浓度，并可保护肠道溃疡面，改善局部血运，促进愈合。同时，由于局部给药，避免了肝脏的首过效应，防止药物在肝脏被破坏，以及胃肠消化液、消化酶对药物的破坏，药物的作用得到了充分发挥。直肠给药虽属外治法范围，却与中药口服具有同等的灵活性，可随证加减用药。其主要作用体现在清热解毒，活血止血，收敛生肌三个方面。

3. 组方原则——标本兼顾，气血并调，清补同施

牛兴东教授自拟健脾理肠汤治疗本病。该方以生黄芪、炒白术为君。黄芪味甘，性微温，归脾、肺经，具有补气升清，托毒生肌的功能；白术味甘、苦、微辛，性温，入脾、胃经，具有温中燥湿的功能。黄连、苦参、白头翁三者性味苦寒，均有清热燥湿、泻火解毒之功效，归大肠经，擅长于清中、下焦之湿热。黄连苦寒，清热解毒，燥湿厚肠；苦参清泻下焦湿热；白头翁凉血止痢，土

茯苓清热解毒、化浊除湿。以上四者搭配使用，作为臣药以清热解毒，化浊止痢，对于湿热浊毒泻痢，里急后重有良好的疗效。炒白芍、蒲黄、地榆炭养血活血止血，乌梅、煨诃子酸涩固肠，炒苍术、厚朴燥湿健脾，共为佐药。甘草调和诸药。因此，健脾理肠汤具有补气健脾、清热化浊、调气和血的作用。

牛兴东教授重视脾虚不运、湿聚成浊，化热下注、肠络瘀滞在溃疡性结肠炎发病及病变过程中的决定性作用。局部用清热燥湿、活血止血、生肌敛疮作用的黄连、苦参、五倍子、白及三七粉、珍珠粉煎汤灌肠，是针对溃疡性结肠炎的主要病理变化炎症、糜烂、溃疡而治标。

4. 用药特色——随证、症变化加减用药

牛兴东教授认为，溃疡性结肠炎普遍具有病程长、易反复、病情复杂，病势缠绵，不易速愈的特点。临床症状表现多样，也可产生多种兼证，而兼证与湿浊热邪共存，相互影响，病情难愈。当依兼证与症状的不同加减用药。

如症见与情志有关，如生气、抑郁加重或反复发作者，属肝郁证，治以疏肝理气，主要用醋柴胡、炒白芍、炒枳壳、香附、防风等；症见性急易怒、口苦、舌红、脉弦数者，属肝热证，治以清肝泻火，主要用药包括焦栀子、丹皮、黄芩、龙胆草等；症见腹胀、纳呆、便溏、苔黄厚腻、脉滑者，属食滞证，治宜消食导滞，主要用药包括焦三仙、鸡内金、炒莱菔子、炒槟榔等；症见舌红、苔少、口干不欲饮、便血色鲜红、脉细数者为夹阴虚证，宜治以滋阴，药用知母、炒白芍；症见舌质暗淡、暗红或有瘀斑者为血瘀证，治以活血化瘀，药用三七粉、蒲黄炭；脾虚较重者加重生黄芪、炒白术的用量。牛兴东教授认为，以湿热为主证时，若用党参可能滞气碍湿，使湿浊难化，故少用；同时认为里急后重者为湿热内蕴、气机不畅所致，在清化的基础上治宜调气活血导滞，通因通用，药用槟榔、木香、炒枳壳、炒大黄；脓血便较多者，乃热毒内盛，热壅血瘀，治以清热解毒、凉血散瘀通下，常用黄连、白头翁、黄柏、金银花、炒大黄等；血多者，常用地榆炭、三七、蒲黄炭、白及；白色黏液较多者，考虑为湿、为痰，予以薏苡仁、白芷。从以上治疗可以看出牛兴东教授随证、症变化，灵活多变的用药特色。

5. 调节机体免疫功能

现代医学认为，溃疡性结肠炎属于自身免疫性疾病，异常的免疫反应或正常免疫调节的破坏是溃疡性结肠炎发病的重要环节。本研究 73 例溃疡性结肠炎患者治疗前后 IgG、IgA、C_3 有明显变化。健脾理肠汤加中药灌肠调节溃疡性结肠炎患者免疫功能的作用，考虑与其益气健脾、清热化浊、调气和血的功效相关。现代研究表明，黄芪能增强免疫功能，使白细胞及多核白细胞数量显著增加，使巨噬细胞吞噬百分率及吞噬指数上升，对体液免疫、细胞免疫具有促进作用。其作用途径之一可能是抑制T细胞“旁路系统”，并可能调节NK细胞活性和 $CD4^+/CD8^+$ 水平；白术也能提高淋巴细胞转化率和E玫瑰花结形成率，增强网状内皮系统的吞噬功能；苦参碱可降低过敏介质的释放，为免疫抑制剂，其抑制50%T细胞增殖的浓度为0.55～0.56mg/ml；抑制IL-2产量的浓度为0.1mg/kg。三七具有增强免疫功能，不干扰机体正常的免疫反应。可见，应用健脾理肠汤加中药灌肠治疗溃疡性结肠炎后，患者细胞免疫、体液免疫指标的改善并非偶然。中医扶正补虚治本、清热化浊治标，与西医调节免疫消除内在因素、抗炎、修复愈溃、改善临床症状的认识是一致的。西医治疗溃疡性结肠炎目前提倡针对免疫反应异常中1～2个环节，如：黏膜屏障功能、细胞因子网络中的关键或祸首因子，以及腔内抗原成分予以治疗，以控制炎症，阻止免疫损伤，缓解临床症状。至于本治疗以何种途径和方式，如何进行调节免疫还需要深入探讨。白术能提高淋巴细胞转化率，增强机体网状内皮系统的吞噬功能，促进细胞免疫。白及对非特异性免疫和特异性免疫反应均有促进作用，如活化巨噬细胞，增强天然杀伤性细胞的活性，诱导免疫调节因子的表达等。黄连、苦参、白头翁、土茯苓清热化湿解毒，具有明显的抗炎、抗病毒及增强免疫功能作用。

6. 抑制炎性反应，促进溃疡修复

73例溃疡性结肠炎患者治疗前均有典型的临床表现，绝大多数患者镜下有中重度的充血水肿，多发性的溃疡和糜烂，病理提示有重度炎细胞浸润、溃疡、糜烂、隐窝脓肿等。经过治疗，治疗组35例临床症状明显改善，其中17例患者镜下充血水肿明显减轻，糜烂、溃疡多数消失。红细胞沉降率和C反应蛋白是炎性活动反应指标。本研究结果显示，红细胞沉降率和C反应蛋白在两组治疗前后均明显降低，差异有统计学意义。这说明健脾理肠汤加中药灌肠具有抑制炎性反应，促进溃疡修复的作用。现代药理研究表明，芍药苷具有显著的抗炎作用，对多种致炎剂所致的毛细血管通透性亢进、渗出和水肿及免疫性炎症，均有显著的抑制功效。地榆炭有消炎收敛作用，促进溃疡愈合；从甘草中提取的甘草总黄酮对自由基有很强的清除和抑制作用。现代医学研究表明，黄芪能促进血液循环，调节能量代谢，提高机体免疫力，能够止痛、减轻炎性反应，减少组织渗出，促进上皮修复，加速溃疡愈合之功。黄连有抗菌作用，黄连总碱抑制中性粒细胞浸润，促进氧自由基的清除，减轻机体抗氧化系统破坏。白及有促进凝血、抑制纤溶酶、促进溃疡愈合的作用。白术能提高小鼠红细胞SOD的活性。局部灌肠治疗提高了病变部位血药浓度，使药液与病灶充分接触，迅速吸收，疗效直接，不仅减轻炎性反应，而且可保护肠道溃疡面，起到护膜作用，促进愈合。

7. 固本化浊是缓解症状、减少复发的关键

溃疡性结肠炎治疗难点之一就是减少病情复发，提高患者生存质量。我们认为正虚邪恋，湿浊不化，病情容易反复发作。正虚主要以脾虚为主，脾虚及肾宜以健脾为主，治病求本。补气健脾是固本之法，固本才能扶正，防止病情复发，故曰“四季脾旺不受邪”。脾虚易感受湿邪，湿邪也易从内化生，湿邪黏腻日久化浊，湿轻浊重，积湿成浊，较之湿邪更加稠厚浓重、胶结秽浊，湿相对易化而浊尤其难除。故湿与浊同源、同类，湿乃浊之源，浊乃湿之甚，浊为湿之重，湿浊夹杂为害，并可相互转化。浊邪致病起病缓慢隐袭，病程较长，往往反复发作或缠绵难愈：易困阻脾胃，使脾胃纳运失职，升降失常；易阻滞气机，从而使气机升降失常，气血营卫滞涩不畅；易损伤阳气、重浊趋下；常与痰瘀互结，随体质及环境因素寒化、热化，从而出现种种变局。湿浊作为病邪贯穿于溃疡性结肠炎病变之始终，湿邪致病多在气分，浊邪致病多入营血，湿浊留恋难去成为病情反复的主要原因。只有在正气内虚之基础上，人体虚弱，抵抗力下降，代谢减弱，则浊邪易停滞于内而致病。

本研究发现，浊邪的临床客观指标：①病程日久，反复发作，临床症状多以腹痛、腹泻、黏液脓血便为主；②舌苔薄腻、厚腻或垢苔，脉有滑象；③排泄物、分泌物：可见大便溏泄、黏腻不爽、黏液、脓血等秽浊之物；④病理产物如免疫物质、补体成分等明显升高或局部堆集；⑤肠镜下黏膜充血、水肿、糜烂、溃疡；显微镜下可见大量炎细胞浸润、小脓肿等。

健脾理肠汤具有益气健脾，清热化浊，调气和血作用。我们结合以前的研究基础，在健脾理肠汤方中加土茯苓30g以加强化浊力量。土茯苓是清热除湿的要药，具有较强的化湿解毒作用。《本草纲目》载土茯苓：“健脾胃，强筋骨，去风湿，利关节，止泄泻，治拘挛骨痛，恶疮痈肿。解汞粉、银朱毒。”《本草正义》：“土茯苓，利湿去热，能入络”。《玉楸药解》指出：“土茯

苓……最养脾胃，善止泄利。燥土泄湿，壮骨强筋，止泄敛肠，极有殊效。”据药理研究显示，其具有抗炎和选择性地抑制细胞免疫反应的作用。研究结果显示，治疗组6个月的复发率约为3.03%，低于对照组的14.7%，也低于其他报道的5%～33.3%。因此，我们认为健脾理肠汤的固本化浊的作用是缓解症状，减少复发的关键。

（四）结语

牛兴东教授脾胃病临证学术思想，一方面源于《黄帝内经》《伤寒论》《脾胃论》《临证指南医案》等经典著作，另一方面来源于近现代中医大家的学术思想与临证经验，如董建华的通降法、张镜人的调气活血思想、孔伯华的实脾法、颜正华的调理脾胃观点、关幼波的气血理论，最后形成了其重视脾胃、擅调气血、顾护正气的学术思想。牛兴东教授诊治脾胃病重视脾胃生理功能和病理特点；辨证以虚实、寒热、气血为要点，注重脾胃与肝、肾、心、肺、大肠等脏腑的关系；用药补虚泻实，刚柔相济，运补兼施，寒温并调。提倡防治疾病，脾胃先行；调理脾胃注重气血变化。

学生对牛兴东教授经验方健脾理肠汤加中药灌肠治疗溃疡性结肠炎进行临床随机对照研究，结果显示：两组在改善临床症状、红细胞沉降率、C反应蛋白、免疫指标上基本有效，治疗组在总有效率、总体症状的改善、腹泻次数和脓血便、肠镜变化、复发率均优对照组。并对本病的病因、病机、组方用药特色、作用机理及课题特色进行讨论。课题的创新点是脾虚湿热型溃疡性结肠炎病情复杂、易复发的中心证候是脾虚浊恋，在原方基础上加土茯苓30g进行临床研究，疗效优于对照组，优于其他临床报道。结论：健脾理肠汤加中药灌肠治疗具有益气健脾、清热化浊、调气和血的功效，其固本化浊的作用是缓解症状、减少复发的关键；其作用是通过调节机体免疫功能，抑制炎性反应，促进溃疡修复，改善局部血液流变性和微循环等作用，达到改善症状、治愈疾病的目的。因此，该方药是一种治疗溃疡性结肠炎安全、有效、毒副作用少、易推广的专病专方专药。

高　原（第五批全国老中医药专家学术经验继承工作继承人、
主任医师、教授）毕业论文
牛兴东　审编

论十三

牛兴东教授治疗腹泻型肠易激综合征的临床经验研究

一、“祛风调气化水法”治疗肠易激综合征

肠易激综合征（irritable bowel syndrome，IBS）是一种较为常见的慢性肠功能紊乱性疾病。根据罗马 III 诊断标准，其临床特点为持久存在而间歇发作的腹痛、腹胀、排便习惯及大便性状的改变，经检查无器质性病变证据的综合征。其病因和发病机制至今尚不太清楚，临床治疗效果亦不十分理想。

牛兴东教授通过近五十年的临床和理论研究，对肠易激综合征有独特的见解。他从古代先贤处汲取理论精华，从西医学吸取现代科技对肠易激综合征的认识，熔于一炉，对本病的病因病机和治疗有新认识。牛兴东教授认为，肠易激综合征病位在大肠，与肝、脾、肾关系密切。其病因有外因、不内外因和内因。外因为人体感受风、寒、湿、热而发病；内因是精神神志方面导致疾病发生；不内外因是饮食劳倦所伤。他指出，肠易激综合征是一种本虚标实的疾病。本虚是指初期脾气不足，运化无力，之后发展为脾阳虚，久病及肾，导致肾阳虚衰。标实是指外侵的邪气和正气不足导致代谢产物堆积形成病理产物。

多年来，牛兴东教授采用中医辨证治疗肠易激综合征取得一定疗效，提出“祛风调气化水法”治疗肠易激综合征的观点。现总结如下。

（一）调气法

1. 宣肺气　陈修园《医学实在易》说："气通于肺脏，凡脏腑经络之气，皆肺气之所宣。"《血证论》说："大肠之所以能传送者，全赖于气。气者，肺之所主。"唐宗海《中西汇通医经精义》说："小肠中物至此，精汁尽化，变为糟粕而出，其所以能出之故，则赖大肠为之传导，而大肠之所以能传导者，以其为肺之腑，肺气下达，故能传导，是以理大便必须调肺气也。"肺气虚弱，治节不伸，气化不展，降下无权，致肠道传化失常，加之肺与大肠相表里，主输布津液，肺卫失固，津液不归正道，下渗肠间亦可出现腹泻；肺与大肠相表里，肺气宣肃正常，大肠也能发挥正常传导功能。泄泻患者，肺气的肃降功能与宣发功能不平衡，导致大肠传导加快，产生泄泻。牛兴东教授在临床中使用宣肺提升之品，调整宣肃的平衡，治疗腹泻。他常用桔梗、苏叶、麻黄、防风、荆芥、薄荷等药物宣肺气，常用苏子、紫菀、杏仁、枇杷叶、白前肃肺。牛兴东教授善用玉屏风散、补肺汤治疗肺气虚产生的腹泻，常获良效。

2. 畅肝气　《血证论·脏腑病机论》说："木之性主于疏泄，食气入胃，全赖肝木之气以疏泄之，而水谷乃化，设肝之清阳不升，则不能疏泄水谷，渗泄中满之证，在所不免。"肝脾同属中焦，脾的运化有赖于肝的疏泄。肝疏泄有度，则营养物质输布全身，糟粕下传大肠，排出体外，情志不舒或精神紧张，每易致肝失疏泄，条达不畅，气机郁滞，甚至气滞血瘀，经脉不通而腹胀腹痛；肝郁横逆犯脾，升降失常，肠腑传导失司，致排便异常；便后气滞得畅，故常见便后腹胀、腹痛得以缓解。木郁克土，肝气郁结，克伐脾土，导致脾胃运化失常，产生腹泻。牛兴东教授认为：肝属木、主疏泄，有调畅气机，协助脾胃运化功能，若恼怒忧郁，肝失调达，气机不畅，横逆犯脾，或土虚木侮，肝脾失调可出现泄泻、腹痛。临床主要表现为泄泻发作常与情志因素有关，如有胸胁胀闷，嗳气食少，腹鸣攻痛，腹痛即泻，泻后痛减，矢气频作，舌淡红，脉弦。他善于使用疏肝之品，使肝气调达，疏泄正常，泄泻自止。临床常使用逍遥散加减治疗肝郁腹泻。

3. 敛肝气　肝阴不足，肝阳相对亢盛，导致肝气疏泄太过，产生腹泻。《医方考》说："泻责之脾，痛责之肝，肝责之实，脾责之虚，脾虚肝实，故令痛泻。”临床表现为急躁易怒，口干舌燥，舌红，苔薄干，脉弦。肝阴不足可以导致泄泻，反过来，泄泻日久也可导致肝阴不足。久泄导致水谷精微不能化为阴液，产生肝阴不足，更导致肝阳亢盛，疏泄太过。但使用滋阴之品又有助湿之患。牛兴东教授使用敛肝气的方法治疗，常用白芍、山茱萸、五味子、木瓜、石榴皮等敛肝止泻。这些药物再配合除湿之药，敛肝气，滋肝阴而不助湿邪。

4. 补脾气 《景岳全书》说：“泄泻之本，无不由于脾胃。”脾气虚，不能运化水谷精微，水反为湿，谷反为滞，合污下降，而泻痢作矣。临床表现为纳少，神疲乏力，口淡无味，舌淡苔白，脉弱。牛兴东教授的经验是使用香砂六君汤加减治疗，其尤善于使用黄芪、炒白术、炒山药、炒薏米、砂仁、佛手等补脾而不留邪。

5. 升脾气 脾主运化，胃主受纳。若因长期饮食失调，劳倦内伤，久病缠绵，均可导致脾胃虚弱，中阳不健，清气下陷，水谷糟粕混合而下，遂成泄泻。脾气以升为健，脾气不升，产生腹泻，临床表现为纳少，口干不喜饮水，腹胀，消瘦，伴有胃下垂，子宫脱垂脱肛等内脏下垂疾病。牛兴东教授善于使用升阳益胃汤加减治疗。

6. 通大肠之气 六腑以通为顺。大肠之气不通畅，导致腹胀，腹痛，里急后重，排便不畅，次数增多等症状。大肠之气机通畅，则传化功能正常，腹泻自止。牛兴东教授基于通因通用的治疗原则，在处方中加入通大肠气的药物，如枳实、厚朴、槟榔、陈皮、木香等。牛兴东教授认为：利气、消滞、化湿、祛瘀都为通。牛兴东教授经验是用小量大黄炭祛除湿毒浊邪，使肠胃清洁。

7. 固肾气 《景岳全书》说：“肾为胃关，开窍于二阴，所以二便之开闭，皆肾脏所主，今肾中阳气不足，则命门火衰……阴气盛极之时，即令人洞泄不止也。”指出久病可及肾，肾阳虚衰，不暖脾土，脾失健运，而致泄泻。肾气不固主症：大便溏薄，多挟白色或黄色黏液，腹痛温熨则舒，畏寒怕冷，脐下隐痛，黎明泄泻，完谷不化，食欲不振，伴腰膝酸软，舌质淡胖，边有齿痕，脉濡细或沉。治法：温固肾气。常用四神丸加减，常用药：补骨脂、肉豆蔻、吴茱萸、炮姜、白术、诃子、石榴皮、罂粟壳。

（二）化水法

1. 健脾化水　脾主运化，水谷入胃，经过脾的运化，形成精微物质，供给全身各脏器。如果脾脏不健，运化无力，则水谷内停，变为水湿，下注大肠，产生腹泻。牛兴东教授善于健脾化湿，不治泄而腹泻自止。常用参苓白术散加减。他特别强调，健脾不是一味地呆补，大气一转，其病乃散，补中有散，加入行气之品。但补气与行气要有主次之分，根据脾之虚实，气机的壅滞情况，调整比例。

2. 温肾化水　《素问·逆调论》说："肾者水脏，主津液。"指的就是肾脏对体内津液的输布和排泄，维持体内津液代谢的平衡。肾为先天之本，肾阳为人体的源动力。肾阳虚衰，气化无权，水湿内停，下注大肠，产生腹泻。牛兴东教授善用真武汤加四神丸温肾化水，治疗肾阳虚型泄泻。

3. 淡渗利水　牛兴东教授指出"泄泻均由水作祟"。淡渗法所治的泄泻，其病位主要在小肠，其病机关键是湿盛。由于小肠泌别失职，水液不能渗入膀胱而偏渗于大肠，水反为湿，而成泄泻。《景岳全书》说："泄泻之病，多见小水不利，水谷分则泻自止，故曰：治泻不利小水，非其治也。"利水是治疗泄泻的重要方法。但是，它仅仅是一种方法，必须通过辨证找出是由于何种原因导致水湿内停，在把握内在病机的前提下，给予淡渗利湿，效果会很明显。如果脱离辨证，见泄泻即利水，不但无效，很可能起到相反作用。淡渗法是通过渗水利尿，使水走前阴而达到止泻的。如果过度使用淡渗药物可以伤阴耗气，所以服药期间要密切观察病情的变化，泻缓可减量。牛兴东教授常用五苓散加减配合治疗泄泻。

4. 苦温燥湿　苦能燥湿，湿为阴邪，非温不化。《临证指南医案》说："太阴湿土得阳始运。"《景岳全书》说："脾胃属土，惟火能生。"牛兴东教授指出：对湿邪引起的泄泻，可以温运脾胃以化湿止泻，不可过用寒凉，否则容易冰伏湿邪，即使是湿热之邪，寒凉也应慎用，或与温药同用。牛兴东教授善用生姜泻心汤治疗泄泻，就是苦寒与温燥同用的典范。

5. 风能胜湿　遵《内经》之旨："湿淫所胜，平以苦热，佐以酸辛，以苦燥之,以淡泄之。”应在苦味燥湿、淡渗利湿的基础上,佐以辛味风药。而“风胜则干”,风其性偏燥,风能胜湿,既有燥湿之功,又能振奋脾阳,使脾阳健运,以化湿邪。同时风性善行,走窜力强,能行气发散,宣散湿浊,防止湿邪凝聚,以解除湿邪困脾。牛兴东教授认为:李东垣之升阳除湿汤即以羌活、防风升阳化湿,升麻、柴胡升举脾阳,是治疗脾虚湿盛,清阳不升产生泄泻的最佳方剂。

6. 芳香化湿　湿邪黏滞,阻碍中焦气机。芳香之品可以化湿和胃。对于寒湿型泄泻,牛兴东教授常用藿香正气散芳香温燥,可以除湿止泻,醒脾升阳。藿香正气散出自宋代《太平惠民和剂局方》。牛兴东教授将原方加以化裁,取藿香、陈皮、茯苓、厚朴四味药为主,根据湿热轻重及兼证不同,对其进行加减,作为治疗水湿侵犯上焦及中焦,产生升降失常的常用方剂。全方具有化湿散寒、理气和中、表里双解之效,湿经芳化、温燥、淡渗而除,故其泻得愈。治疗中焦病的治疗原则是“治中焦如衡,非平不安”。藿香正气散是调理中焦,使脾胃升降功能正常的有效方药。应用它应首先抓住主症,以脘腹胀满,腹泻,大便不爽或溏或泻,苔白或白腻或白滑或黄腻,脉多见濡或缓为主症。应用此方还要抓住关键病机,其病机以湿滞阻于中焦,脾胃升降失司为主。

对于湿热型泄泻,牛兴东教授常用的芳香化湿之品是藿香、佩兰、荷叶、青蒿、薄荷等辛凉之品。

(三)祛风法

牛兴东教授认为,肠易激综合征属于伏气泄泻的范围,并且此伏邪为风邪。《素问·风论》曰:“久风入中,则为肠风、飧泄。”肠易激综合征根据罗马Ⅲ标准:最近的3个月内每个月至少有3天具有反复发作的腹痛或不适症状及腹泻每日>3次。可见,肠易激综合征属于久泄范畴。现代临床也有大量报道:肠易激综合征与肠道感染、食物过敏、过去的精神刺激有关。这也可以理解为邪气伏于肠道,待下次同样的刺激出现或脾胃虚弱之时发病。

古代医家对风泄有较多论述。但查阅大量现代资料和论文发现:对风泄的论述很少。仅有几篇文章报道运用祛风药可以治疗肠易激综合征,在文章中提及风药作用时,强调可以升阳、醒脾、疏肝、胜湿,但没有人强调风药可以“祛风”。

牛兴东教授指出，现代研究对导致肠易激综合征的病因集中在湿邪。因为腹泻，呈水样便，很形象，肉眼可见。但什么是“风”，目不可见，加之受现代医学的影响，认为“风邪怎么可能长期潜伏于肠道呢”？但中医要坚持用中医自己的理论和思维来判断疾病。只要符合“风”的特性，就是风邪。

牛兴东教授指出：风邪为病，善行而数变。风邪致病，其病位游移，行无定处的特点，是善行的表现。其变幻无常和发病迅速的特点是数变的表现。肠易激综合征呈阵发性，发展快、痛势急、痛无定处，腹痛的部位呈游走性，有时肚腹拧痛，有时微微作痛，但排气排便后腹痛迅速缓解。风善行而数变的特点，它都符合。腹泻时大便急迫，多呈喷射状，并夹有泡沫，符合风邪主动、开泄的特性。

肠易激综合征多伴有焦虑、失眠等肝失条达、心失藏神，导致厥阴风木易动的发病因素。这是内风致病的特征。正如《类证治裁》指出：“风依于木，木郁则化风。”叶天士《临证指南医案·泄泻》则明确指出，泄泻可由“阳明胃土已虚，厥阴肝风内动”所致。

现代医学调查发现：在肠易激综合征的患者中，曾患肠道感染的比例相当高。感染虽然通过治疗后，现代医学手段已经检测不出细菌、病毒了，但是肥大细胞表达增多，5-羟色胺分泌增多，肠道菌群比例发生变化，这就说明病邪仍潜伏于大肠，等待诱因而发病。肠易激综合征的发生与肠道应激性增强有关。应激反应引起5-羟色胺释放增多，直接刺激肠蠕动增强，甚至产生肠痉挛。正如《素问·至真要大论》说：“诸暴强直，皆属于风”。由于风性主动，风入肠中，肠管蠕动增强，水气在肠腔相搏，从而产生腹鸣及便泄。羌活、独活、防风、葛根等药能祛肠中之风，使肠管蠕动减慢，从而改善消化吸收功能，缓解腹鸣、泄泻等症。

牛兴东教授指出：风泄的典型临床表现是肠鸣腹痛、发作突然，大便急迫，呈喷射状，便后腹痛消失，排气较多，便中带泡沫，舌淡红，苔薄白，脉弦。治法为祛风解痉，健脾益气。药用风泄汤加减。方由羌活、防风、葛根、炒白芍、党参、炒白术、茯苓、陈皮、甘草组成。因风为百病之长，易兼夹其他病邪。如风夹热，与葛根芩连汤合方；风夹寒，与桂枝人参汤合方；风夹湿，与胃苓汤合方；风夹痰，与二陈汤合方。

（四）验案举隅

宋某，男，49岁，公务员。初诊日期：2003年8月25日。

主诉：腹泻10年。现病史：患者10多年来每因受凉或精神紧张，情绪变化而出现腹泻，每日2～3次，伴有便前腹痛，肠鸣，腰困，有时晨起连续便2次，饮食尚可，口干不明显，饮水不多，睡眠一般。舌苔薄白，舌质淡红，脉沉滑。既往史：高血压、心肌供血不足。中医诊断：泄泻。辨证：肝脾不调，肾阳不足。西医诊断：肠易激综合征（腹泻型）。治法：柔肝健脾，温肾升清。

处方：痛泻要方加减。

炒白芍20g	炒白术15g	防风10g	陈皮12g
炮姜15g	肉桂10g	柴胡10g	煨乌梅12g
补骨脂15g	肉豆蔻6g	煅龙牡$_{各}$20g^{先煎}	

7剂，每日1剂，水煎400ml，分2次口服。

二诊2003年9月1日：服药后大便正常，每日一次软便，小便正常，饮食睡眠较好，精神情绪稳定。处方：守上方加五味子12g，巩固疗效。7剂，每日一剂，水煎400ml，早晚口服。

电话随访：饮食、二便、睡眠、情绪均正常。

按语：此病例中医诊断为泄泻，西医诊断为肠易激综合征（腹泻型）。牛兴东教授认为：此患者每因受凉加重，舌质淡，晨起即泻为肾阳不足的表现；而精神紧张，情绪变化时症状加重，是肝脾不调的症状。牛兴东教授认为肝郁、脾虚是其病机的关键。因此，以疏肝健脾法为基础的随证加减在腹泻型肠易激综合征治疗中的运用，既体现了中医"治病求本"的基本理念，也体现了辨证施治个体化治疗的基本原则。

传统"痛泻要方"为治疗肝脾不和"痛泻"的典型方剂。本方原名为"治痛泄要方（刘草窗）"，最早见于明代虞抟《医学正传》。在《景岳全书》中，其又名白术芍药散。痛泻之证是由土虚木贼，肝脾不和，脾运失司所致。其症见肠鸣腹痛，大便泄泻，泻多腹痛；或"腹内先胀，继而作痛，泻下不多，泻后舒畅，反复发作"。除痛泻外，还可并见食欲不振，脘腹作胀，大便中夹有未完全消化的食物等。

"痛泻要方"方中炒白术健脾燥湿和中；白芍药养血柔肝，缓急止痛；

陈皮和中化湿,理气醒脾;防风散肝舒脾。诸药合用,泻肝补脾,调和气机,故痛泻可止。牛兴东教授认为:此方中四味药物配合十分精妙。尤其防风一味,功效有四:具有“风能胜湿”、升阳、疏肝解郁,醒脾开胃功能。在用量上,牛兴东教授的经验是少量使用,取其气而不取其味。牛兴东教授按照汪昂“久泻皆由肾命火衰,不能专责脾胃”的观点,选取中医经典方四神丸加减,治疗腹泻型肠易激综合征脾肾阳虚证,其中补骨脂辛苦、性热而补命门,为壮火益土之要药,肉豆蔻温脾肾而涩肠止泻,再配以痛泻要方调和肝脾。全方既能温补脾肾,又能疏肝理脾,使寒邪去,气血通畅,肝脾调和,诸症消失。

在二诊中加入五味子巩固疗效。牛兴东教授认为:腹泻型肠易激综合征不但要重视疏肝健脾温肾,而且久泻必伤津液,导致肝阴不足,肝阳相对亢胜,疏泄太过,导致腹泻和情志障碍,在药物使用上应该加入柔肝之品,但又不能助脾湿。五味子、白芍、乌梅、木瓜为较好选择。

在临床中取得可喜疗效,不仅体现在主要症状腹痛腹泻的改善或消除,而且患者的自觉症状也得到了明显减轻或消除。

二、“祛风药”治疗肠易激综合征

祛风药是指具有发散风邪,祛风胜湿功能的一类药物,临床上主要用于治疗外感风邪及风湿类疾病。根据风类药物的作用特点,结合脾胃病的病理表现,在前人经验的基础上,牛兴东教授在临床上治疗脾胃病时,适当加入部分祛风类药物,常常能收到较好的效果。

“风”与“泄泻”的关系,古人已经做了精辟的论述。如:《儒门事亲》有云:“春伤于风,夏生飧泄,此以风为根,风非汗不出。”《伤寒论》:“太阳病,外证未除,而数下之,遂协热而利,利下不止,心下痞硬,表里不解者,桂枝人参汤主之。”“太阳病,桂枝证,医反下之,利遂不止,脉促者,表未解也,喘而汗出者,葛根黄芩黄连汤主之。”张从正用发汗散风之法治飧泄,他指出:“飧泄不止,日夜无度,完谷下出,发汗可也。”《医述》:“凡泄,水谷不化,谓之飧泄,是清气在下,胃气不升,古人皆以升浮药治之。”李中梓指出:“气属于阳,性本上升,胃气注迫,辄尔下陷,升、柴、羌、葛之类,鼓舞胃气上腾,则注下自止，又如地上淖泽，风之即干，故风药多燥，且湿为土病，风为木药，木可胜土，风亦胜湿，所谓下者举之是也。”清初喻嘉言《医门法律》明确提出，运用逆流挽舟之法治疗痢疾水谷下流之病，人参败毒散为逆流挽舟法的代表方。其中风药在方中具有升举清阳、鼓舞正气、宣通气机、枢转邪气外出的作用，是其能于“逆流中挽舟楫上行”的主要配伍。

牛兴东教授在使用“祛风药”时有自己独特的见解，认为此类药物在治疗肠易激综合征时有 6 个方面的作用。

（一）祛风药疏肝解郁

《内经》云：“凡十一脏皆取决于胆”；李东垣认为“胆者，少阳春升之气，春气升则万化安。故胆气春升，则余脏从之，胆气不升，则飧泄、肠澼不一而起矣。”胆附于肝而属木，肝主疏泄，脾主运化，脾胃的气机升降与肝气的疏泄功能密切相关。《素问·保命全形论》指出：“土得木而达。”脾为阴土，全赖肝木的条达疏泄及升发作用，脾方能健运生化。肝木疏泄不及，则脾土运化无力，易出现两胁胀满，脘闷不舒，腹胀纳差。肝木疏泄太过，横逆犯土，可致木旺乘土，使脾阳不升，清气下降，出现腹痛、腹胀、肠鸣、泄泻等症。治疗除用疏肝健脾药之外，常配以柴胡、升麻、羌活、薄荷、防风之风类药物以升阳益气。风药属木，善于条达肝气。李东垣曰：“诸风药升发阳气，以滋肝胆之用，是令阳气生，上出于阴分。”在升发肝胆之气的众多风药中，李东垣认为，“调理脾胃须羌活以散肝结”。

【验案举隅】

患者，男，35 岁，2013 年 5 月初诊。

主诉：腹痛、腹胀、腹泻两年余。现病史：两年前患者因工作压力大后出现腹痛、腹胀、腹泻，以晨起为著，伴肠鸣，泻后痛减，大便质稀，夹少量黏液，甚或水样便，无脓血，无里急后重，曾于外院进行治疗（具体药物不详），无明显好转。现症见：腹痛腹泻、腹胀、肠鸣，每日 4 ～ 5 次不等，夹有少量黏液，无里急后重，无脓血便，舌淡，苔薄白，脉弦缓。辨证：肝郁脾虚，湿积气滞。治法：抑肝扶脾，祛风除湿。处方：

党参 15g	炒白术 15g	茯苓 15g	柴胡 6g
炒白芍 12g	陈皮 15g	防风 15g	羌活 6g

煨木香 12g　　芡实 15g　　煨乌梅 12g

5 剂后，每日大便减为 2 次，无黏液，腹痛腹胀减轻，肠鸣减少。前方再服 5 剂，上述症状基本消失，患者生活恢复正常。

（二）祛风药升阳

脾胃为后天之本，气血生化之源。饮食水谷，经过脾胃的运化吸收，在脾气升清的作用下，将精微物质布散全身，故脾气以上行为顺，脾气上升，则阴土始运，中气不升，必致下陷。风类药辛温通达，其性升浮，能助脾气升腾。风药属木，又能疏达肝气，调节脾胃的气机升降。李东垣所著《脾胃论》载方 63 首，而用风燥升阳药者 31 方，其中以升麻、柴胡、羌活、防风最为常用。由于风类药的作用特点，常用于配合补气药物以治疗中气虚弱、阳气下陷的病证。两者配伍，能够鼓舞阳气，升清举陷，使阳升有助益气，气行利于脾健。

【验案举隅】

王某，男，26 岁，2013 年 5 月 18 日来诊。

主诉：腹泻三年，加重伴腹痛肠鸣 6 个月。现病史：患者三年前受凉加饮食不慎，出现稀水样便，每日 5 次，经诊所诊治，腹部稍感舒适，腹泻次数略减，照常工作、饮食，不以为意。遂致便泄日久不愈，时发时止，时溏时稀，夹有完谷不化，每日 2 ～ 3 次。近 6 个月来每日腹泻稀糊样便 5 ～ 6 次，无脓血、黏液，伴腹痛，肠鸣，胃纳不佳，饮食乏味，形瘦神疲，舌质淡苔薄白，脉虚弱。辨证：中气不足，湿邪阻滞。治法：升举中阳，健脾益气渗湿。处方：

党参 12g　　炙黄芪 15g　　炒白术 12g　　茯苓 12g
炒山药 15g　　炒薏苡仁 12g　　桔梗 9g　　升麻 6g
羌活 6g　　防风 9g　　焦三仙各 12g　　炙甘草 6g

共服 21 剂，诸症悉除。

（三）祛风药胜湿

脾居中州，属土，以阳为本，以升为顺，喜燥而恶湿。叶天士指出：“太阴湿土，得阳始运，阳明燥土，得阴自安；以脾喜刚燥，胃喜柔润也”。脾有运化水湿的功能，脾阳虚弱，运化失司，则易致水湿内停。而水为阴邪，一旦停聚，又会困遏脾阳，阻滞气机，加重脾阳虚衰。姚止庵云："脾本湿土，而性则喜燥，盖湿极则气滞而不能运化矣。"治疗遵《内经》之旨："湿淫所胜，平以苦热，佐以酸辛，以苦燥之，以淡泄之。"应在苦味燥湿、淡渗利湿的基础上，佐以辛味风药。"风胜则干"，风药其性偏燥，风能胜湿，既有燥湿之功，又能振奋脾阳，使脾阳健运，以化湿邪。同时风性善行，走窜力强，能行气发散，宣散湿浊，防止湿邪凝聚，以解除湿邪困脾。李东垣之升阳除湿汤即以羌活、防风健脾化湿，升麻、柴胡升举脾阳，而治疗脾虚湿盛。

【验案举隅】

李某，男，34 岁，2014 年 2 月 16 日就诊。

主诉：腹泻、腹痛半年。现病史：半年前，患者无明显诱因出现腹泻腹痛，便中带黏液，排便不爽，里急后重，纳呆，不喜饮水。刻下症：腹泻腹痛，便中夹黏液，排便滞涩不畅，里急后重，无口干口苦，不喜饮，纳差，寐安，舌质淡，苔白腻，舌体略胖。左右脉濡。辨证：脾虚湿盛，湿阻气机。治法：行气燥湿健脾。处方：

苍术 12g	厚朴 9g	茯苓 12g	泽泻 12g
炒白术 15g	羌活 6g	防风 12g	柴胡 6g
白蔻仁 6g	薏苡仁 30g	姜半夏 9g	通草 3g

共服 15 剂，诸症悉除。

（四）祛风药醒脾开胃

【验案举隅】

柳某，女，55 岁，2014 年 1 月 12 日来诊。

主诉：腹泻、发热 1 天。现病史：2014 年 1 月 11 日，适逢天气炎热，患者晚间贪凉，大量饮冰水，第二天腹泻身热而来就诊。现症：恶寒发热无汗，鼻塞声重，头痛腹痛，肠鸣泄下清稀，每天 10 ～ 12 次，舌质淡苔白，脉浮。辨证：暑湿兼风寒。治法：疏风胜湿。处方：

炒白术 12g	茯苓 12g	麸枳壳 15g	藿香 15g
佩兰 15g	桔梗 9g	独活 9g	羌活 12g

荷叶 9g　　白芷 6g　　苍术 12g

服药 2 剂，汗出，热退痛止，更用 2 剂，下利自止。

（五）祛风药调节肺脏宣发肃降功能

腹泻型肠易激综合征多因情志失调、饮食不节及外感风寒等导致肠道气机升降出入失常而发病。治疗上着重调整气机，使升降出入平衡，脏腑安和。肺主一身之气，肺失宣肃，则全身之气皆滞。故治气者，皆当治肺。腹泻型肠易激综合征是一种慢性心身疾患，症状发作和加重常与情绪因素有关。肝郁乘脾，土不生金，肺气虚弱，治节不伸，气化不展，降下无权，致肠道气机不利，不通则痛，传化失常，或腹泻或便秘。肺与大肠相表里，主输布津液。肺卫失固，营卫不调，则影响肠道气血不和。反之，肠道气机不利，亦累及于肺。肺气肃降，大肠腑气通畅，出入有常。肺失宣肃，气机升降无主，津液不归正道，必影响肠道传化。肺主气，肝疏气，调和肠胃。腹泻型肠易激综合征因情志抑郁而诱发者，表现为腹痛，腹泻或大便不爽或腹泻便秘交替，嗳气，腹鸣矢气，病情时轻时重。治疗时若疏肝不应，可责之于肺。肺主一身之气，气为血帅。气通则肝能疏泄，情志得畅，肝脾调和，统摄有固，肠道传化正常。同时肺与大肠相表里，肺气逆郁，则大肠壅滞，表现为腹痛、腹胀、腹鸣、大便秘结或不爽。治疗以宣肺理气，疏和肠胃。

【验案举隅】

丁某，女，45 岁，2012 年 9 月 15 日来诊。

主诉：腹泻、腹痛半个月。现病史：患者半个月前因感冒引发腹泻，服药后发热消失，但仍咳嗽伴腹泻，每日 4 次，稀便，腹痛怕凉。刻下症：腹泻，偶有咳嗽，腹中隐痛且畏凉喜暖，无呕恶反酸，纳食稍减，口淡不渴，寐安，小便清长，大便稀溏不成形，一日 4 行。舌质淡、苔白，舌体适中。左右脉浮。辨证：风寒外感，湿阻气机。治法：宣肺散寒胜湿。处方：

桂枝 10g　　炒白芍 10g　　生姜 10g　　甘草 5g

杏仁 10g　　厚朴 10g　　苍术 10g　　茯苓 10g

麻黄 6g

3 剂后，诸症皆消失。

（六）祛风药引经报使

祛风药在临证中往往借其辛温通达、轻扬上升之性，发挥引药归经的功效。如：逍遥散中柴胡、薄荷亦可引药入肝；桔梗为药中之舟楫，载药上行之佳品，治下痢、里急后重时，常加入桔梗，可引药上行开宣肺气而调气导滞。

牛兴东教授在使用“祛风药”时，不是一成不变，而是在治疗脾胃病时辨证使用它们。如湿邪困脾，牛兴东教授使用藿香、佩兰、苏叶等“祛风药”化湿醒脾；如阳气不升而下陷，使用升麻、葛根、柴胡等；如肝气郁结，使用柴胡、防风、薄荷等；如肺脏宣发肃降功能失调，使用麻黄、羌活等。在用量上，牛兴东教授的经验是少量使用，但煎药时要后下，取其气而不取其味。

三、腹泻型肠易激综合征的中医研究

（一）病名的沿革

腹泻型肠易激综合征以泄泻为主症。《内经》时期以“泄”称之，《内经》所言诸泄，覆盖的内容非常广泛，除了没有“泄泻”之名，几乎涵盖了以后各朝代大部分泄泻相关病名。汉唐时期把“下利”包括其中，宋代后才统称为“泄泻”。《难经》在“五泄”中将“痢疾”与“泄泻”合在一起论述。汉唐方书多称“下利”，如医圣张仲景在《金匮要略》中的“下利”是泄泻和痢疾两种疾病。“下痢”或“泻痢”是晋唐时期泄泻与痢疾的病名。因此，在两宋之前，泄泻与痢疾在治疗上没有区别，把它们看成一种疾病，造成了一定的困惑。宋代以后将“泄泻”与“痢疾”分开阐发。《太平圣惠方》最早出现“泄泻”病名，“泄泻”专篇论述见于《圣济总录》中。《三因极一病证方论》将泄泻分为虚寒泄泻、实热泄泻、冷热泄泻三种，泄泻的病名逐渐确立。

明代张景岳《景岳全书》有伤食泄、风泄等九泻之论。其中对风泄的提出是巨大贡献。明代李中梓《医宗必读》提出了泄泻七证，如肾泄、鹜泄、飧泄等。李中梓从病因学角度阐述了泄泻的形成，尤其是对“飧泄”的病因病机分析，是对《内经》的补充和发挥。清代雷丰《时病论》按伏邪之有无，把泄泻分为伏气泄泻和时邪泄泻两大类。其中“伏气泄泻”是对《内经》“春伤于风，夏生飧泄”的理论升华，对临床更具有实际意义。明清时期，对泄泻病名的认识基本完善；医家大多在继承前人观点的基础上，对泄泻的认识又有新的创新。

泄泻在不同的分类中，有不同的名称，大多分为这样几类：以病因病机命名有“寒泻”“热泄”等；以症状命名有“滑泄”“鹜溏”等；以病变脏腑命名主要有“肝泻”“肾泄”等；以病势命名有“暴泄”“缓泄”等。总之，历代医家多是根据泄泻的症状、发病脏腑及病因病机对本病进行命名。

（二）古代对泄泻病因病机的认识

1. 病因病机

（1）感受外邪导致泄泻：《内经》对外邪引起的泄泻做了详尽的论述。《内经》中说：“久风入中，则为肠风飧泄。”说明风邪可以引起泄泻，并提出肠风之名称。牛兴东教授在此基础上进行阐述，创制了“风泄汤”，专门治疗此型泄泻。《素问·六元正纪大论》云：“长夏善病洞泄寒中。”《灵枢·邪气脏腑病形》说：“大肠病者，肠中切痛，而鸣濯濯，冬日重感于寒即泄，当脐而痛。”这两条讲了寒邪导致泄泻，并形象地描述了腹痛及肠鸣等症状。在《素问·至真要大论》中说：“暴注下迫，皆属于热”，说明热邪导致的泄泻发病较急，腹泻严重。在《素问·六元正纪大论》中讲：“湿胜则濡泄，甚则水闭胕肿。”并且《杂病源流犀烛·泄泻源流》也说：“是泄虽有风寒热虚之不同，要未有不源于湿者也。”明确指出了湿邪是导致泄泻的基本病因，其他外邪是附着于湿邪发病。

（2）五脏不调导致泄泻

1）脾虚湿盛导致泄泻：《素问·藏气法时论》说：“脾病者，虚则腹满肠鸣，飧泄，食不化。”首次提出脾是导致泄泻的主要脏腑，指出虚是主因。《类证治裁》阐述脾湿不运致泻：“泄泻者，胃中水谷不分，并入大肠，多因脾湿不运。”强调了“湿”与“脾”二者的关系。因脾不运，故产生湿邪。脾为胃行其津液，脾的功能低下，则小肠秘别清浊功能失常，水谷不分，并入大肠，产生泄泻。张介宾明确指出：“泄泻之本，无不由于脾胃。盖胃为水谷之海，而脾主运化，使脾健胃和，则水谷腐熟，而化气化血，以行营卫。”张介宾明确提出脾胃的损伤导致水谷转化精微障碍，反变为湿浊，产生泄泻。

把泄泻产生的病理过程阐述得非常精辟，是论述泄泻的千古名言。《脾胃论》说："形体劳役则脾病，病脾则怠惰嗜卧，四肢不收，大便泄泻。"指出劳累和思虑过度会损伤脾胃，导致泄泻。《太平圣惠方》云："夫脾与胃为表里……若肠胃虚弱受于气，或饮食生冷伤于脾胃，水谷不消，大肠虚寒，故成水泻也。"指出肠胃虚弱会导致外邪入侵，水谷不化，产生腹泻。强调了脾胃虚为本，邪气盛为标，二者共同作用产生疾病，并且会出现恶性循环。

上面两条医家论述均指出：脾胃虚弱，运化不行是导致湿邪内生的原因，而湿邪又反过来阻碍脾胃的升清降浊，出现泄泻。

2）肝郁脾虚导致泄泻：《素问·宝命全形论》曰："土得木而达"。首次提出肝与脾的生理病理关系。它从五行生克的角度阐述，形象地指出脾胃得到肝的疏泄调达则运化顺畅，同样肝得到脾胃的滋荣则疏泄有节，肝体柔和，肝用调达。生理上，肝木调达则脾土自安，运化正常；病理上，肝失疏泄，脾的升降失常，运化无力，出现泄泻。叶天士所云："肝病必犯土，是侮其所胜也，克脾则腹胀，便或溏或不爽。"他从肝克脾的角度说明了肝病导致脾胃产生一系列病理反应，从病理上强调两者密不可分。《医方考》云："泻责之脾，痛责之肝，肝责之实，脾责之虚，脾虚肝实，故令痛泻。"这句经典论述把泄泻的两大症状"腹痛""泄泻"的病机阐述得非常准确，也提出了"脾虚肝实"的经典泄泻证型。

柯琴注曰："人身肝主疏泄，疏者条达而上也，泄者顺利而下也……木气太泄则暴注，暴注者泄为太过之故也。"泄泻病位虽然在肠胃，但与肝的疏泄关系密切；肝的功能障碍是导致泄泻的重要因素。肝有"疏"与"藏"两种相反的功能，两者必须平衡；如果太过，则均会导致腹泻。

3）脾肾阳虚导致泄泻。在《灵枢·邪气脏腑病形》篇中说："肾脉……小甚为洞泄。"指出肾为先天之本，肾阳不足，不能温煦脾土，镬中水冷，导致洞泄。《普济方》云："人皆以泄为脾恙，而不知肾病有泄焉。"此句评述了当时医家仅仅重视脾胃导致泄泻，而忽视了肾病对泄泻的影响。清代林珮琴说："肾中真阳虚而泄泻者，每于五更时，或天将明时，即洞泄数次。"他明确提出肾阳不足导致泄泻，并且详细阐述了病理过程及临床症状；对五更泻研究较为深入，对后世产生很大影响。《医学笔记》中对于肾主二便有着生动描述："人之水谷入胃，以次传入小肠，斯时虽已腐熟，而清浊犹未分也；至于阑门，而得命门之火熏蒸分布，于是水液渗入膀胱，糟粕下入大肠……”。指出肾的温煦作用在水谷转化为精微的过程中的重要性，也明确了肾阳虚衰、水谷不化、合污下降是泄泻的重要病机。《景岳全书·泄泻》指出：“肾为胃关，开窍于二阴，所以二便之开闭，皆肾脏之所主，今肾中阳气不足，则命门火衰……当阳气未复、阴气盛极之时，即令人洞泄不止也”。强调了肾阳对二便的控制作用。如果肾阳不足，火衰寒盛，洞泄不止。同时，肾阳不足，脾阳也虚，运化水谷能力减弱，导致体内水湿泛滥，出现泄泻。

4）肺的功能失调导致泄泻：在《灵枢·邪气脏腑病形》篇云：“肺脉……小甚为泄。”首次提出肺与泄泻的关系。肺脉小，说明肺气不足，宣发肃降无权，影响正常水谷精微代谢，化为水湿，合污下降，泄泻作矣！在《中西汇通医经精义》中说：“大肠之所以能传导者，以其为肺之腑。肺气下达，故能传导。”肺与大肠相表里，肺病则大肠传导功能会出现障碍，产生泄泻或便秘。喻嘉言说：“但使肺热，不传于大肠，则飧泄自止。”指出肺热可下传大肠，出现腹泻，也是肺脏导致腹泻的一种原因。

（3）饮食所伤导致泄泻：在《景岳全书·泄泻》说：“若饮食失节，起居不时，以致脾胃受伤，则水反为湿，谷反为滞，精华之气不能输化，乃致合污下降而泻痢作矣。”指出饮食不节，先伤脾胃，之后出现水谷精微反化为水湿之邪，出现腹泻。这是因邪致虚的结果。在《济生方·宿食门》就指出“若禀受怯弱，饥饱失时，或过餐五味……停聚胃脘，遂成宿滞。轻则吞酸呕恶，胸满噫噎，或泄或利，久则结聚……此皆宿滞不消而生病焉”。患者本身脾胃虚弱，再受饮食不节损伤，导致泄泻，这是典型的因虚致泄。《症因脉治》说：“饮食自倍，膏粱纵口，损伤脾胃，不能消化，则成食积泄泻之症。”患者过量饮食肥甘厚腻之品，超过正常人体的承受范围，导致泄泻，这是因实致泄。现代人经常出现此类疾病，很有现实意义。

（4）血瘀脉络导致泄泻：叶天士《临症指南医案》中提出：“经主气，络主血，初为气结在经，久则血伤入络。”这为久病入络提供了理论依据。肠易激综合征是久泄，符合久病入络的学说，为后世用活血通络法治疗泄泻提供了理论基础。王清任在《医林改错》中提出：“泻肚日久，百方不效，是总提瘀血过多。”患者久病不愈，气滞湿阻，久病加之气虚，推动血液无力，导致络脉瘀阻。这是久病入络的病机。血瘀脉络导致水谷精微不能正常通过脉道输布到全身，产生积聚，生理循环出现障碍，水谷化为湿邪，导致泄泻。

（5）情志失调导致泄泻：《素问·举痛论》说："怒则气逆，甚则呕血及飧泄。"首次指出情志导致泄泻。怒则气上，人体正常的升降被打破，水谷精微不能正常输布，"清气在下，则生飧泄；浊气在上，则生䐜胀"。宋代陈无择《三因极一病症方论·泄泻叙论》说："喜则散，怒则激，忧则聚，惊则动，脏气隔绝，精神夺散，以致溏泄。"其形象地指出七情内伤导致的各种病理气机异常，产生泄泻。在《景岳全书·泄泻》中说："凡遇怒气变作泄泻者，必先以怒时夹食，致伤脾胃，故但有所犯，即随触而发，此肝脾二脏之病也。盖以肝木克土，脾气受伤而然。"指出怒与脾胃的关系，肝木是通过损伤脾胃产生泄泻。因此，牛兴东教授经常讲：脾胃虚为泄泻之本，肝失疏泄为泄泻之标。肝强脾弱，泄泻自作。

（6）痰饮导致泄泻：《金匮要略·痰饮咳嗽病脉证并治》提出："其人素盛今瘦，水走肠间，沥沥有声，谓之痰饮。"并提出"病痰饮者，当以温药和之"，首次提出痰饮导致泄泻。元代朱丹溪《丹溪心法·泄泻》："泄泻有湿、火、气虚、痰积、食积……"朱丹溪提出"痰生百病"的理论，指出泄泻应从痰论治。《类证治裁》中指出："痰泻成因是由积湿成痰，留于肺中，故大肠不固所致。"《寿世保元》中指出："或泻或不泻，或多或少者，痰也。"

（7）"风邪"导致泄泻：《灵枢·百病始生》中对风邪侵入肠胃的过程有详尽的论述："是故虚邪之中人也，始于皮肤，皮肤缓则腠理……留而不去，传舍于伏冲之脉，在伏冲之时，体重身痛。留而不去，传舍于肠胃，在肠胃之时，贲响腹胀，多寒则肠鸣飧泄食不化，多热则溏出糜。"《诸病源候论》关于"水谷痢"的论述是对《黄帝内经》风泄理论的延续。"水谷痢者，由体虚腠理开，血气虚，春伤于风，邪气留连在肌肉之内，后遇脾胃大肠虚弱，而邪气乘之，故为水谷痢也。"其指出只有当正气不足时，风邪才能入侵肠胃，并且指出风邪可以潜伏于体内，当正不胜邪时即发病。这是重要的理论创新。唐代《备急千金要方》在《论杂风状》中提到一条"大肠中风者，卧而肠鸣不止，灸大肠俞百壮，可服续命汤"，首次明确提出了可以用灸法及续命汤来治疗风入肠中，首次有具体方剂治疗"风泄"。续命汤中大多为祛风之药。可见，"风泄"需用"风药"治疗。《医门法律》云："风邪伤人，必入空窍，而空窍惟肠胃为最。风既居于肠胃，其导引之机，如顺风扬帆，不俟脾之运化，食入即出，故飧已即泄也。"其指出胃肠是"风邪"最易入侵的部位，“风泄”是临床常见证型，不应该被忽视。

2. 辨证论治

（1）健脾化湿：张景岳说：“凡脾气稍弱，阳气素不强者，一有所伤，未免即致泄泻。此虽为初病，便当调理元气。”张氏倡导用四君子汤、参苓白术散等方治之。若虚而兼滞者，又当扶正与祛邪兼顾，以六味异功煎健脾和胃，行气散寒，标本同治。《育婴秘诀》云：“泄泻先须辨五因，治分三法见于经，养其脾胃常为本，莫使五虚成慢惊。”强调补养脾胃是治疗泄泻的根本。朱丹溪继承前人脾胃为“气机枢纽、升降之源”的认识，治疗泄泻以理中汤类为基本方健脾行气，调畅中焦气机，脾气健运则泄自止。“脾泄腹胀满，肠鸣，食不化，呕吐，宜理中汤。”朱丹溪说：“湿用四苓散加苍术，甚者苍、白二术同加，炒用燥湿兼渗泄”，并提出治疗泄泻，燥湿淡渗利湿是重要手段。

（2）疏肝理脾：《景岳全书》说：“若思郁不解致病者，非得情舒愿遂，多难取效。”清代叶天士在《临证指南医案·泄泻》中认为久患泄泻，“盖阳明胃土已虚，厥阴肝风振动内起”，创泄木安土之法。用甘以理胃，酸以制肝。

两位医学大家均指出，治肝是治疗泄泻的重要途径。景岳提出调节心情，使其舒畅是疗效的保证。叶天士提出泄木安土法是对脏腑相关理论在治疗上的创新。

（3）温补脾肾：《伤寒论》第273条云：“太阴之为病，腹满而吐，食不下，自利益甚，时腹自痛。”太阴病乃中阳不足，运化失职，寒湿内停，升降失常，下利是太阴的本症；治疗当温中散寒、健脾燥湿，方用理中汤。若虚寒下利较重，可用四逆汤补火生土。

（4）清热化湿：李中梓提出治泄九法，对于湿热泄泻，治以清凉。湿热泄泻常发于夏秋季，多因热淫湿邪或夏令暑湿蕴结肠胃，邪热交蒸，热迫肠道，津为热迫而下注。其泻为暴注下迫，泻下急迫，泻而不爽，肛门灼热，粪色黄褐而臭，心中烦乱，口渴溲少，舌苔黄腻，脉滑数。“热者清之”，治宜清热化湿，厚肠止泻，常以葛根芩连汤加减。《伤寒论》第172条说：“太阳与少阳合病，自下利者，与黄芩汤。”此为少阳郁火下迫阳明，大肠传导失常而下利，症见下利黏腻不爽，并常伴有发热、腹痛、里急后重、肛门灼热、口苦、舌红少津、脉弦数等，治用黄芩汤以清热止利。

（5）活血化瘀治泄：《医林改错》中提出：“血活津门无挡，水出泻止。”“治病之要诀，在明白气血。”并且提出用膈下逐瘀汤治疗泄泻，是对泄泻疗法的重要补充，发古人之未发，确实是一大理论及临床创新。

（6）化痰祛饮治泄：张元素曰：“有痰而泄利不止，甚则呕而欲吐，利下而不能食，由风痰羁绊脾胃之间，水煮金花丸主之。”朱丹溪也主张痰生百病，痰可致泄。治以二陈汤加减，临床疗效肯定。其实最典型的化痰化饮治疗泄泻的方剂是《伤寒论》中半夏泻心汤，病理基础是脾胃气虚，中焦寒热错杂，痰湿阻滞，导致泄泻；而医圣发明辛开苦降之法，使中气足、痰湿去、寒热调，泄泻自止。

（7）祛风治泄：中医学认为，腹中雷鸣为风行地中之象，脉弦表示有风邪。由于风性主动，风入肠中，肠管蠕动增强，水气在肠腔相搏，从而产生腹鸣及便泄。古代医家对风邪导致的泄泻做出了丰富的论述。

《伤寒论》第32条说：“太阳与阳明合病者，必自下利，葛根汤主之。”这种情况是风寒束表，向内逼迫大肠，过度传导而产生泄泻，临床症状以表邪为主，里证见下利，治用葛根汤发汗解表、祛风止泄，喻嘉言称之为逆流挽舟法。《伤寒论》第34条又说：“太阳病，桂枝证，医反下之，利遂不止，脉促者，表未解也，喘而汗出者，葛根黄芩黄连汤主之。”这种情况是太阳表证传入阳明，热迫手阳明，出现下利，症见发热、出汗、泄泻黏稠、肛门灼热坠胀、心烦口渴、小便黄赤、苔黄脉数，葛根芩连汤清热解表，升阳祛风止利。

《伤寒论》第163条从里虚的角度说：“太阳病，外证未除，而数下之，遂协热而利，利下不止，心下痞硬，表里不解者，桂枝人参汤主之。”这是脾胃虚寒伴有表证泄泻，出现发热恶寒、头痛、泄泻稀溏、胃脘痞闷、口淡不渴等，用桂枝人参汤温中解表，祛风止泻。

张子和认为“飧泄以风为根，风非汗不出”，提出了用汗法治风。《儒门事亲》中提到“飧泄得之于风，亦汗可愈”。这是首次明确提出用汗法治疗“泄泻”的医家，并且不拘于有无表证。《医门法律》中在论述肠风飧泄时亦提到：“不知者，以为脾虚，完谷不化，如长夏洞泄寒中，及冬月飧泄之泄，反以补脾刚燥之药，助风性之劲，有泄无已，每至束手无策。倘知从春令治之，用桂枝领风，从肌表而出，一二剂可愈。”《古今医统大全》说：“如因风而生飧泄者，法当散风而泄自除，如机要防风芍药汤、白术防风汤之类。”张元素说：“又如久风为飧泄者，则不饮水而谷完出，治法当以宣风散导之，后服苍术防风汤。”李东垣认为：“凡泄，水谷不化，谓之飧泄，是清气在下，胃气不升，古人皆以升浮药治之。”

对“伤于风”之飧泄，东垣区分“内动之风”与“虚邪中人”之久风，前者以升阳祛风为治，后者则倡补中益气兼祛风之法。若不分风之性，概以祛风之剂予之，则会失于治。李中梓指出“气属于阳，性本上升，胃气注迫，辄尔下陷，升、柴、羌、葛之类，鼓舞胃气上腾，则注下自止；又如地上淖泽，风之即干，故风药多燥，且湿为土病，风为木药，木可胜土，风亦胜湿，所谓下者举之是也。”

（三）牛兴东教授用“祛风健脾法”治疗腹泻型肠易激综合征的临床研究

本研究通过随机、平行、对照试验，主要探讨中医在健脾益气基础治疗上，突出祛风止痉法治疗腹泻型肠易激综合征的临床疗效，并与经典西药进行对照，希望对本病的治疗给出一定的临床指导作用。

1. 研究对象

（1）研究对象：2012 年 8 月到 2014 年 8 月期间在内蒙古自治区中医医院消化内科门诊就诊的腹泻型肠易激综合征患者，均符合罗马Ⅲ诊断标准和分型标准。

（2）诊断标准

1）西医学诊断标准参照罗马Ⅲ标准：最近的 3 个月内每个月至少有 3 天具有反复发作的腹痛或不适症状，并具有以下 2 项或以上：A. 排便后症状改善。B. 伴随排便频率的改变。C. 伴随大便性状（外观）的改变。

以下症状支持腹泻型肠易激综合征的诊断：A. 排便频率异常，每天排便＞3 次；B. 粪便性状异常，可为松散便或稀水便（排不成形或稀水便的比例≥1/4，硬或块状便的比例＜1/4）；C. 排便急迫感或排便不尽感；D. 排黏液便；E. 腹胀。

诊断标准建立于患者至少在诊断前的 6 个月内出现症状，在最近的 3 个月持续存在，并排除可以引起上述症状的器质性疾病。在观察期间疼痛（不适）症状的频率至少一周 2 天。

依据粪便的性状分为亚型：腹泻型肠易激综合征，稀便（糊状便）或水样便排便比例≥25%，硬便或块状便排便比例＜25%。

2）中医学诊断标准：参照《中医消化病诊疗指南》制订的脾胃虚弱型

肠易激综合征，以及在 2002 年国家药品监督管理局颁布的《中药新药临床研究指导原则》中脾胃虚弱“泄泻”而综合制定的。

中医学“泄泻”诊断标准：大便次数较正常时增多，每日 3 次以上，大便质地稀溏或呈水一样大便，大便量较之前增加；这些症状间断持续 12 周以上。

脾胃虚弱腹泻型肠易激综合征标准：主症，大便时溏时泻，腹痛隐隐，腹胀，劳累或受凉后发作或加重；次症，神疲纳呆，四肢倦怠，神疲懒言，排便不尽感，舌淡，边有齿痕，苔白腻，脉虚弱。

凡具备主症的 3 项，再加上次症的 2 项即符合脾胃虚弱腹泻型肠易激综合征的中医诊断。

（3）入组标准：①年龄 18—60 岁的腹泻型肠易激综合征患者，性别不限。②符合 IBS 罗马 III 诊断标准：反复发作的腹痛或腹部不适（指难以用疼痛形容的不适感）。诊断前症状出现至少 6 个月，最近 3 个月内每个月发作至少 3 日，并伴有以下 2 项或 2 项以上症状：A. 排便后症状改善；B. 发作时伴有排便频率改变（增多）；C. 发作时伴有粪便性状改变（变稀）。③ D-IBS 罗马 III 分型标准：指患者在未用止泄剂或轻泻剂的情况下，大于 25% 的排便为松散（糊状）粪或水样粪。④近 1 年内有相应的客观检查排除肠道器质性疾病、结缔组织病和代谢性疾病等。相关检查包括血常规、尿常规、粪便常规 + 潜血、肝肾功能、甲状腺功能、癌胚抗原等肿瘤标记物、红细胞沉降率、C 反应蛋白、结肠镜或钡灌肠、腹部超声。⑤患者能与研究者进行良好沟通，并遵循研究要求完成问卷和相关评估、检查。签署知情同意。

（4）病例排除标准：A. 经检查为感染性疾病引起的腹泻；B. 全身性疾病、中毒、恶性肿瘤引起的腹泻；C. 合并有心脑血管、肝肾、内分泌、造血系统严重原发性疾患；D. 精神病患者以及神志不清、无法语言交流的患者；E. 妊娠或哺乳期妇女；F. 不符合纳入标准者，或临床资料不全者；G. 非腹泻型肠易激综合征患者。

符合上面七项中的任何一项就可以排除。

（5）中止试验标准：A. 依从性差，发生严重不良事件，并发症或特殊生理变化，不宜继续者；B. 没有按规定服药，或者中断治疗，没有办法判定疗效者；C. 由于其他原因，疗程没有结束就退出试验、失访或死亡的患者。

（6）安全性观察：肝功能、肾功能、血糖、血常规、尿常规、大便常规、心电图。就诊时，合格的受试者，治疗 1 个疗程后，各复查、详细记录临床体征及症状改变情况及实验室检测项目。如有特殊情况，如疑有不良反应时，应随时检测。治疗过程中的要求，除按规定诊治外，均不得服用其他药物，若因某些特殊情况，不得不加服其他内服药或进行其他治疗措施的，必须在临床观察表中作详细记录，记录的内容包括药名、剂量、用法等。

2. 研究方法

（1）试验流程：选择符合罗马 III 诊断标准的腹泻型肠易激综合征，同时属于脾胃虚弱证型的患者 75 例，所有病例均来源于 2012 年 8 月到 2014 年 8 月内蒙古自治区中医医院消化内科门诊，所有病例治疗前均进行纤维结肠镜检查；病例总数 75 例，依就诊顺序，按数字表法随机分为风泄汤组、异功散组和得舒特组各 25 例。

样本量的确定：前期进行了预试验，对腹泻型肠易激综合征患者给予经典药物得舒特治疗，对腹泻、腹痛两个基本症状进行治疗前后评分，得出基本分数和标准差。此临床试验结果是计量资料，其样本量的计算公式为：$n=2\sigma^2\times f(\alpha,\beta)/(\mu_1-\mu_2)^2$

腹泻型肠易激综合征患者腹泻评分后：$\sigma=0.68$ $\alpha=0.05$ $\beta=0.1$ $f(\alpha,\beta)=10.5$ $\mu_1=2.46$ $\mu_2=1.76$

$n=2\times 0.68^2\times 10.5/2.46-1.76\approx 20$

IBS-D 患者腹痛评分后：$\sigma=0.67$ $\alpha=0.05$ $\beta=0.1$ $f(\alpha,\beta)=10.5$ $\mu_1=2.31$ $\mu_2=1.65$

$n=2\times 0.67^2\times 10.5/2.31-1.65\approx 22$

因此，每组需 22 例，三组共计 66 例，考虑退出与失访 10%（约 7 例），则该试验所需样本总例数约为 75 例，每组各需 25 例。

风泄汤组：

羌活 10g	防风 10g	党参 10g	炒白术 15g
茯苓 15g	陈皮 10g	炙甘草 10g	

中药汤剂由内蒙古自治区中医院中药房提供且代煎，采用全自动煎药机水煎，装袋，每剂 3 袋，每袋 150ml，每日 1 剂，每日 3 次，饭后半小时温服。

异功散组：

党参 10g　炒白术 15g　茯苓 15g　陈皮 10g

炙甘草 10g

煎服方法同上。

得舒特组：予匹维溴铵片，50mg，每日 3 次，口服。

各组服药前先进行各项评分和采集标本，服药四周后再次评分和采集标本。停药四周后随访统计复发情况。

（2）临床疗效评估

IBS 主要症状评分标准：参照 2002 年版《中药新药临床研究指导原则》制定。

肠易激综合征主要症状分级及评分标准，观察腹痛、腹泻、腹胀、大便急迫、肛门坠胀、倦怠乏力等主要症状，于治疗前及每周各记录 1 次。各项症状均以 4 分法评价。根据症状的轻、中、重度分别记 1、2、3 分，没有症状记 0 分。轻、中、重度分级参照中华中医药学会脾胃病分会制定的分级标准：轻度，症状轻微，在医生提示下才意识症状存在，不影响生活和工作，能够忍受；中度，症状较重，已影响工作生活，尚能忍受；重度，症状严重，妨碍工作和生活，难以忍受。

脾胃虚弱型肠易激综合征证候疗效评价标准：采用尼莫地平法，依据《中药新药临床研究指导原则》制定证候疗效判定标准如下。

临床痊愈：用药后症状、体征消失或基本消失，证候积分减少＞95%；

显效：用药后症状、体征明显改善，证候积分减少＞70%；

有效：用药后症状、体征均有好转，证候积分减少＞30%；

无效：用药后症状、体征均无明显改善，甚或加重，证候积分减少不足 30%。

注：计算公式（尼莫地平法）为：[（治疗前积分—治疗后积分）÷ 治疗前积分]×100%。

（3）统计学处理：所有入选病例均必须完成病例观察表的填写。对所有经筛选合格而进入本研究并知情同意的患者，均须认真、详细记录观察表中的所有项目，不得遗漏。临床资料经收集整理后，建立数据库。两组对比分析，计量资料符合正态分布的用 t 检验，多组比较采用方差分析。计数资料按照 χ^2 检验，非正态分布的用非参数检验或秩和检验。经

SPSS18.0 软件分析处理。$P<0.05$ 为差异有显著性。

3. 研究结果

（1）一般资料：按照 25 例 IBS 风泄汤组、25 例异功散组和 25 例得舒特组在年龄分布、性别、病程分布进行 χ^2 检验，三组在一般情况方面没有统计学差异，具有可比性。将 IBS 患者分组后，利用单因素方差分析可得：两组比较，IBS 患者治疗前各症状积分无显著性差异。

（2）治疗结果：临床试验说明，风泄汤组患者在用药后各项症状改善优于异功散组和得舒特组，而异功散组优于得舒特组。经 4 周治疗后，两组患者临床疗效比较，风泄汤组总有效率为 100%，异功散组总有效率为 80 %，得舒特组总有效率为 76%。再进行组间比较发现：异功散组与得舒特组无统计学差异（$P>0.05$）。风泄汤组与后二组比较有统计学差异（$P<0.05$）。说明风泄汤组总有效率优于异功散和得舒特组。

经治疗后停药一月，随访患者，调查患者的复发率。经 χ^2 检验，$P<0.05$，三组之间的复发率具有统计学差异。经组间比较发现：异功散组与得舒特组复发率无统计学差异（$P>0.05$）。风泄汤组与后二组复发率比较有统计学差异（$P<0.05$）。说明风泄汤组复发率低于异功散和得舒特组。

临床验证，风泄汤组患者在用药后各项症状改善优于异功散组和得舒特组；而异功散组与得舒特组比较：除腹泻积分，两者无统计学差异，在缓解腹痛方面，得舒特组优于异功散组，与风泄汤组相当，其他四项症状积分，异功散组均优于得舒特组。

（3）小结：本论文设计用牛兴东教授的经验方“风泄汤”治疗腹泻型肠易激综合征。风泄汤是由异功散加入祛风止痉药物而成。

在临床研究中，把脾胃虚弱腹泻型肠易激综合征的患者分为三组：风泄汤组、异功散组、得舒特组。在统计结果中发现：三组患者经相对应药物治疗后与治疗前相比较，总的症状积分均明显下降，具有统计学意义。明确了三组药物在治疗腹泻型肠易激综合征时都有良好的疗效。其中风泄汤组在降低症状总积分方面能力最强，与其他两组具有统计学差异。异功散组与得舒特组比较，$P<0.05$，统计学上也具有显著性差异，提示异功散在改善腹泻型肠易激综合征症状方面优于得舒特。

在具体各个症状的变化统计表中发现：风泄汤组在改善腹痛方面明显

优于异功散组，而与得舒特组相当。经统计学分析也证明了这一点。风泄汤组在改善腹泻方面优于异功散组和得舒特组；而异功散组与得舒特组比较，在改善腹泻症状上没有统计学差异，$P>0.05$。风泄汤组在改善腹胀方面优于异功散组和得舒特组，具有统计学差异；而异功散组与得舒特组在改善腹胀方面，$P<0.05$，有统计学差异。提示两者在改善腹胀方面，前者优于后者。风泄汤组在改善排便不尽感方面优于异功散组和得舒特组，而异功散组优于得舒特组，具有统计学差异。风泄汤组在改善纳呆食少方面优于异功散组和得舒特组，而异功散组优于得舒特组，具有统计学差异。风泄汤组在改善神疲乏力方面与异功散组相当，$P>0.05$，不具有统计学差异。而风泄汤组与异功散组在改善神疲乏力方面均优于得舒特组，具有统计学差异。

通过以上分析可以总结出：风泄汤在脾胃虚弱腹泻型肠易激综合征的治疗中，除了在改善“纳呆食少”症状方面，与异功散作用基本相同外，在其他五个方面，风泄汤均表现出明显的优势。由此说明在健脾益气基础上加用祛风药，可以明显提高临床疗效，缓解不良症状。

通过分析三组治疗后复发率比较，风泄汤组的复发率明显低于另外两组，统计学分析具有显著性差异；而异功散组与得舒特组相当，$P>0.05$，统计学分析无显著性差异，提示二者复发率基本相同。

4. 讨论

腹泻型肠易激综合征虽不会严重威胁患者生命，但病情易反复，需长期用药，反复多处就医，治疗效果不一定满意，对患者及家庭、工作、生活造成不同程度的影响。现代医学对腹泻型肠易激综合征主要采用对症治疗，但远期效果不佳，长期应用不良反应较多，易反复，而中医治疗腹泻型肠易激综合征已取得一定进展。

牛兴东教授认为，腹泻型肠易激综合征的基本病机是脾虚，由此可产生脾虚湿盛、脾虚肝郁，日久可致脾肾阳虚。因此，脾虚贯穿于腹泻型肠易激综合征的始终。所以选择脾胃虚弱腹泻型肠易激综合征作为研究证型。而风泄要具备“风”的特性：来势急、肠鸣、排气较多、泄后痛减、便中带有泡沫。

临床研究中设计为三组：健脾的异功散组，在健脾基础上加入风药的风泄汤组，以及经典西药对照组。这样可以突出研究“风药”在临床治疗腹泻型肠易激综合征中的具体作用。查阅相关文献，这种研究思路尚属首次。与经典西药得舒特进行对照，使中医药的疗效更具有说服力。

在临床研究统计结果中，三组药物在治疗腹泻型肠易激综合征时都有良好的疗效。这是因为三组均为经典治疗药物。异功散是《小儿药证直诀》的处方。它是在四君子汤的基础上加入陈皮而成。在健脾基础上加入理气之品，以防补益导致气滞。这正符合牛兴东教授治疗脾胃病“气机畅通为第一要务”的学术思想。因此，采用异功散作为脾胃虚弱腹泻型肠易激综合征的标准治疗方剂。风泄汤是在异功散的基础上加入羌活、防风而成。

匹维溴铵是一种高选择性的钙离子通道阻滞剂，主要通过消除肠平滑肌的高反应性从而缓解腹泻型肠易激综合征患者的腹部症状。国内外均有学者报道以匹维溴铵 50mg，每天 3 次，共 2 周，治疗腹泻型肠易激综合征患者，腹痛、腹胀、黏液便和大便习惯各项症状均有显著改善。所以，匹维溴铵是治疗腹泻型肠易激综合征的经典用药，通过实验设计与它进行对比，得出的结论具有更好的可靠性和认同度。

上述研究结果显示：风泄汤在降低症状总积分方面能力最强，与其他两组具有统计学差异。分析原因，异功散有健脾理气作用，对神疲乏力、纳呆食少效果明显，但对腹痛、排便不尽的作用相对较弱；而风泄汤在异功散基础上加入“祛风药”，所以对腹痛、排便不尽症状有明显的改善。而匹维溴铵对缓解腹痛有特效，优于异功散组，与风泄汤相当。说明异功散在缓急止痛方面尚有欠缺。因此，牛兴东教授在此基础上加入祛风之品，自拟“风泄汤”，不但具有经典中药处方“异功散”的优势，并且在缓解腹痛方面达到经典西药匹维溴铵的水平。

祛风药指的是如防风、葛根、羌活、柴胡等气轻、味辛，有祛风胜湿、升举清阳、醒脾开胃、引经报使、散肝解郁作用的药物。汉唐时期就开始使用祛风药，第一次提出“风药”的是张元素的《医学启源·药类法象》，“羌活，气微温，味甘苦，治肢节疼痛，手足太阳经风药也”。风与肝同性属木，祛风药轻扬升散而顺应肝木之性，易使肝气升发条达。《素问·脏气法时论》谓之“肝欲散，急食辛以散之，用辛补之，酸泻之”。李东垣云：“凡治风之药，皆辛温，上通天气。”“味之薄者，诸风药是也，此助春夏之升浮者也。”但风药偏燥，运用风药时剂量不能过大，时间不宜长，以防伤阴。

羌活属祛风药，风药多燥，脾又喜燥而恶湿，脾宜升则健，故风药能使脾阳升，湿浊运，阳升湿化则脾土健旺，也有助祛湿之功，即《内经》所云"风能胜湿"。羌活气味雄厚，胜湿祛风自下而上，宣行周身为升清达阳之要药。虽有辛散温燥而对阴血不足、虚弱病人所不宜之嫌，但少量使用，可以引药上行，散寒郁而达真阳。若配白芍则有补而不滞、动而不居之殊功。羌活长于疏风胜湿而止痛；其气雄，善入太阳经以理游风。临床经验，羌活还有行气解郁，升清泄浊之作用。李东垣指出羌活"若补脾胃，非此引用不能行"。羌活散寒水之郁而宣其化，升清阳助脾运以和其中。

防风味辛、甘，性微温，归肺、肝、脾、膀胱经；功能祛风解表，止痛，解痉，主要用于风寒表证，见头痛身疼；偏正头痛；脾虚泄泻，清阳不升；肠风便血。《主治秘要》："气味俱薄，浮而升，阳也。其用主治诸风及去湿也。"李东垣云："防风……随所引而至，乃风药中润剂也……"《本草蒙筌》："尽治一身之痛，而为风药中之润剂也。"不仅可以祛风，还能够散除湿邪。《本草汇言》里称本药："与白术治脾风……与荆、柏治肠风……"。《医方集解》云："防风辛能散肝，香能舒脾，风能胜湿，为理脾引经要药。"

葛根始载于《神农本草经》，性辛凉、味甘，归脾、胃经，具有解肌退热、生津、透疹、升阳止泻之功。中医多用其治疗外感发热头痛、项背强痛、口渴、消渴、麻疹不透、热痢、泄泻、头晕等症。现代医学发现，葛根对高血压、心绞痛、心肌梗死、视网膜动静脉阻塞、脑供血不足、偏头痛、颈椎病、突发性耳聋等病有效。但在临床中，从《伤寒论》的葛根汤治疗表寒兼有泄泻，葛根芩连汤的协热利，以及《小儿药证直诀》的七味白术散治疗脾虚泄泻，里面均有葛根。它有祛风升阳止泻之功。

风泄汤的总体作用为祛风解痉，健脾益气。组方严谨，药物平和，无大毒之品，也无大寒大热之剂，适于长期服用。风泄汤与异功散的主要区别是加入了祛风药，通过对临床症状量化研究，可以比较出风泄汤与异功散的疗效区别。这种区别产生的原因是"风药"的作用。因此，可以清晰地发现"风药"在腹泻型肠易激综合征中的作用，由此提示，风邪是腹泻型肠易激综合征的重要致病因素。通过检索大量文献发现：现代对"风药"在腹泻型肠易激综合征的使用比较重视，临床研究也证实了它的疗效。但所有研究给出的"风药"治疗机理均为"升阳""化湿""醒脾""疏肝"等，而提及"祛除肠道风邪"作用的几乎没有。

中医在远期疗效和复发率方面与西医比较，有一定的优势，但查阅相关文献，对远期疗效的观察及统计研究较少，这也是本文的特色之一。经过临床研究后，通过远期疗效和复发率的比较，风泄汤明显优于后两者。这从一个侧面反映出，仅仅治疗腹泻型肠易激综合征的基本病机（脾胃虚弱），给予补益脾胃，而不祛除病邪（风邪），临床疗效会降低。同时，停药后也更容易复发。同理，从得舒特组患者的症状积分中可知：仅仅缓解平滑肌痉挛，不能对“脾胃虚弱”的体质进行干预，疗效也是不稳定的。

西医有诊断性治疗一说，同样中医也有。运用祛风药取得良好临床疗效也反证出“风伏大肠”的病因病机。因此，可以明确提出“肠道风邪”确实存在，而不仅仅把“风药”的作用引申为“升举阳气”“风能胜湿”“醒脾”“疏肝”等作用上，而应明确指出“风药”的作用就是“祛除肠道风邪”。

在临床中发现，有一部分患者的症状具有风邪的特点，给他们在常规辨证的基础上加入“风药”，会出现优于常规治疗的效果，这可以部分说明肠道中确实存在“风邪”，牛兴东教授确定它为“风伏肠道型泄泻”，简称“风泄”，治以风泄汤，每每取得良效。

四、结语

跟随牛兴东教授出诊和阅读牛兴东教授的文章笔记，学习古代先贤著作，从理论高度总结牛兴东教授的理论渊源和学术思想。牛兴东教授的学术思想形成与勤奋攻读先贤的书籍，继承他们的理论精髓分不开，尤其是继承《黄帝内经》《难经》《伤寒杂病论》《温病条辨》《脾胃论》《临证指南医案》等著作的理论精髓，博采众长，为自己独特的学术观点奠定了雄厚的理论根基。牛兴东教授通过大量的临床实践，把理论与实践相结合，进与病谋，退与心谋，与古代医家产生心灵的共鸣，把他们的理论融入到自己的血液中，形成新的学术思想。

牛兴东教授学术思想的核心是：脾胃是后天之本，“健脾和胃”是老师治疗一切疾病的基础。老师常比喻：饮食正常，就如军队有了后勤保障，是战胜疾病的先决条件。他认为脾胃本虚，邪气易于侵犯，治疗是在健脾胃的基础上祛邪。这正是继承了《内经》“邪之所凑，其气必虚”的理论。

牛兴东教授在治疗脾胃病时，重视气血。他在脾胃病的辨证中除了八纲辨证，尤其重视气血辨证。它的内涵除了在治疗层面上重视理气活血外，在病机层面指出疾病的进程：在气分阶段属于功能失调阶段，给予健脾理气之类可愈，如慢性非萎缩性胃炎、功能性消化不良、功能性便秘、肠易激综合征属于此阶段；而在血分阶段则是器质性损伤阶段，则需给予健脾活血、通络散结解毒等治疗手段，如萎缩性胃炎伴肠上皮化生、巴雷特食管、胃溃疡、溃疡性结肠炎等属于此阶段。

牛兴东教授发现，腹泻型肠易激综合征患者有肠鸣、腹拧痛、排气多、排出物带有气泡等症状，这些均为风邪的典型症状。而现代临床分型中没有“风伏肠道”这一证型，风邪导致泄泻的病因病机也未做深入研究。而在《内经》时期就有“春伤于风，夏生飧泄”的论述，指出风邪为泄泻的病因，并且可以潜伏于肠道。牛兴东教授创制了“风泄汤”治疗有典型症状的腹泻型肠易激综合征，疗效突出。

通过以上研究，说明“风药”配合健脾益气中药，在治疗腹泻型肠易激综合征上具有显著疗效。同时证明牛兴东教授提出的“风伏肠道”病机确实存在于腹泻型肠易激综合征中。

肖　成（第五批全国老中医药专家学术经验继承工作继承人、主任医师、教授）毕业论文

牛兴东　审编

论十四

慢性萎缩性胃炎中医证型分布与胃镜下改变及病理变化的相关研究

第一部分　相关研究

慢性萎缩性胃炎是以胃黏膜萎缩为主要病理表现的一种常见且难治性消化系统疾病，与胃癌关系密切，属胃癌癌前状态。在慢性萎缩性胃炎的基础上，若出现肠上皮化生或上皮内瘤变，致癌风险将明显增加，即胃癌癌前病变。胃癌一级预防难度大、治疗效果较差，早期对慢性萎缩性胃炎癌前病变进行干预，可有助于胃癌二级预防，提高患者的生存率及生活质量。

中医学中没有“慢性萎缩性胃炎”及“癌前病变”的描述，临床根据患者的临床主要症状，多将本病归属于中医“胃痛”“痞满”“胃痞”“嘈杂”等范畴。现代许多学者专注于应用中医药辨证论治治疗胃癌前病变，对于逆转癌前病变具有重要意义。

牛兴东教授是全国名中医及全国名老中医药专家学术经验继承工作指导老师，具有中、西医学背景，重视应用现代科技手段弥补传统中医诊疗的不足，特别强调临床辨治慢性萎缩性胃炎及慢性萎缩性胃炎癌前病变要重视宏观辨证与微观辨证相结合。本研究旨在采用回顾性研究的方法，探讨慢性萎缩性胃炎和慢性萎缩性胃炎癌前病变证型分布及中医证型与胃镜下表现和病理表现的相关性，总结牛兴东教授临床诊疗慢性萎缩性胃炎和慢性萎缩性胃炎癌前病变的中医宏观辨证和微观辨证特点。

一、临床资料

（一）病例来源

病例来自内蒙古自治区中医医院从2008年1月至2020年12月牛兴东教授专家门诊的患者。共纳入271例患者资料，其中包含139例慢性萎缩性胃炎癌前病变患者。

（二）诊断标准

1. 西医诊断标准　参照2017年上海《中国慢性胃炎共识意见》，慢性萎缩性胃炎及慢性萎缩性胃炎癌前病变诊断有内镜诊断和病理诊断，确诊应以病理诊断为依据。

2. 中医辨证标准　参照2010年《慢性萎缩性胃炎中医诊疗共识意见》。

二、研究方法

（一）建立数据库与质量控制

采用回顾性研究方法，将牛兴东工作室保存的病历进行整理筛查，调取符合慢性萎缩性胃炎及慢性萎缩性胃炎癌前病变诊断标准的病历资料，将临床信息转化为可分析的结构化数据，并对字段进行规范统一，然后进行双人核对录入；意见有分歧时请牛兴东教授亲自审核确定，建立牛兴东工作室慢性萎缩性胃炎数据库。

研究人员在启动临床研究前均完成临床试验标准操作规程培训，明确临床研究方案及人员分工，由两名副高级专家进行全程监督指导，严格按照纳入、排除标准对病例进行筛选，选择完全符合标准的病例入组。

（二）统计方法

采用 SPSS 22.0 统计软件进行统计分析，基本统计描述定性资料采用频数表、百分率，非正态分布资料描述最大值、最小值及中位数。单因素分析中的分类变量用 χ^2 检验，多因素分析中的分类变量用 U 检验或多组独立样本的 Kruskal-Wallis 秩和检验，胃黏膜病理变化与中医证型相关性分析采用 Logistic 回归分析。

三、结果

（一）一般情况

年龄、性别相关分析

(1) 总体年龄与性别分布：271 例患者中，年龄最小 28 岁，最大 80 岁，平均年龄 55.37 岁。女性 143 人，占 52.77%；男性 128 人，占 47.23%。慢性萎缩性胃炎及慢性萎缩性胃炎癌前病变患者最多发生在年龄 50—65 岁，占比 47.6%，其次为 35—50 岁，占比 28.78%。统计分析显示，男女两性间和年龄段均有显著差异：女性∶男性为 1.12∶1，女性多于男性；35—50 岁男性较多，50 岁以上女性较多。表明本病的发病与年龄、性别有关。

(2) Hp 感染和性别构成情况：271 例患者中，男性感染 Hp 者 48 人，占 37.5%，女性感染 Hp 者 58 人，占 40.56%。统计分析表明，慢性萎缩性胃炎及慢性萎缩性胃炎癌前病变患者在感染 Hp 方面有性别差异，女性感染率较高。

(3) Hp 感染和年龄构成情况。所有患者中，年龄＜35 岁者感染 Hp 占 53.85%，年龄在 35—50 岁者感染 Hp 占 39.74%，年龄在 50—65 岁者感染 Hp 占 37.98%，年龄＞65 岁者感染 Hp 占 37.25%。经 χ^2 检验分析表明，各年龄段感染 Hp 没有差异。

(4) 慢性萎缩性胃炎癌前病变患者性别构成情况：271 例慢性萎缩性胃炎患者中，存在癌前病变者男性 75 人，占 53.95%，女性 64 人，占 46.04%。分析表明，男性慢性萎缩性胃炎患者癌前病变发病率较高。

（5）慢性萎缩性胃炎癌前病变患者年龄构成情况：139 例慢性萎缩性胃炎癌前病变患者在各年龄段的分布不同：年龄<35 岁癌前病变占 2.88%，年龄在 35—50 岁癌前病变占 31.65%，年龄在 50—65 岁癌前病变占 48.92%，年龄>65 岁癌前病变占 16.42%。分析表明，各年龄组间的差异无统计学意义。

（二）中医证型分析

1. 证型分布总体情况　271 例患者中医证型分布占比从高到低依次为脾胃虚弱型（41.47%），肝胃气滞证（28.68%），脾胃湿热证（10.70%），胃络瘀阻证（10.47%），肝胃郁热证（8.53%），胃阴不足证（4.43%）。

2. 不同性别证型分布情况　所有患者不同性别之间的中医证型分布无差异。

3. 不同年龄证型分布情况　所有患者不同年龄中医证型分布情况表明：肝胃气滞证、脾胃虚弱证和脾胃湿热证常见于 50—65 岁，其次是 35—50 岁；肝胃郁热证和胃络瘀阻证在 50—65 岁年龄组占比最多，其次是> 65 岁年龄组；胃阴不足证多见于> 65 年龄组。

4. 癌前病变的中医证型分布情况　慢性萎缩性胃炎癌前病变患者的中医证型出现频率依次为：脾胃虚弱证>肝胃气滞证>胃络瘀阻证>脾胃湿热证>肝胃郁热证>胃阴不足。

5. 胃镜下表现及病理变化分布

271 例患者胃镜下表现及病理改变分布依次为糜烂>肠上皮化生>异型增生>息肉>溃疡>食管反流>胆汁反流>黏膜内出血。

6. 中医证型与胃镜下表现及病理变化的相关性

（1）肝胃气滞证与胃镜病理检查结果的相关性分析：肝胃气滞证与胃镜病理检查结果应用 Logistic 回归分析后表明，肝胃气滞证与食管反流的发生呈正相关。

（2）脾胃虚弱与胃镜下表现及病理变化的相关性分析：脾胃虚弱证与胃镜下表现及病理变化没有相关性。

（3）肝胃郁热与胃镜病理检查结果的相关性分析：肝胃郁热证与胃镜下表现及病理变化没有相关性。

（4）脾胃湿热与胃镜病理检查结果的相关性分析：脾胃湿热证与胃镜下表现及病理变化应用 Logistic 回归分析后表明，脾胃湿热证与胃部糜烂的发生呈正相关。

（5）胃络瘀阻与胃镜下表现及病理变化的相关性分析：胃络瘀阻证与胃部异型增生的发生呈正相关。

（6）胃阴不足与胃镜下表现及病理变化的相关性分析：胃阴不足证与胃镜下表现及病理变化没有相关性。

四、讨论

（一）发病情况分析

研究发现，271 例患者年龄分布在 28—80 岁，主要分布在 50—65 岁，占 47.6%，发病率高于其他年龄层。这一结果与世界卫生组织调查的结论比较接近：世界范围内慢性萎缩性胃炎均以老年高发，51—65 岁患病率高达 50% 以上。所有慢性萎缩性胃炎患者中，女性患病率比男性高，女性 143 人，占 52.77%，男性 128 人，占 47.23%。

《素问·上古天真论》提出，男女精气会呈现“渐长、充溢、减退”的趋势，随着年龄增长天癸渐衰，肾气亏虚，气血津液不足，不足补养后天之本，无法濡养胃络，从而导致胃部失养；亦有现代研究证实，胃黏膜腺体的萎缩与胃局部组织血供减少有关。因此，临床常见老年人发病居多。女性发病率高，主要由于女性的生理特性所决定。叶天士的《临证指南医案》指出“女子以肝为先天”，反映了肝与女子生理特性密切关联。因此，女性易出现情志不调，影响肝的疏泄，进而出现木不疏土，导致脾胃气机失调，运化功能失常而发病。

（二）慢性萎缩性胃炎癌前病变患者发病情况

慢性萎缩性胃炎癌前病变主要发病年龄在 50—65 岁，且有性别差异，男性发病率较女性高。中医证型出现频率依次为：脾胃虚弱证＞肝胃气滞证＞胃络瘀阻证＞脾胃湿热证＞肝胃郁热证＞胃阴不足证。牛兴东教授认为，慢性萎缩性胃炎癌前病变的根本特点为本虚标实：本虚以气虚、阴虚、阳虚为主，标实则以郁、瘀、毒为要。脾胃虚弱与癌前病变关系密切，是其发病之根本及病理演变之关键，正如李东垣所谓："内伤脾胃，百病由生""百病皆由脾胃衰而生"。标实有气郁、血瘀、邪毒。《医学入门》云："胃司纳食，主乎通降。"胃腑以通为用，以降为顺，为多气多血之腑，易损易滞，易虚易实，气病、血病多见。所以，无论内伤或外邪均可致气滞血瘀，且脾胃病多迁延，久病入络，血行不畅又会产生瘀血、浊毒等病理产物。邪毒包括 Hp 感染、痰湿、湿热、热毒、食积等。《内经》有云："邪之所凑，其气必虚。"脾胃虚弱，纳运失常，毒、瘀之邪乘而袭之，使得脾气不升，胃气不降，肝胆气机出入不畅，久病则胃络失养而发胃黏膜腺体萎缩。

（三）慢性萎缩性胃炎与慢性萎缩性胃炎癌前病变中医证型分布规律

本研究 271 例病例中医证型分布比例从高到低依次为脾胃虚弱证（41.47%），肝胃气滞证（28.68%），脾胃湿热证（10.70%），胃络瘀阻证（10.47%），肝胃郁热证（8.53%），胃阴不足证（4.43%）。脾胃虚弱证、肝胃气滞证和脾胃湿热证常见于 50—65 岁，其次是 35—50 岁；肝胃郁热和胃络瘀阻在 50—65 年龄组占比最多，其次是>65 岁年龄组；胃阴不足证多见于>65 年龄组。研究可见，脾胃虚弱证最为多见，其次为肝胃气滞证，多见于中老年。牛兴东教授认为，慢性萎缩性胃炎及慢性萎缩性胃炎癌前病变病位在胃，与肝脾相关，其病因多与感受外邪、饮食不节、情志失调、脾胃虚弱等有关。《杂病源流犀烛·肿胀源流》说："痞满，脾病也。本由脾气虚，及气郁不能运行，心下痞塞满。"素体脾胃虚弱或饮食劳倦、情志刺激等致脾胃损伤，气血生化乏源，久则胃体失养、萎而不荣渐至黏膜腺体萎缩形成慢性萎缩性胃炎。脾胃为后天之本，气血生化之源，慢性萎缩性胃炎病程较久，且易于反复发作，症状难以缓解，久病多虚，脾胃虚弱是本病的根本病机。肝胃气滞位居其次，原因可能与现代社会人的工作生活节奏快、精神压力大有关，致使肝的疏泄功能受损，不能调节机体气机，脾胃升清降浊失调，气机阻滞不通而发病。正如《景岳全书·痞满》曰："怒气暴伤，肝气未平而痞"。

（四）中医证型与内镜下表现及病理表现相关性分析

271例患者，胃镜下表现及病理改变分布依次为糜烂＞肠上皮化生＞异型增生＞息肉＞溃疡＞食管反流＞胆汁反流＞黏膜内出血。研究表明，在证型与病理变化相关性中，肝胃气滞证型以食管反流偏多，脾胃湿热证伴发糜烂者居多，胃络瘀阻证则多伴发异型增生。在肝胃气滞证中，肝气疏泄功能受损而横逆犯胃，气机升降失常，最终出现食管反流的征象。湿热蕴结于中焦，胃为多气多血之腑，湿热蕴结中焦，伤及血络，血败肉腐，胃镜下可见胃黏膜糜烂。《临证指南医案·胃脘痛》所载："胃病，其要何在，所云初病在经，久病入络，以经主气，络主血，则可知其治气治血之当然也。"瘀血既是慢性萎缩性胃炎的病理产物，又是进一步影响脾胃的升降，阻遏气血运行的病理因素，从而使机体功能紊乱，加重脾虚；瘀血不去，新血不生，血行不畅，脏腑失养，脾胃益虚，如此形成恶性循环。另外，血瘀气滞影响气机运行，易使痰、饮、湿淤积，日久成毒，出现异型增生，进一步发生癌变。

五、结语

牛兴东教授指出，临床上慢性萎缩性胃炎的病变过程中病机虚实夹杂、复杂多端，其中虚证以脾胃虚弱为主，实证以湿热、气滞、瘀血为主，与脾、胃、肝三脏功能失调关系密切。但总结起来不外乎"虚""郁""瘀""毒"四端，正虚、气机失调与瘀血阻络贯穿其始终。在治疗上要注重"调气活血解毒"。

对于癌前病变，西医没有确切有效的治疗措施。为了避免其进一步发展为癌症，中医要发挥优势，"辨病与辨证相结合""宏观辨证与微观辨证相结合"，通过中医证型结合病理准确辨证，应用"调气活血解毒法"治疗，一方面积极改善临床症状，提高患者的生活质量，另一方面，严密监测慢性萎缩性胃炎患者的胃镜下表现及病理改变，力争截断病势，延缓病变恶化。

六、验案举隅

患者魏某,男,76岁。初诊日期为2018年6月11日。

主诉:间断胃脘部不适2年,加重5天。现病史:患者2年前因饮食生硬后出现胃脘不适,无反酸,前往内蒙古自治区某医院查胃镜示(2016-10-10):萎缩性胃炎。病理诊断(2016-10-10):胃窦黏膜慢性炎症,重度肠上皮化生伴轻度异型增生,乙状结肠管状绒毛状腺瘤,腺体轻中度异型增生。被诊断为萎缩性胃炎,予对症治疗后病情相对稳定。此后常于饮食不当后病情反复,近5天再次因为饮食生硬出现胃脘部不适加重,腹胀,大便偏干,2～3天一行,时有硬块,小便每夜2次。胃无灼心反酸、嗳气胀痛。口干不苦,纳差,饮水少。寐差,时有头晕乏力。舌暗,苔薄白,脉弦滑。刻下症:胃脘部不适,无烧心反酸,胃无怕凉,口干不苦,饮水少,纳差,寐差,偶头晕乏力。大便干硬,舌暗,苔薄白,脉弦滑。既往史:肺气肿、慢性咽炎、前列腺增生、前列腺囊肿、膀胱尿潴留、乙状结肠息肉摘除术后。中医诊断:痞满(脾胃虚弱,胃络瘀阻证)。西医诊断:①慢性萎缩性胃炎;②胃黏膜肠上皮化生;③绒毛状腺瘤。

辨证分析:《素问·太阴阳明论》云:"食饮不节,起居不时者,阴受之……阴受之则入五脏……入五脏则䐜满闭塞。"患者年过七旬,正气亏虚,脾胃虚弱加之饮食失节,越脾胃运化之权,饮食化积,气机被阻而生痞满,故见胃脘不适,不欲饮食。脾胃运化失职,痰湿内生,脾胃为一身气机之枢,气虚湿阻则气机升降失调,清阳不升,见头晕乏力,津不上承,则见口干不欲饮;胃气不降,气滞于肠,大肠传导失职,则见排便不畅、便干;气为血之帅,气不行则血不畅,则血瘀脉络,瘀血内停,故见舌暗,脉弦滑。综上,辨为脾胃虚弱兼胃络瘀阻证。

治法:健脾益胃,活血化瘀。方药:消痞萎胃康汤加减。炙黄芪20g、生白术30g、党参15g、苍术16g、丹参15g、土鳖虫6g、九香虫10g、半枝莲20g、凤尾草20g、藤梨根20g、土贝母10g、生薏米50g、白花蛇舌草20g、苦参12g、生甘草15g,7剂,水煎服。

二诊2018年6月20日:患者服药后,胃脘部不适有所减轻,饮食较前稍增多，寐差，大便仍偏干，2～3天一行。舌暗，苔薄白，脉象左手弦弱，右手弦。处方：守上方，改生白术50g，土贝母15g。14剂，水煎服。

三诊2018年7月4日：患者胃脘部偶有不适，饮食明显改善，睡眠略有好转，大便干，排便不畅，2～3天一行。舌苔薄白，舌质正常。脉象左手沉，右手弦滑。处方：守上方，加桃仁、杏仁各20g，去生甘草。14剂，水煎服。

四诊2018年7月25日：患者胃部无不适，饮食二便大致正常，睡眠可。舌苔薄白，舌质正常，脉象左手弦缓，右手弦缓。处方：守原方，去藤梨根、凤尾草，加乌梅15g、皂角刺15g。30剂，水煎服。

五诊2018年9月19日：患者胃怕凉，身不怕凉，无口干口苦，纳可，寐可。小便频，夜尿等待，大便顺畅，质正常，1～2天一行。舌苔薄白，舌质正常，查体正常，脉象左手弦沉，右手弦。处方：守上方，改生白术30g，加桂枝15g，刘寄奴20g，水蛭6g，去生甘草。30剂，水煎服。

六诊2018年11月21日：患者服上药症状改善，二便正常，胃无寒热虚实症状。舌苔薄白，舌质正常，脉象沉细。处方：守上方，加鸡内金15g。嘱患者取红参90g、九香虫90g、土鳖虫60g泡酒服用。患者病情稳定，继续服用上方半年。

2020年9月18日复查病理诊断：患者胃体浅表黏膜轻-中度慢性炎伴轻度肠上皮化生。症状基本痊愈，改服胃复春胶囊。

按语：病机总属脾胃虚弱、胃络瘀阻，病变在脾胃，病性属于本虚标实。治疗过程以“调气活血解毒”法治疗慢性萎缩性胃炎的学术思想为纲，方药以消痞萎胃康汤为主。牛兴东教授在原方基础上改炒白术为生白术，因其治疗便秘疗效显著，味甘而苦且性偏温，作用健脾和胃、润肠通便，为健脾第一要药；炙黄芪、苍术补气健脾，党参益脾生津；《脾胃论》所言：“脾胃不足，皆为血病”，《临证指南医案·胃脘痛》亦云：“胃病久而屡发，必有凝痰聚瘀”，故方中以丹参、土鳖虫、九香虫共奏养血活血，化瘀通络之效。对于腺体瘤样增生、轻中度异型增生、肠上皮化生者，牛兴东教授常常以土鳖虫、九香虫、藤梨根、半枝莲、白花蛇舌草等达到活血化瘀止痛、解毒消肿散结的功效。方中凤尾草、半枝莲、白花蛇舌草祛湿浊，解疫毒；牛兴东教授除了用清热化湿之法外，加用藤梨根以解毒抗癌、清热消肿。以上方药功效以健脾益胃、活血化瘀为主，治疗脾胃虚弱兼胃络瘀阻之痞满。

第二部分　临床经验

牛兴东教授在多年的临床实践中发现，许多脾胃病患者常伴有心悸、胸痛、心烦、失眠、善惊易恐等病症，如若一味从肝诊治或者从心论治，疗效往往不尽如人意。应当注重心胃的生理联系，掌握心胃之间的病机关联，强调气血之间的关系，应用“心胃同治”的方法，临床往往收效良多。

一、调畅气机

脾胃居中焦，是气机升降的枢纽，正如《格致余论》所说：“脾具有坤静之德，而胃有乾健之运，故能使心肺之阳降，肾肝之阴升”。脾主升清，胃主降浊，脾升则肾肝之气升，胃降则心肺之气降，一升一降共同完成中焦的枢纽气化功能。胃气以和降为顺，若脾胃为病，必然导致邪塞于中焦，则欲升不能，欲降不可，必然气逆而上冲，气上冲心则出现心烦、不寐、胸闷、心慌等症。心者为君主之官，为五脏六腑之大主，心气健运，则脾胃气机升降调顺。故在临床治疗中重视升清降浊，畅达脾胃气机。牛兴东教授常以陈皮、枳实、厚朴、焦槟榔之品降脾胃之浊气，以升麻等药升脾胃之清阳。

二、养心健脾

《素问·灵兰秘典论》言：“心者，君主之官，神明出焉。”《灵枢·邪客》曰：“心者，五脏六腑之大主也，精神之所舍也。”心神正常，各脏腑功能协调有序。心神以气血为物质基础，若脾胃功能失常导致心神失养或心神受扰，临证可见失眠、情志抑郁、喜悲善哭、心烦健忘、反应迟钝等症状。临床上常见脾胃病患者出现焦虑、抑郁、不寐、烦躁易怒等情志异常的表现，而情志的异常又可加重脾胃病患者的病情。牛兴东教授强调，治疗时要重视心与脾胃之间气血相依，互相为病的关系，正如孙思邈《备急千金要方》所言："心劳病者，补脾气以益之，脾旺则感于心矣"，强调治疗应心胃同治兼养心安神，常选用人参归脾汤加减，酸枣仁、合欢皮、百合等养心安神之品。

心与脾胃经脉相联，脾脉治支者上膈注心中，胃脉之别行者贯膈而上通于心。生理相关、病理相及，两者关系密切，在疾病发生发展过程中互相影响。因此，牛兴东教授提出，治疗脾胃病临床需要厘清病机，辨明要害，重视脏腑之间的关系，将心胃同治作为一种诊疗思路极具必要，且不仅仅局限于心与胃的关系，还应当包含心与大肠、小肠的关系。常选用黄芪建中汤合丹参饮加减治疗虚寒性心胃痛证。

三、验案举隅

患者周某，男，58岁，商人，于2014年10月7日因"反复心悸、胃脘隐痛3年，加重5日"就诊。

患者近3年来经常出现胃脘疼痛，伴心悸，失眠，烦躁，饮冷后上述诸症加重。刻下症：心悸，胃脘隐痛，饮冷后疼痛加重，烦躁，失眠多梦且睡中易醒，严重时1天最多入睡2小时，畏寒，手足冰冷，乏力，纳差，二便正常，舌淡，苔薄白，脉沉缓。既往史：2014年2月29日于北京某医院查胃镜显示：慢性非萎缩性胃炎伴糜烂。幽门螺杆菌（Hp）：阴性。中医诊断：心悸、胃痛（脾胃虚寒，心肾阳虚）；西医诊断：慢性非萎缩性胃炎。治以健脾温中，温补心肾。

方选黄芪建中汤合茯苓四逆汤加减。炙黄芪30g、桂枝10g、炒白芍20g、干姜10g、附子5g先煎、饴糖30g，人参9g、茯苓15g、川芎15g、木香10g后下、大枣7枚去核、炙甘草15g，7剂，每日1剂，水煎400ml，早晚分服。

二诊：患者纳可，心悸、胃脘隐痛、乏力、怕冷明显减轻，入睡时间5～6小时，但睡眠质量差。舌苔薄白，舌质淡红，脉象沉缓。处方：效不更方，守上方改附子10g先煎，干姜20g。14剂，每日1剂，水煎400ml，早晚分服。

三诊：患者胃脘不适感明显缓解，仅在清晨出现心悸，乏力，睡眠时间能达7～8小时，质量仍差，饮食二便正常。舌苔薄白，舌质淡红，脉象沉滑。处方：守上方改附子15g先煎，干姜为30g。7剂，每日1剂，水煎400ml，早晚分服。后患者诉诸症均消失。嘱患者每周服两剂，服一个月，巩固疗效。

按语：该患者系脾胃虚寒，心肾阳虚而致心悸胃痛。脾胃阳虚，寒从中生，故胃脘隐痛。心肾阳虚，心君空虚无所主而见失眠、心悸，烦躁。牛兴东教授指出，要重视心胃同治，据《金匮要略》第 14 条："虚劳里急，诸不足，黄芪建中汤主之"和《伤寒论》第 69 条云"发汗，若下之，病仍不解，烦躁者，茯苓四逆汤主之"，用黄芪建中汤合茯苓四逆汤治疗其因阳虚而致胃脘隐痛、心悸失眠之病症。茯苓四逆汤包括干姜附子汤、四逆汤、四逆加人参汤三个方剂，此三方均有回阳救逆之功。因此，茯苓四逆汤本身的核心功能为回阳救逆，加人参益气生津、安神，茯苓亦具有宁心安神之功。本方之配伍特点为人参配干姜、附子于回阳之中有益气养阴之功，益阴之中有助阳之力。患者食冷则胃脘隐痛加重，失眠多梦、烦躁加重，即脾阳已伤，病程迁延日久，由脾及肾，肾阳不足，累及至心，而致心阳亦虚。观其症状，心脾肾阳虚可知；又病延既久，伤津损气可知。故用茯苓四逆汤既可温少阴之阳，益少阴之阴，又可交通心肾，坎离既济，心君得养，切合病机，则失眠、心悸、烦躁得除。三诊患者诸症虽明显好转，效不更方，是获良效。

张瑞芬（第六批全国老中医药专家学术经验继承工作学术继承人、主任医师、教授）毕业论文

牛兴东　审编

论十五

牛兴东教授治疗复发性口腔溃疡的临床研究

复发性口腔溃疡（recurrent aphthous ulcer）是一种以周期性、复发性、自限性为特征，发生在口腔黏膜表皮的局灶性、溃疡性损害的疾病。目前临床医学认为，其发病可能与免疫力下降、细菌或病毒感染导致的内环境紊乱、微量元素缺乏等有关，但尚未有明确的共识，在治疗上以提高免疫力、抗感染及补充维生素等方法治疗。复发性口腔溃疡在传统医学上属于"口疮""口糜""口疳""口疡"等范畴，在临床上应用中医的辨证论治来治疗口腔溃疡，取得一定的效果。

一、临床资料

（一）病例来源

收集2018年6月至2023年2月于内蒙古自治区中医医院牛兴东教授门诊就诊的符合入选标准的62名复发性口腔溃疡患者。

（二）诊断标准

1. 复发性口腔溃疡的诊断标准　参照《口腔黏膜病学》第3版（陈谦明主编，人民卫生出版社，2008年）。

2. 中医学口疮的诊断标准　参照《中药新药临床研究指导原则》

《中医消化病诊疗指南》。

3. 纳入标准　①符合复发性口腔溃疡的诊断标准者；②年龄在18—70岁的患者；③自愿签订治疗知情同意书者。

4. 排除标准　①贝赫切特病、创伤性口腔溃疡、癌性或结核性溃疡、疱疹性口炎及其他疾病如淋巴瘤、慢性白血病等引起的口腔溃疡；②重脏器严重原发疾病者；③近2个月内进行过复发性口腔溃疡相关治疗者，或应用抗生素、免疫抑制剂者；④中医辨证属实热证者；⑤哺乳、妊娠期妇女；⑥甲状腺疾病患者；⑦对使用药物过敏或过敏体质者。

5. 脱落标准　①患者自行退出；②患者失访，或主要疗效指标缺失者；③依从性差，不能按要求坚持全程治疗者；④发生不良事件后无法继续试验者；⑤患者有夹杂症由医师令其退出。

（三）安全性观察

肝功能、肾功能、血糖、血脂、尿常规、大便常规、心电图。如有特殊情况，如疑有不良反应时，应随时检测。治疗过程中禁止使用不符合本方案的用药及干预措施。合并疾病所必须继续服用的药物，或其他治疗，必须在病例报告表中记录药名（或其他疗法名）、用量、使用次数和时间等，以便总结时加以分析和报告。

二、研究方案及方法

（一）研究方案

本研究采用病例 - 对照研究。对照组给予复合维生素片，1片 / 次，每日1次，口服；西地碘含片，1.5mg/ 片，含服，1片 / 次，每日3～5次，疗程14天。

治疗组另行给予甘草泻心汤治疗。药物组成：甘草12g、黄芩12g、干姜12g、姜半夏10g、黄连5g、党参10g、大枣10g。水煎服，每天1剂，水煎取汁200 ml，早晚分服；并配合外治法治疗（组成：白及6g、儿茶1g、冰片

1g），用法：研末应用30～50℃的温水20ml稀释后，漱口3分钟，每日1剂，每日2次。用药14天。

（二）观察指标

统计两组患者治疗前后的VAS评分、匹兹堡睡眠质量量表评分、腹泻程度评分、血清中炎性因子指标（IL-2、IL-6、TNF-α）的变化、治疗效果情况。同时随访1年，记录患者治疗后1年时间疾病的复发率。

（三）疗效判定标准

1. *症状改善评定* ①VAS评分为患者疼痛自评分，分值为0～10分，分值越大，疼痛越重；②匹兹堡睡眠质量量表评分：分值为0～21分，分值越大，睡眠质量越差；③腹泻程度评分：采用自制量表，根据一日内腹泻次数进行评分，分为轻度（1分），不成形，且1～2次/天，中度（2分），不成形，且3～4次/天，重度（3分），不成形，且＞4次/天。

2. *炎性因子指标水平变化情况评估* 治疗前后抽取患者空腹、清晨静脉血5ml，采取酶联免疫吸附法测定血清IL-2、IL-6、TNF-α水平。

3. *治疗效果评定* 痊愈：直径小于10mm的溃疡面7天内愈合，直径大于10mm的溃疡面14天内愈合，临床症状完全消失，停药1年无复发；好转：直径小于10mm的溃疡面14天内愈合，直径大于10mm的溃疡面愈合1/2，临床症状有所改善，停药6个月无复发；有效：10天内溃疡面愈合超过30%，水肿、口臭、疼痛、淋巴结肿大等症状减轻，停药6个月复发次数不超过3次；无效：治疗14天后症状无变化甚至加重，溃疡面愈合不超过30%，停药后反复发作。临床治疗总有效率=（痊愈+好转+有效）/总例数×100%；复发率=（复发总例数/总例数）×100%。

（四）统计学方法

试验数据录入均采取SPSS 22.0专业统计学软件分析及检验，计量数据录入以均数±标准差（$\bar{x} \pm s$）形式录入，完成t检验，计数数据以%形式录入，完成χ^2检验。定量资料统计描述采用均数加减标准差或中位数（四分位间距）表示，两组间比较采用两个独立样本的t检验或秩和检验。等级资料的统计分析采用秩和检验。当 $P<0.05$ 时，统计学差异具有意义。

三、结果

（一）两组基本资料的比较

入选病例总数 62 例，根据治疗方法分成治疗组与对照组各 31 例。治疗组男性 16 例，女性 15 例，平均年龄（48.74 ± 15.48）岁。对照组男性 17 例，女性 14 例，平均年龄（46.29 ± 16.39）岁。两组一般资料差异无统计学意义（$P>0.05$）。表明本次研究具备可操作性、可行性。

（二）两组治疗后效果比较

行甘草泻心汤合外治法治疗的治疗组，临床治疗总有效率为 93.5%，显著高于对照组的 74.2%（$P<0.05$）。

（三）两组临床症状改善情况比较

1. 两组患者在治疗前后 VAS 评分的比较　两组患者在治疗后口腔溃疡的 VAS 评分均有降低，疼痛程度均得到改善，治疗前后存在统计学差异（$P<0.05$）。但两组间比较发现，治疗组的疼痛改善程度明显优于对照组。

2. 两组患者失眠和腹泻症状改善情况的比较　两组患者治疗后统计发现，治疗组患者的失眠和腹泻症状得到明显改善，差异有统计学意义（$P<0.05$）。而对照组在治疗前后未见统计学差异。

（四）两组患者炎性指标的比较

两组患者在治疗前均进行统计学分析。统计结果显示，两组患者在治疗前无统计学差异（$P>0.05$）。而经分组治疗后，两组患者与治疗前相比较均有统计学差异，表明两组患者在治疗后 IL-2、IL-6、TNF-α 水平均有一定程度降低。但两组在治疗后的降低程度相比有统计学差异（$P<0.05$），

表明治疗组对降低复发性口腔溃疡患者炎性指标的控制优于对照组。

（五）两组患者复发情况的比较

统计结果显示，治疗组患者在治疗后1年内口腔溃疡复发率显著低于对照组，差异有统计学意义（$P<0.05$）。

四、讨论

复发性口腔溃疡是一种常见的以反复发作为主要发病形式的口腔黏膜疾病，在中医学中属“口疮”范畴。中医脏象学说提到“脾开窍于口，心开窍于舌”，经络学说提出“肾足少阴经之脉，循喉咙而挟舌本；脾足太阴之脉，挟咽而连舌本；心手少阴之脉，挟咽而系目系”，故口疮病病位虽在口，其与心、脾、肾有着密切的联系。《黄帝内经》中说“诸痛痒疮，皆属于心”，然“心”在此指心火，有虚实之分。实者多有外感邪热、饮食积滞、气郁化火之因，实邪得祛，疮病乃愈，少见复发；而虚者多见于中老年人或脾胃病久不愈的患者，时伴有心烦失眠、腹泻腹胀等症，常反复发作，多因该类人群脏腑功能失调、气血失和、阴阳失衡所致。薛己在《口齿类要》中提到：“口疮者，上焦实热，中焦虚寒……乃各经传变所致。”牛兴东教授发现，在诊治中复发性口腔溃疡患者多表现为“虚实夹杂”“寒热错杂”。究其病因，寒热错杂型复发性口腔溃疡的发生是由于内蒙古地区居民多嗜食肥甘厚味，生冷无度或长期服用清热泻火解毒药物，损伤脾胃，导致脾胃虚弱，日久导致脾阳不足，脾运化失司致湿热、痰饮或热毒等病理产物的产生，最后形成了“寒热错杂”这一本虚标实的病机。牛兴东教授正是抓住“上实下虚、虚实夹杂”的病性，中焦气机升降失常的病机，发现复发性口腔溃疡患者多见于脾虚湿热证，治法当以健脾益气、调畅气机、清化湿热为法，故选用甘草泻心汤。而本方出自《金匮要略·百合狐惑阴阳毒病》：“狐惑之为病，状如伤寒，默默欲眠，目不得闭，卧起不安，蚀于喉为惑，蚀于阴为狐，不欲饮食，恶闻食臭，其面目乍赤、乍黑、乍白。蚀于上部则声喝，甘草泻心汤主之”。方中君甘草以除湿解毒、保胃气；黄连、黄芩泻心火，祛湿热。虫疾之来也非一日，其脏必虚，卧起不安，知心神不宁，故用党参补脏阴，安心神；党参、大枣以健脾和胃；用干姜、姜半夏者，虫得辛则伏也。正如《金匮要略释义》："湿热肝火生虫而为狐惑证，故宜清湿热，平肝火；由于虫交乱于胃中，又当保胃气，因人以胃气为本，故选用甘草泻心汤。"

本研究结果表明，甘草泻心汤不仅可显著改善复发性口腔溃疡患者的疼痛症状，促进口腔疮面愈合，降低复发率，而且还有效改善患者的伴随症状，如失眠、腹泻，大大提高了临床疗效和患者满意度。

外治法方药由白及、儿茶、冰片组成。白及性微寒，味甘、涩，具有收敛生肌止血、清热利湿的功效。现代医学研究表明，白及含有丰富挥发油和黏液质成分，磨成粉末外用涂抹，可以帮助修复皮肤创面。儿茶性微寒，味苦、涩，具有活血止痛、敛疮生肌之功。现代医学研究表明，儿茶具有抑制皮肤真菌、金黄色葡萄球菌、杆菌等作用，常用于治疗口腔溃疡。冰片性微寒，味辛、苦，具有清热解毒的功效。现代医学研究表明，冰片可促进药物通过血脑屏障、黏膜、胃肠道、皮肤等部位，发挥引经作用。本研究结果表明，三药合用，研末外涂，可有效缓解疼痛，促进创面愈合，缩短病程。内外合治，标本兼顾，临床治疗效果显著。

本次研究结果也表明，甘草泻心汤合外治法降低复发性口腔溃疡患者的炎性指标 IL-2、IL-6、TNF-α 优于对照组。此结果是本研究中的一项新进展，目前研究中仅发现甘草泻心汤对溃疡性结肠炎大鼠血清中免疫功能存在影响，尚未发现甘草泻心汤加减应用对复发性口腔溃疡患者免疫指标的影响，还期待进一步大样本的研究观察。

综上所述，应用甘草泻心汤合外治法治疗复发性口腔溃疡疗效显著，可有效改善患者疼痛、失眠及腹泻等伴随症状，缩短病程，提高免疫功能，减少复发率，临床可推广应用。

任国华（第六批全国老中医药专家学术经验继承工作继承人、内蒙古自治区中医医院主任医师、教授）撰写

牛兴东　审编

下篇

医 案

胃痛案

姓名:李某　　性别:女　　年龄:65 岁　　职业:退休公务员

初诊时间:2018 年 9 月 17 日。

主诉:间断胃脘疼痛 2 年。

现病史:患者 2016 年 12 月 12 日因食管异型增生做套管术后出现胸骨后食管部位憋闷、胃脘疼痛,咽部异物感,口苦恶心早晨明显,舌头及口腔溃疡反复发作。除上述症状外还有后背疼痛,胃怕冷,饭后胃中嘈杂、嗳气、胀满,时有反酸、烧心。

刻下症:胃痛,胃中嘈杂,嗳气,胀满,时有反酸,烧心。烘热汗出,纳食一般,夜寐安。二便正常。舌质淡红,舌苔薄白,舌体正常,舌下脉络曲张。左右脉象沉弱。

既往史:2016 年 12 月行食管套管手术;2017 年 11 月胃镜显示:贲门口松弛,贲门下黏膜略粗糙,胃底隆起 -SMT,慢性萎缩性胃炎;病理诊断:(贲门下偏后壁)轻度慢性萎缩性胃炎,中度肠上皮化生;(窦后壁不平)浅层黏膜慢性炎、中度肠上皮化生;食管距门齿约 25cm 处(脱落)浅层黏膜慢性炎,重度肠上皮化生。胆囊炎,Hp 阳性。

个人史:嗜好辛辣食物,无烟酒史,无过敏史。情绪差。

家族史:父亲患肺心病已逝世,母亲无特殊记载。

中医诊断:胃痛。

西医诊断:食管黏膜异型增生术后,慢性萎缩性胃炎伴中度、重度肠上皮化生。

中医辨证:脾胃虚弱,气滞血瘀,少阳胆热。

辨证分析:患者因嗜好辛辣饮食,进食不能细嚼慢咽,经常在外聚餐而感染 Hp,未能及时根除治愈,使食管黏膜防护屏障损害,发生异型增生的病理变化,行手术治疗,也扩大了食管黏膜的创伤面积,使血脉流通受阻而“不通则痛”,出现胸脘憋闷、疼痛;又因长期侍奉老母,身体劳累,心情郁闷、肝郁化热,肝胆互为表里,互相影响而出现胸憋、口苦、咽部异物感;少阳胆热不解入阳明胃腑,而见胃热烧心、反酸、口腔溃疡;“知肝传脾”,肝胃不和,故见胃脘嘈杂,嗳气、胃胀,烘热汗出;脾胃互为表里,五行中木克土即肝旺克脾,加重脾虚;终因肝胆疏泄失职,脾胃升降失调,形成本虚标实的脾虚瘀滞证。结合舌质淡红,舌苔薄白,左右脉象沉弱,舌下脉络曲张。辨为脾胃虚弱,气滞血瘀,少阳胆热。

中医治法:健脾益气,活血化瘀,清解少阳。

处方用药:自拟消痞萎胃康汤加减。

醋柴胡 20g	炒枳壳 12g	黄芩 12g	姜半夏 10g
生姜 12g	黄连 5g	盐吴茱萸 6g	党参 15g
炙黄芪 20g	炒白术 15g	醋莪术 10g	丹参 15g
九香虫 9g	土鳖虫 6g	刺猬皮 15g	生甘草 10g

20 剂,水煎服,每日 1 剂,每剂煎 400ml,分早晚饭后各 200ml。

二诊:2018 年 10 月 17 日。

患者咽部异物感、胸部憋闷、后背疼痛均有明显减轻,反酸嘈杂及口干消失。仍有晨起口苦,饭后胃不适或隐痛,胃胀,嗳气,口疮舌尖痛,胃脘怕冷,手足不温,纳寐尚可,大便干稀不均匀、小便正常,舌质正常,舌苔薄白,舌体正常,左右脉沉弱。

处方:守上方去了土鳖虫、刺猬皮,加急性子 6g、蜈蚣 5g(2 条)、全蝎 6g(因中度和重度肠上皮化生的部位偏于食管下端和贲门连接处而用这三味药)。

14 剂,水煎服,每日 1 剂,每剂煎 400ml,分早晚饭后服。

三诊:2018 年 10 月 31 日。

上述诸症明显减轻或消失,仅有饭后胃脘嘈杂,矢气较多、烘热出汗,饮食、二便、睡眠均正常,舌质、舌体正常,舌苔薄白,左脉右脉沉弦细。

处方:守上方去黄连,加半枝莲 20g,煅龙牡$_{各}$ 30g^{先煎}。

14 剂,水煎服,每日 1 剂,每剂煎 400ml,分早晚饭后服。

四诊:2018 年 11 月 21 日。

餐后胃脘饱胀、嘈杂,晨起口苦,胃怕惊、口不干,余症消失。舌质、舌体正常,舌苔薄白,左右脉沉弦细。

处方:守上方去掉煅龙牡,继续服。

14 剂,水煎服,每日 1 剂,每剂煎 400ml,分早晚饭后服。

服完上述药，因回老家内蒙古自治区通辽市，停止服药，后因到医院就诊困难，自行口服摩罗丹半年，于 2021 年 12 月 23 日复查胃镜显示：慢性萎缩性胃炎（C-1）伴隆起糜烂。活检病理诊断：(窦小）黏膜组织慢性炎伴糜烂。Hp 阴性。

按语：本病病机为脾胃虚弱，气滞血瘀，少阳胆热证。李东垣《脾胃论》云："脾胃之气既伤，而元气亦不能充，而诸病之所生也。"牛兴东教授认为，此乃虚实夹杂之证，属因虚致实，自拟经验方"消痞萎胃康汤"加减治疗。方中所用炙黄芪、党参、白术健脾益气，柴胡合枳壳疏肝气、升清气、消滞气，合黄芩清解少阳胆热；半夏和胃气，降浊气；黄芩、生姜二者一寒一热，一清一温，可平调脾胃寒热；配以醋莪术，"可奏益气化瘀之功，病变轻时可消弥于无形，补不壅滞，攻不伤正，相得益彰"；丹参活血化瘀，通络止痛；刺猬皮开胃气治胃痛；生甘草和胃缓中止痛；黄连、盐吴茱萸此配伍是名方"左金丸"，治疗反酸、烧心。中医理论认为：出现反酸、口苦，烧心等症状是少阳胆热，肝郁化火，胃气不和，需和解少阳，平肝和胃，调理升降。《本草用法研究》记载九香虫壮脾肾之元阳，理胸膈之凝气，气血双宜。土鳖虫活血化瘀，散积止痛。二诊时患者咽部异物感、胸部憋闷，后背疼痛均明显减轻，反酸嘈杂及口干消失，故去土鳖虫、刺猬皮，加急性子 6g、蜈蚣 5g、全蝎 6g。全蝎善走窜入络，且能活血化瘀，祛湿化浊。现代药理研究表明，全蝎提取液对肿瘤细胞的生长有明显的抑制作用。《医学衷中参西录》载："蜈蚣……走窜之力最速，内而脏腑外而经络，凡气血凝聚之处，皆能开之。"急性子具有破血、软坚、消积功效，现代药理研究表明，其对肿瘤细胞的生长有明显的抑制作用。三诊：胃部症状基本消失，烘热汗出，故处方去黄连，加煅龙牡各 30g（先煎）以收敛固涩、止汗。半枝莲清热解毒治疗肠上皮化生。四诊时患者餐后饱胀嘈杂，口不干，余症消失。故处方去煅龙牡，继续服用。牛兴东教授治疗慢性萎缩性胃炎伴肠上皮化生重在化浊解毒，消积祛瘀，使"邪去病亦安"。古人指出"久病入络"，气血郁滞，浊毒邪气客于胃络，故治疗慢性萎缩性胃炎伴肠上皮化生以调气、活血、解毒为原则，用消痞萎胃康汤，随症加减而获满意效果。

（赵　莹　撰写　牛兴东　审编）

痞满案

案一

姓名:张某　　性别:男　　年龄:65 岁　　职业:企业管理

初诊日期:2020 年 5 月 21 日。

主诉:胃脘胀满 19 年。

现病史:患者 19 年前因胃溃疡出血胃大部分切除(2/3),此后出现胃胀,纳呆早饱。此后上症反反复复,间断服药后,效果一般,时有胸闷,头昏、身倦乏力。

刻下症:晨起口干口苦,口黏腻不爽,喜饮水,胃不怕凉,食后早饱,消瘦。胃脘纳差胀满,乏力,大便黏滞不爽,2 日 1 次,小便黄短,寐可,舌苔黄腻,舌质淡红,舌下脉络曲张,脉弦滑。

既往史:胆结石、胆囊切除 18 年,肠梗阻(2017 年),双肺多发结节、颈动脉斑块(11mm×2.5mm),胃息肉伴肠上皮化生。

家族史:父母及姐姐患冠心病心肌梗死。

个人史:饮食不规律,饮酒 25 年。

中医诊断:痞满。

西医诊断:①残胃(炎);②(胃)息肉;③颈动脉斑块;④肺结节。

中医辨证:脾胃虚弱,肝胆湿热,胃络积聚。

辨证分析:患者因长期饮食不节,饮酒过度,劳作伤身,胃肠自戕,施行多次较大手术,五脏损害,元气大亏,叠加先天禀赋不足,严重损伤后天之本即脾胃及肝胆,出现脾虚运化失职、湿浊内蕴,弥漫三焦,中焦气机壅滞,升降滞涩,继生湿热、郁热、瘀热,更加阻滞胃肠气机,使胃肠动力障碍,故见口干喜饮水,口黏不爽,纳差脘胀;肝失疏泄,肝胆郁热,见口苦,胸闷;中焦郁热可致,清阳不升可见头昏发蒙,小便黄短;湿热下注大肠,传导失司,可见大便黏滞不爽;脾虚湿阻,清阳不升可见身倦乏力。舌苔黄腻为湿热内蕴,舌下脉络曲张为胃络、肝胆有血瘀。

中医治法：健脾益气，清利肝胆，消积化瘀。

处方：三仁汤（《温病条辨》）合龙胆泻肝汤（《医宗金鉴》）、茵陈蒿汤（《伤寒论》）加减。

柴胡 15g	黄芩 15g	淡豆豉 30g	茵陈 30g
枳实 15g	生薏仁 30g	杏仁泥 15g	菖蒲 30g
滑石 15g包煎	虎杖 30g	生黄芪 15g	白蔻仁 10g
水蛭 6g	内金 15g	炒山栀 10g	黄连 6g

14 剂，水煎服，每日 1 剂，每剂煎 400ml，分早晚饭后各 200ml。

二诊：2020 年 6 月 21 日。

患者口干口苦略有减轻，欲饮水，纳少胃胀，咳痰黏稠量少，小便味重，大便正常，舌苔薄白黄，舌质偏红，舌下脉络曲张，脉弦滑。

处方：

柴胡 20g	黄芩 30g	茵陈 30g	龙胆草 15g
郁金 20g	菖蒲 30g	大贝母 15g	土茯苓 30g
全瓜蒌 30g	芦根 30g	生薏苡仁 30g	胆南星 15g
淡豆豉 30g	水蛭 6g	太子参 15g	炒白术 15g

21 剂，水煎服，每日 1 剂，每剂煎 400ml，分早晚饭后各 200ml。

三诊：2020 年 10 月 9 日。

患者口干口苦减轻 1/2，欲饮水，咯灰白色黏痰，量减少，纳可早饱，嗳气，胃不怕凉，大便 2 日 1 行，质软，小便味重，寐差易醒，舌苔薄白黄，舌质偏红，舌下脉络曲张，脉弦滑。

处方：

柴胡 30g	黄芩 30g	龙胆草 30g	茵陈 60g
清半夏 15g	土茯苓 100g	胆南星 15g	生鸡内金 15g
太子参 15g	生白术 15g	大贝母 15g	菖蒲 30g
虎杖 60g	生薏苡仁 50g	水蛭 6g	淡豆豉 30g

14 剂，水煎服，每日 1 剂，每剂煎 400ml，分早晚饭后各 200ml。

四诊：2020 年 10 月 23 日。

患者口干口苦消失，近日胃有发热感，饮水多，纳可，早饱减轻，咳痰灰白色、不利，小便黄、有异味，大便黏腻好转，寐可，舌苔薄白黄，舌质偏红，脉弦滑。

处方：守上方 7 剂，水煎服，每日 1 剂，每剂煎 400ml，分早晚饭后各 200ml。

复查胃镜：胃癌术后改变，十二指肠息肉。病理报告：十二指肠及胃混合性黏膜，间质见急性、慢性炎症，符合胃黏膜异位。

按语：该患者痞满因虚致实，本虚标实。本虚为中焦脾胃虚弱，标实为气郁、热郁、湿阻、瘀浊，治疗应急则治其标，缓则治其本。先选用2/3的祛邪药，即清热化湿，疏肝利胆，活血化浊。方中以三仁汤加减，宣上畅中，清利湿热：用杏仁苦温，善开上焦，宣通肺气；淡豆豉以"宣"为特点，《本草汇言》记载："此药乃宣郁之上剂也，凡病一切有形无形……无不宣之……寒热迭侵，暑湿交感，食饮不运，一切沉滞浊气搏聚胸胃者，咸能治之。"中焦为气机升降之枢，中气郁热可致上焦肺气失于开合，因此淡豆豉作用部位偏于上焦。吴鞠通"治湿"时尤重宣肺利气，谓"肺主一身之气，气化则湿亦化矣"。白蔻仁芳香苦辛，能宣中焦，宽畅脾胃，善行脾肺气滞。生薏苡仁甘、淡，益脾渗湿，疏导下焦。滑石清利湿热，宣化畅中，清利湿热之功。

龙胆泻肝汤清泻肝胆湿热：其龙胆草大苦大寒，泻肝胆实火，除下焦湿热；黄芩、炒山栀苦寒泻火，火盛必劫阴液，故佐芦根、太子参滋养阴液。因湿热明显，再用茵陈蒿汤加黄连、虎杖助清热化湿解毒，通利二便，配枳实破气消积，化瘀散痞。《药品化义》所谓"专泄胃实……脾郁结不能运化。"现代药理研究证明，枳实能够加强胃肠平滑肌的收缩强度和持续时间……解决胃肠动力障碍性疾病。方中加入郁金、菖蒲、大贝母、胆南星、水蛭理气活血，化浊消痰，佐以黄芪补气利水，炒白术健脾燥湿，土茯苓功在清热除湿，泄浊解毒。

（蔚永胜　撰写　牛兴东　审编）

案二

姓名：李某　　性别：女　　年龄：50岁　　职业：个体商人

初诊日期：2023年10月13日。

主诉：胃脘胀满，全身畏寒3年。

现病史：患者于3年前嗜食寒凉、辛辣，出现胃脘胀满，全身畏寒。辗转就诊于北京、上海、安徽等地，予中药治疗后症状稍缓解（核查药物及剂量不详），经朋友介绍就诊于我科门诊。

刻下症：饭后胃胀，伴胃中振水声，受凉加重，得温胀减，嗳气频作，偶有反酸烧心，情绪易怒，口干不苦，不欲饮水，胃怕凉，受风后易呕恶。全身畏寒，腰酸冷痛，乏力，自汗畏风，偶有头两侧及巅顶闷痛，乳房疼痛，纳可，寐差，入睡困难，夜梦多，易思虑，大便不成形，一天 2 ～ 3 次，自觉便不尽，甚则完谷不化，偶肛门坠胀。舌质淡红，舌苔薄白，舌体胖大齿痕，舌下脉络曲张，左右脉沉细。

既往史：①结肠息肉切除术后 1 年余。2022 年 8 月 9 日于上海某院切除结肠息肉一枚（1.5cm）。病理：管状腺瘤伴上皮内瘤变。②乙状结肠息肉切除术后 8 月余。2023 年 1 月 29 日于上海某院切除乙状结肠息肉 2 枚。病理：增生性息肉。③结肠多发息肉切除术后 2 月余。2023 年 8 月 3 日于安徽某院切除结肠多发息肉。病理不详。④慢性非萎缩性胃炎。⑤甲状腺结节。⑥乳腺结节。⑦宫颈囊肿。

个人史：嗜食寒凉、辛辣 23 年（喜饮冷水，喜吃凉水果，寒冬腊月每天吃冰激凌 2 根，嗜食辛辣麻辣烫、麻辣小龙虾等辛辣食物，工作车间冬日无暖气）。

家族史：母亲、表兄弟患有肠息肉，弟弟、侄子常有腹泻。

中医诊断：痞满。

西医诊断：慢性非萎缩性胃炎，结肠多发息肉。

中医辨证：脾肾阳虚，肠络积聚。

辨证分析：患者青年时期饮食不节，过分偏嗜生冷、寒凉、辛辣食物，寒邪直中脏腑，弥漫于三焦，耗损阳气，阳气虚损失其温煦，虚寒内生。阴寒之气肆行于腹中，脾胃阳气虚损，阴寒内盛，津液气血凝滞不畅阻滞中焦，脾阳不足见畏寒肢冷，脘腹胀满，时有犯恶欲呕，大便稀溏，甚至完谷不化，舌质淡胖齿痕，舌苔薄白；脾气虚衰，脾虚湿阻，清阳不升，见神疲乏力，易于思虑；脾虚中气下陷，脾不升清或升举无力，自觉肛门气坠。肾阳为一身阳气之本，寒邪直中少阴，肾阳虚衰则见腰部酸冷，畏寒肢冷，阳不化饮；脾胃运化壅滞致肝失疏泄，胃失和降，故见嗳气泛酸时作；肝气犯脾，胃肠气滞，寒饮留于胃肠，可见排便不爽，胃中有振水声，渴不欲饮；肝气郁滞久而化火，肝气上逆，见烦躁易怒；肝郁气机不畅，水液津血运行疏布不畅，寒湿瘀血内聚，难以及时消散，久留积聚而成瘀血痰浊，易生结节，瘀血痰浊积久化生郁热，变生为浊毒蕴而入血，积于膜下，渐生为有形浊毒，加之机体正气不足而息肉生；脾失健运，肝失藏血，阴血亏虚，心神失养，故寐差。

中医治法：健脾温肾，通络消积。

处方：理中汤（《伤寒论》）合麻黄附子细辛汤（《伤寒论》）加减。

熟附子 100g 先煎　干姜 60g 先煎　桂枝 30g　细辛 30g 后下

炒白术 15g　炙黄芪 50g　皂角刺 15g　合欢皮 30g

红参 30g 另包　醋柴胡 15g　鹿角胶 10g 烊化　炒枳壳 15g

炒白芍 15g　醋莪术 10g　土鳖虫 6g　藤梨根 10g

炙甘草 15g 先煎

10 剂，水煎服，每日 1 剂，每剂煎 400ml，分早晚饭后各 200ml。

二诊：2023 年 11 月 17 日。

服药 10 剂后，患者自感胃胀缓解 80%，全身怕冷缓解 70%，全身乏力缓解 80%（可去北京颐和园散步一圈），自行原方继服 4 剂，自觉药效欠佳，遂又于我科门诊复诊。乳房疼痛消失，无嗳气，仍胃脘怕凉，偶有反酸烧心，每日大便 1 ～ 2 次，稍不成形，偶感排便不尽，肛门气坠，夜尿频。舌质淡红，舌苔薄白，舌体正常，舌下络脉正常，左右脉沉弱。

方药：守原方，去合欢皮，加炒苍术 30g。

10 剂，水煎服，每日 1 剂，每剂煎 400ml，分早晚饭后各 200ml。

三诊：诸症缓解。去炙黄芪，加生黄芪 70g、煅龙骨 30g（先煎）、煅牡蛎 30g（先煎）。14 剂，水煎服，煎法、服法同前。

按语：《素问·太阴阳明论》云："食饮不节，起居不时者，阴受之……阴受之则入五脏……入五脏则䐜满闭塞。"《伤寒论》云："谷不化，腹中雷鸣，心下痞硬而满。"该患者平素喜食寒凉辛辣，致脾肾阳虚，气机阻滞，痰湿瘀血内停，积久化热，浊毒内生，聚于肠络，为本虚标实、虚实夹杂之证。张仲景认为，太阴病以吐、利、腹痛、腹满为特征，属太阴脾虚寒证，治"当温之"。

方中干姜、炙甘草、红参、白术为理中汤组方，既能温中焦脾阳，又能补气健脾；干姜味辛热，燥烈，入脾胃而长于温中散寒，健运暖脾，为温暖中焦助阳之主药；红参补益脾气；白术温阳助运、健脾祛湿，与干姜相伍，一温一燥，可强脾阳化湿浊，恢复脾胃运化功能；佐炙甘草，助白术、红参益气补脾，与干姜配合以辛甘化阳，助其散寒之力同时行调和诸药之功。全方干姜温，红参补，白术燥，温补兼施，而重在于温，燥湿同时，温中寓补。方中以附子、干姜、桂枝、细辛为君药，其中附子辛、甘、大热，气雄性悍，其性走而不守，能通行十二经，可补火助阳，壮肾中之阳气，其大热之性，可温暖肾经，同时散胃中寒邪，助阳化气，缓脾肾阳虚阴寒内盛。《本草备要》言其“补肾命火，逐风寒湿”，《主治秘要》云其“去脏腑沉寒；补助阳气不足，温热脾胃”，李杲认为附子“除脏腑沉寒，三阴厥逆，湿淫腹痛，胃寒蛔动；治经闭；补虚散壅”。《本草正义》言：“附子，本是辛温大热，其性善走，故为通行十二经纯阳之要药，外则达皮毛而除表寒，里则达下元而温痼冷，彻内彻外，凡三焦经络，诸脏诸腑果有真寒，无不皆治。”“细辛，芳香最烈，故善开结气，宣泄郁滞，而能上达巅顶，通利耳目，旁达百骸，无所不至，内之宣络脉而疏通百节，外之引孔窍而直透肌肤。”附子峻补下焦元阳，散胃脾寒邪，细辛辛香，通行善走，偏于外散风寒以解表，二者合用，可兼顾内外表里：附子治在内寒邪，细辛散之托之；细辛搜在外之风寒，附子助之鼓之。桂枝辛温，能祛在表之风邪，附子辛热，可除在经湿邪，两者同用，可温通营卫，散寒去湿；附子配红参，两者同用，补阳得气载，补气有元阳助，可共奏阴阳双补、气血兼顾之功；附子配干姜皆为大辛大热之品，其中附子为“回阳救逆，散寒除湿”之要药，走而不守，干姜善于散口寒，温中焦，守而不走，且附子无干姜不热，两药同用，一走一守，发中有补，各司其力，可恢复先后天脾肾之阳；附子佐以甘草，辛热与甘缓之性协同共用，既可补阳祛寒又可补正气安中焦，缓中焦虚寒之脘腹疼痛，同时也可和缓附子辛热烈性。炒枳壳可行气宽中，消除胀满，健脾和胃之功效。

明代张介宾提出，治疗阴阳偏衰的虚寒证应以“阴中求阳，阳中求阴”的治法，本方中配以白芍、柴胡以阳中求阴。白芍酸敛，柔肝敛阴，缓急止痛，清解虚热，可补脾阴；柴胡辛散，疏肝解郁，升举阳气，引清阳之气从左上升可理肝脾、调中宫、消痞满。一散一收疏肝清胆，和解表里，敛阴升阳，开郁止痛。予黄芪补气升阳、固表止汗功效，鹿角胶温肾助阳，治疗脾肾阳虚，合欢皮解郁安神，改善失眠。

患者肠息肉反复生长，乃是全身疾病的局部体现，全身为虚，局部为实，脾虚为本，痰瘀浊毒为标。病位在脾胃肝肾，根据多年临床经验总结，应以“扶正化积法”治之，予醋莪术、土鳖虫、藤梨根化浊解毒，祛瘀散结，皂角刺消肿解毒，防息肉复发。“扶正化息法”是治未病思想“救其萌芽，治之早也，救其已成，治之迟也，早者易，功收万全；迟者难，反因病以败其形”“欲求最上之道，莫妙于治其未病也”的体现。方中诸药相合，共奏健脾温肾,益气活血,化瘀消积之功效。

（杜聪颖　撰写　牛兴东　审编）

纳呆案

姓名:李某　　性别:男　　年龄:65岁　　职业:农民

初诊日期:2023年7月3日。

主诉:食欲不振1年余。

现病史:患者自述1年前无明显诱因出现食欲不振,无胃胀、无胃痛、无反酸、无烧心、无口干口苦。2023年2月27日胃镜检查结果显示:慢性萎缩性胃炎伴糜烂,胃角溃疡(A1期,0.3cm×2.0cm)。病理报告:(胃角)黏膜中度慢性炎,轻度肠上皮化生,部分组织表面见渗出坏死。2023年3月26日 $_{14}$C-呼气试验检查结果显示:Hp(+),已规律服用四联药物。2023年6月1日于某医院电子胃镜检查结果显示:①慢性萎缩性胃炎;②胃角溃疡性质待定。

刻下症:纳差,易怒,易急,寐可,小便频,大便可,每日1次。近一年体重下降1.5kg。舌暗,舌苔微腻,舌下脉络曲张,脉沉细涩。

既往史:肝囊肿、左肾囊肿。

家族史:否认家族遗传病史。

个人史:无特殊。

中医诊断:纳呆。

西医诊断:胃溃疡、慢性萎缩性胃炎。

中医辨证:脾胃虚弱,浊毒内蕴,胃络瘀阻。

辨证分析:患者老年男性,平素饮食不规律,恣食肥甘,肥甘伤脾。叶天士《临证指南医案》云"初病在气,久病入血""久病血瘀",该患属久病多虚多瘀,可见食欲不振,舌苔腻,胃膜渗出坏死;脾虚日久,虚而不运,气血两虚,湿浊瘀结中焦,脾胃膜络损伤,运化无力,则可见纳差;瘀久化热,蕴于肝胆,则见易急、易怒;舌暗、舌下脉络曲张,脉沉细涩为瘀毒蕴结胃膜。

中医治法：健脾开胃，清热化浊，活血化瘀。

处方：自拟方消痞萎胃康汤加减。

醋柴胡 15g	炒枳壳 15g	炒白芍 15g	党参 15g
炙黄芪 20g	炒白术 15g	砂仁 15g后下	丹参 15g
三七 6g冲服	土茯苓 60g	白及 10g冲服	杏仁 15g
滑石 15g包煎	生薏苡仁 50g	白蔻仁 10g后下	土鳖虫 6g

14 剂，水煎服，每日 1 剂，每剂煎 400ml，分早晚饭后各 200ml。

二诊：2023 年 7 月 17 日。

患者自述食欲不振好转，易怒，寐可，二便调，偶有痰，色白，能咳出。舌暗，舌苔微腻，舌下脉络曲张，脉沉细。

处方：守上方，加淡豆豉 30g。

14 剂，服法同前。

三诊：2023 年 7 月 31 日。

患者自述食欲好转，易怒，寐可，小便频，大便可，晨起偶有痰，色白，能咳出，消瘦，体重降至 95 斤。舌淡，舌苔黄厚腻，舌下脉络曲张，脉沉弱。

处方：守上方去砂仁，加醋莪术 15g、半枝莲 10g、白花蛇舌草 15g、虎杖 6g、壁虎 6g。

14 剂，水煎服，每日 1 剂，每剂煎 400ml，分早晚饭后各 200ml。

四诊：2023 年 8 月 14 日。

患者自述食欲较上周未见缓解，易怒有所缓解，晨起有痰，色白，小便可，大便黏腻，寐可，舌淡，舌苔微黄，舌下曲张瘀紫，脉沉弱。

处方：守上方，加苍术 20g，去白蔻仁、杏仁。

14 剂，水煎服，每日 1 剂，每剂煎 400ml，分早晚饭后各 200ml。

2023 年 8 月 22 日于内蒙古某医院电子胃镜检查结果显示：慢性萎缩性胃炎。病理检查结果显示：①（胃角）黏膜组织慢性炎，伴肠上皮化生（重度）；② $_{14}$C- 尿素呼气试验结果：幽门螺杆菌（–）。

五诊：2023 年 9 月 15 日。

患者自述食欲较上周缓解（20%），食量减少，晨起有痰，色白，小便可，大便黏腻，寐可，舌淡苔薄黄，舌下脉络曲张瘀紫，脉沉弱。

处方：

醋柴胡 15g	炒枳壳 15g	炙黄芪 15g	土鳖虫 6g
太子参 15g	炒白术 15g	醋莪术 10g	丹参 15g

炒内金 15g　　半枝莲 30g　　生薏苡仁 30g　　虎杖 30g
白花蛇舌草 30g　　壁虎 6g

14 剂,水煎服,每日 1 剂,每剂煎 400ml,分早晚饭后各 200ml。

六诊:2023 年 10 月 15 日。

患者诸症缓解,纳差,寐可,小便可,大便软,黏腻,舌淡苔微黄腻,舌下脉络曲张,脉濡。

处方:守上方,加淡豆豉 30g。

14 剂,水煎服,每日 1 剂,每剂煎 400ml,分早晚饭后各 200ml。

2023 年 12 月 19 日于内蒙古某医院病理检查结果显示:(胃角)黏膜组织慢性炎,伴萎缩(重度)及肠上皮化生(轻度),腺上皮轻度非典型增生。

按语:本案病机为脾胃虚弱、浊毒内蕴、胃络瘀阻证,治疗以调气活血、解毒化浊为法,取方自拟方消痞萎胃康汤加减。其中:柴胡疏肝解郁;炒枳壳理气宽中,行滞消胀;炒白芍养血柔肝,缓中止痛;炙黄芪、党参、炒白术健脾补气;砂仁行气调中,和胃醒脾;丹参活血化瘀;土鳖虫破血逐瘀;三七散瘀止血;白及消肿生肌;滑石、生薏苡仁、杏仁、白蔻仁取三仁汤宣畅气机,清利湿热之意;土茯苓解毒除湿。诸药合用,切合病机,故显效。二诊后,患者食欲好转,但是情绪仍有急躁易怒,遂加淡豆豉清热解郁,后患者情绪逐渐好转,但因湿性胶着黏腻,不宜速去,湿滞气阻,气不能行血,痰瘀积聚,遂三诊时患者仍有痰瘀蕴结中焦之症。患者舌苔厚腻,舌下脉络曲张,遂加大清热除湿、解毒祛瘀中药,如醋莪术、半枝莲、白花蛇舌草、虎杖,且加用动物类药物壁虎。壁虎清热解毒,软坚散结之效立显,遂四诊后患者诸症好转,且复查胃镜,胃溃疡已愈。但仍有肠上皮化生存在,五诊时酌加祛瘀类中药,解毒消肿散结,六诊后诸症好转,肠上皮化生变为轻症。

牛兴东教授指出,本病病变过程中正虚、气机失调、痰瘀浊毒阻络贯穿始终,因此在治疗胃溃疡过程中,应始终顾护胃气、调整气机,活血通络,使瘀去、气行而不伤正。所谓调气,包括健脾气,常选用黄芪、党参、白术;疏肝气,常选用柴胡、枳壳;和胃气、降浊气,常选用半夏;消滞气、升清气,常选用枳壳、莪术;并重视气血阴阳与脏腑之间的调节,气血充盛,脏腑调和,则疾病愈。

(**黄新生　撰写　牛兴东　审编**)

反酸案

姓名：杨某　　性别：女　　年龄：53 岁　　职业：公务员

初诊日期：2018 年 5 月 31 日。

主诉：烧心、反酸 19 年。

现病史：患者于 20 年前行胆囊切除术，术后 1 年出现反酸烧心，曾经过中医治疗而症状消除，时有反复而服质子泵抑制剂可缓解，近期反酸、烧心，食后饱胀持续不减。

刻下症：烧心、反酸，胃脘胀满，但无嗳气，胃部轻微怕冷，早晨口干口苦，饮水一般，纳可，大便不成形，每天 1 至 2 次，小便频，寐差。舌质淡红，舌体正常，舌苔薄白黄，脉象濡。

个人史：长期不吃早饭，嗜好肉食。

家族史：母亲患胆结石、冠心病。

既往史：胆切除 20 年，胃镜（2017-10-18）结果提示：胆汁反流性胃炎，Hp（+），子宫肌瘤、颈动脉斑块、甲状腺囊性结节。

中医诊断：反酸。

中医辨证：胆失疏泄，湿热中阻。

西医诊断：胆汁反流性胃炎、Hp 阳性、子宫肌瘤、颈动脉斑块。

辨证分析：该患者既往胆囊切除术病史加长期饮食不规律，使胃失和降，胆汁疏泄失常，致使胆液不循常道，反流入胃出现反酸、烧心、口干口苦等症状。少阳枢机不利，胆火内郁，上犯于胃，胃失通降，日久湿热内蕴，中焦气机升降失调而出现胃脘胀满不适等症状，舌质淡红，舌体正常，舌苔薄白黄，脉象濡。结合舌脉可辨证为：胆失疏泄，湿热中阻。

中医治法：疏肝利胆，清热化湿。

处方：大柴胡汤（《伤寒论》）合左金丸（《丹溪心法》）加减。

柴胡 15g	黄芩 15g	金钱草 30g	醋郁金 15g
鸡内金 15g	茵陈 40g	炒山栀子 15g	黄连 6g
盐吴茱萸 3g	茯苓 20g	生薏苡仁 50g	炒大黄 10g 后下

大贝母 10g　　乌贼骨 15g　　炒枳实 20g　　白及 10g冲服

14 剂,水煎服,每日 1 剂,每剂煎 400ml,分早晚饭后各 200ml。

配合口服四联杀幽门螺杆菌药 10 日。

二诊:2018 年 6 月 14 日。

患者反酸止,仍烧心。胃脘胀满,口苦明显,饮水少,纳可,大便不爽,每日 1 次,小便不利,寐差,舌质淡红,舌体正常,舌苔黄腻,脉濡。

处方:柴胡 30g　　黄芩 30g　　黄连 6g　　金钱草 30g
茵陈 40g　　山栀子 20g　　龙胆草 10g　　醋郁金 20g
炒枳实 20g　　炒槟榔 20g　　虎杖 30g　　鸡内金 15g
生薏苡仁 60g　　滑石 15g包煎　　车前子 30g　　炒苍术 15g

14 剂,水煎服,每日 1 剂,每剂煎 400ml,分早晚饭后各 200ml。

三诊:2018 年 6 月 28 日。

患者烧心减轻,口苦,胃脘胀满好转,右胁胀,二便正常,饮食尚好,舌质、舌体正常,舌苔薄黄微腻,脉沉弦。

处方:守上方去龙胆草、车前子加醋青皮 30g。

14 剂,水煎服,每日 1 剂,每剂煎 400ml,分早晚饭后各 200ml。

四诊:2018 年 7 月 19 日。

诸症消失,时有右胁胀按痛,舌质、舌体正常,舌苔薄白,脉沉弦细,达到临床治愈。

按语:该患者胆囊切除术病史加长期饮食不规律,致胃失和降,胆汁疏泄失常,少阳枢机不利,胆火内郁,日久湿热内蕴,阻滞中焦气机。所用处方为出自《伤寒论》大柴胡汤及出自《丹溪心法》的左金丸加减而成。方中柴胡味苦微寒,可舒畅气机,透达半表之邪;黄芩苦寒,可清泄胆腑之热;黄连、栀子善清上、中焦湿热火毒;大黄性味苦寒,泻热通便,破瘀消积,金钱草味苦性凉,具有清肝胆湿热、利尿通淋之作用;鸡内金具有健胃消食、化石排石的功效,对于治疗胆汁反流胃炎所致的胃脘胀满有非常好的疗效;郁金性味辛、苦、寒,归肝、心、肺经,具有活血止痛、行气解郁、凉血逐瘀、利胆退黄的功效,现代药理研究证实,郁金具有免疫抑制、抗变态反应、保肝利胆,抑制胃酸、解痉、镇痛的作用;茵陈味苦,性平,清利湿热,退黄;枳实、茯苓、薏苡仁以调畅中焦气机,健脾化湿,气机畅达湿气自除;左金丸组成只有二味药,即黄连和吴茱萸,其性味前者为苦寒,后者为辛温,寒温共投,相互为用，主治胁肋作痛，脘闷腹痛，吞酸，呕吐泛恶，口苦口干等症状；乌贼骨是吸着性抗酸药，味甘涩咸、性微温，入肝胃经，具有收敛制酸，止痛止血，保护胃肠黏膜，使之早日修复之作用；大贝母味苦性凉，归肺、胃经，具有清热散结，软坚化痰之功效；白及收敛止血，消肿生肌抗酸。牛兴东教授常用左金丸合乌贝散及乌及散治疗难治性反酸，达到制酸止痛及疏肝理气和胃的效果。

二诊时反酸止，仍烧心。胃脘胀满，口苦明显，饮水少，纳可，大便不爽，每日1次，小便不利，寐差，舌质淡红，舌体正常，舌苔黄腻、脉濡。湿热症状明显，遂减少制酸药物，加大清热利湿通腑的药物及利尿通淋的药物，使湿热从二便排出。三诊时诸症好转，湿热症状明显减轻遂去龙胆草及车前子，留有胁肋胀满不适，加用醋青皮疏肝理气。本方寒温并用，升降协调，疏利三焦，调达上下，宣通内外，调畅气机，共奏疏肝利胆、清热化湿之功。

（刘　婷　撰写　牛兴东　审编）

腹痛案

姓名：齐某　　性别：女　　年龄：62岁　　职业：医生

初诊时间：2019年3月25日。

主诉：腹痛伴脘腹胀满20小时。

现病史：患者于3月25日凌晨2时开始出现脘腹疼痛胀满，不排矢气，三日不排大便，痛苦不堪。于当日上午8时急入内蒙古自治区某医院急诊科检查，做腹部CT及血尿常规，生化检查，报告显示：肝、胆、胰、脾未见异常，血常规、尿常规可见白细胞总数正常，中性粒细胞分类比值85.40%，淋巴细胞比值10.90↓，嗜酸性粒细胞比值正常。血清淀粉酶、胰淀粉酶、脂肪酶结果正常。西医初步诊断：不排除阑尾炎。治疗给予静脉滴注头孢哌酮钠舒巴坦钠3g，1日2次。到当晚9时腹胀有增无减，仍无矢气，再次进行腹部及盆腔CT检查和生化检查，报告显示：小肠下端梗阻，生化检查正常。治疗给予肥皂水1700ml灌肠，大黄免煎颗粒24g，加芒硝20g，温水溶化灌肠，肌内注射消旋山莨菪碱针剂，腹痛略有缓解，但腹胀仍如前，于次日就诊。

刻下症：腹痛腹胀剧烈，拒按，无矢气，无排便，水米不入，舌质略淡舌苔薄白黄，脉象沉。

既往史：非霍奇金淋巴瘤放、化疗（2007年6月）、高血压、冠心病、2型糖尿病、结肠冗长症。

家族史：母亲患高血压、糖尿病。

个人史：嗜吃辛辣，无烟酒嗜好。

中医诊断：腹痛、腹胀。

西医诊断：小肠不全梗阻，高血压，冠心病，2型糖尿病。

中医辨证：阳明腑实，大肠结滞。

辨证分析：患者素患冗长症、2型糖尿病胃轻瘫，放化疗损伤脾、胃、肺、肠功能，致使脾胃升降功能失常，肺的通调水道及大肠传输功能失职，加之饮食不节，素有宿食化热成燥，形成了正阳的阳明证，胃家实是也。燥屎已成，大便硬结，气滞不通，血运不畅，“不通则痛”，出现腹胀、腹痛、拒按，不排气、不排便，但属阳明胃家实之初起，还未形成明显的浊毒瘀垢化热，故未出现发热症状，可见舌苔薄白微黄，脉沉主里，是阳明腑实，大肠结滞之证。

中医治法：通腑理气，泻下燥屎。

处方：大承气汤（《伤寒论》）加减。

生大黄30g后下　芒硝20g冲服　炒槟榔30g　枳实30g先煎
厚朴20g先煎　全瓜蒌30g　杏仁15g捣碎　桃仁15g捣碎

1剂，水煎300ml，顿服。

服药后当日下午2时许，腹泻大量粪便夹有硬块及水样便，排气多，腹胀腹痛消失，按压脘腹略有疼痛，夜间出现咳嗽、咳痰、咽痒，舌质略红，舌体微胖，舌苔微黄腻，脉沉。

处方：生白术30g　炒枳实15g　大腹皮30g　杏仁15g捣碎
桃仁15g捣碎　蒲黄12g包煎　五灵脂12g包煎　酒大黄20g
败酱草50g　金荞麦30g　牛蒡子12g

3剂，水煎服，每日1剂，每剂煎400ml，分早晚饭后服，从次日即27日开始服药。

二诊:2019 年 3 月 30 日。

服上药 3 剂后,诸症消失,舌质正常,舌苔薄白,舌下脉络正常,脉沉缓,病愈出院。

按语:患者为阳明腑实,大肠结滞之证。所用方为出自《伤寒论》的大承气汤加减。《金匮要略》所言"腹满不减,减不足言,当须下之,宜大承气汤",大承气汤由厚朴、枳实、大黄、芒硝四味组成,其中厚朴苦温,能消痞满,治"上下气不通之痞",枳实苦寒,能够消痞;此二药都是气分药,一个是热性的,一个是寒性的,厚朴能治腹胀,枳实能消痞,两药可以通达肠胃之气,这是其一;其二,此方主要是泻下,用大黄、芒硝,借助厚朴、枳实的推动作用,把肠内燥屎秽物排出体外。如果只用大黄、芒硝,不加厚朴、枳实使肠胃之气通顺,泻下的作用就弱,所以厚朴、枳实能助大黄、芒硝加强泻下。但厚朴、枳实两药需先煎,大黄后煎,芒硝冲服,四药用量加大,"重剂起沉疴",否则杯水难解车薪之火。芒硝咸寒,能软坚,同时增加肠道中的水分,可使燥屎不能停留,使凝结在肠道里粪结松动排出,所以芒硝能解决燥坚。有厚朴、枳实的推动作用,又有芒硝的咸寒软坚作用,再加上大黄的"荡涤肠胃,推陈致新",就能通大便、开凝结,使大便排下去。大承气汤中四味药的作用是相辅相成的,既有气分药厚朴、枳实,也有血分药芒硝、大黄,在泻下时对肠胃的推陈致新作用方面,是互相协助,缺一不可的。古人云:"通可去滞,泻可去实。"大承气汤就是通泻方,能荡涤肠胃而去滞、泻实,解决胃家实即肠道梗阻。方中加入炒槟榔 30g 助厚朴、枳实通达肠胃之气。《本草汇言》云槟榔:"主治诸气,祛瘴气,破滞气,开郁气,下痰气,去积气,解蛊气,消谷气,逐水气,散脚气,杀虫气,通上气,宽中气,泄下气之药也"。现代药理研究表明,槟榔具有激动 M 受体的作用,可使胃肠平滑肌张力增高,蠕动增强,腺体分泌增加,有泻下作用,同时对人体的胆囊平滑肌也有一定的收缩作用,促进胆汁排泄(《实用中药辞典》)。中医认为,肺与大肠相表里,肺为水之上源,主通调水道,故加全瓜蒌。其味甘、性寒,归肺、胃、大肠经,甘寒润降,导痰浊下行为其所长,能上清肺胃之热而涤痰导滞,下润大肠以通便,且能利气宽胸,消肿散结,用于肺胃燥热,肠燥便秘。杏仁味苦,性温,有小毒,归肺、大肠经,苦降,温散,质润,有肃降肺气,善润肠燥而治便秘。桃仁味苦甘,性平,归心、肝、大肠经,苦能泄降导下以破瘀,甘能和畅气血以生新，富含油脂可润燥滑肠，故治大肠血燥、大便秘结。全瓜蒌、杏仁、桃仁相合，共助大黄、芒硝荡涤肠胃、推陈致新、软坚散结，泻下通便。诸药相合，共奏通腑理气，泻下燥屎，解除肠道梗阻之效。刘渡舟说："方易知而加减难明，药易知而分量难衡。疗效不同，常在一药之加减，数克之斟酌。"中医治则为急则治其标，缓则治其本，故先投大承气汤加减治疗，待急症腹痛腹胀解除，大便矢气通畅后，再用枳术丸、失笑散加减治疗善后，以健脾理气，活血化瘀，清热解毒，巩固疗效。

（牛兴东　撰写）

胁痛案

姓名：董某　　性别：男　　年龄：53岁　　职业：职工

初诊日期：2023年2月20日。

主诉：右胁疼痛4年余，加重5日。

现病史：患者因平素饮食不节，经常不吃早点，喜吃肥甘厚味，于4年前开始出现右侧胁肋隐隐作痛，口干口苦，欲饮水，大便干燥，1～2日1次、小便正常，饮食尚可，需服中成药消炎利胆片缓解急性发作期右胁疼痛，但效果时好时差，没有治愈。5天前患者无明显诱因出现上述症状加重，故就诊我门诊。

刻下症：右胁疼痛拒按，口干口苦，欲饮水，饮食一般，四肢困倦，乏力，时有心烦，大便干燥2～3日1次，小便正常，寐差，舌质淡暗，舌体有齿痕，舌苔白厚腻，舌下脉络曲张，左右脉沉弦。

既往史：胆囊管小结石5mm，双肾周桥隔增厚。（2023年2月16日呼和浩特市某医院全腹CT检查报告）酒精性肝病、腰椎间盘突出症。

家族史：父亲肝癌早逝，母亲、妹妹皆行胆结石手术。

个人史：嗜好饮酒、肥肉。

中医诊断：胁痛。

西医诊断：胆囊管结石。

中医辨证：肝胆郁滞、湿热内蕴、瘀血阻络。

辨证分析：患者平素饮食不节，过食肥甘，久而久之则脾胃损伤，正如《内经》所言："饮食自倍，肠胃乃伤"。脾虚则运化失职，湿热内生，中焦壅遏，郁于肝胆，肝胆互为表里，肝主疏泄，胆宜通降，当肝失疏泄则胆的通降功能失职，胆汁不能随顺下行，瘀滞成胀；胆气不通而致胆汁淤积，失于通降而不通则痛。气血运行不畅，故见胁痛，口干口苦，纳差，乏力，四肢困倦，舌苔白腻，舌下脉络曲张，脉沉弦。

中医治法：疏肝利胆，清热化湿，活血通络。

处方：大柴胡汤（《伤寒论》）合三金汤（《中医症状鉴别诊断学》引上海曙光医院经验方）

柴胡 30g	黄芩 15g	醋郁金 30g	金钱草 60g
鸡内金 20g	海金沙 30g	石韦 20g	延胡索 15g
炒枳实 15g	赤芍 20g	炒大黄 12g 后下	醋青皮 20g
炒槟榔 20g			

14 剂，水煎服，每日 1 剂，每剂煎 400ml，分早晚饭后各 200ml。

二诊：2023 年 3 月 6 日。

患者服上药诸症缓减，进食过饱则右胁痛加重，口干口苦减轻，食欲好转，饮水尚可，寐差，大便不成形，每日 1～2 次，小便增多。舌质正常，舌体正常，舌下脉络曲张，舌苔薄黄，左右脉象沉细。

处方：守上方去炒槟榔，加茵陈 20g。14 剂，水煎服，每日 1 剂，每剂煎 400ml，分早晚饭后各 200ml。

三诊：2023 年 3 月 20 日。

患者诸症明显缓减，右胁痛减 80%，略有口干口苦，饮水一般，饮食正常，大便不成形，每日 1～2 次，小便多，寐差。舌质、舌体正常，舌下脉络正常，左右脉沉细。

处方：守上方改炒大黄 10g，改海金沙 20g。

7 剂，水煎服，每日 1 剂，每剂水煎 400ml，分早晚各 200ml。

四诊：2023 年 3 月 27 日。

患者诸症基本消失。舌质、舌体、舌下脉络正常，舌苔薄白，左右脉沉缓微弦。复查腹部彩超（2023 年 3 月 23 日）提示：轻度脂肪，胆囊未见异常。

处方：

柴胡 15g	黄芩 10g	醋郁金 15g	延胡索 15g
炒枳实 10g	金钱草 30g	鸡内金 15g	海金沙 15g
赤芍 15g			

7 剂，水煎服，每日 1 剂，每剂煎 400ml，分早晚饭后各 200ml。

服完后停药 1 个月，电话随访，一切安好。

按语：本案病机为肝胆郁滞、湿热内蕴，瘀血阻络。选用《伤寒论》中的大柴胡汤和上海曙光医院经验方三金汤的加减。《伤寒论》第 103 条云："太阳病，过经十余日，反二三下之，后四五日，柴胡证仍在者，先与小柴胡汤。呕不止，心下急，郁郁微烦者，为未解也，与大柴胡汤下之则愈。"大柴胡汤由小柴胡汤去人参、甘草，加枳实、芍药、大黄组成，治疗患者具备的少阳证口干口苦、胁下硬满、饮食一般；兼见阳明里实证，可见舌苔黄腻、胃脘胀闷，大便干燥，用小柴胡汤解决不了阳明实证，故用大柴胡汤。方中柴胡疏肝透热，引药入少阳，黄芩清少阳胆热，枳实行气破结，大黄通腑泄热，可解决少阳和阳明两经邪实而病愈；再合三金汤加减，方中金钱草、海金沙、郁金、茵陈、柴胡、石韦均有明显利胆排石作用；鸡内金能化石；青皮、枳实、炒槟榔破气理气最为明显，实验证明炒槟榔能加强胆囊收缩，有利于促进结石排出；大黄得枳实、炒槟榔相助可增强理气通腑排便的功能，也有利于胆结石排出；延胡索、赤芍、郁金有活血祛瘀作用，以治肝胆气滞，久病及血而致气滞血瘀证，正如叶天士所云："久发、频发之恙，必伤及络，络乃聚血之所，久病必瘀闭"，如胆囊壁增厚，或纤维化、囊壁淋巴细胞浸润、囊腔变窄等瘀血表现，故加活血化瘀药提高疗效。诸药相合，共奏疏肝利胆排石，理气活血通腑作用。

（刘　婷　撰写　牛兴东　审编）

泄泻案

姓名：孙某　性别：女　年龄：55 岁　职业：工人

初诊时间:2021 年 10 月 28 日。

主诉:腹泻 7 年。

现病史:患者 7 年前因受凉或进食油腻辛辣食物后腹泻,每日 3 次,并伴有便前腹痛,肠鸣,便后缓解。曾服前医中药及西药氟哌噻吨美利曲辛片半年而未见明显效果,故慕名而就诊。

刻下症:除了上述症状外,尚见每日早饭后即大便溏薄、纳差消瘦、乏力、寐差易醒、手心发热、口干不甚、饮水一般,舌质淡,舌苔白,舌体胖,脉象沉弱。

既往史:胆结石胆囊切除,结肠多发息肉呈增生性(病理报告)、甲状腺功能亢进。

中医诊断:泄泻。

西医诊断:腹泻型肠易激综合征、结肠多发息肉(增生型)。

中医辨证:脾肾阳虚,风客肠胃,肝脾不调。

辨证分析:患者素体禀赋不足,后天饮食不节,情志不畅、加之胆囊术后脾胃损伤,脾气更加虚弱,则形成肝木乘脾,脾阳虚,病久及肾,出现肾阳虚衰,不耐寒凉,受凉或进食辛辣油腻食物后腹泻、腹痛、肠鸣的表现,正如《医方考》所言:“泻责之于脾,痛责之于肝……脾虚肝实,故令痛泻。”故肝强脾弱,木盛土弱,泻后痛减;脾气虚弱,脾失健运,气血生化之源匮乏,血不养心,故见乏力、消瘦、寐差易醒;脾虚中气不足,阳气郁遏,可见手心发热;舌质淡,舌体胖,脉沉弱皆为脾气虚弱,先天之本失养而肾阳受损所致。

中医治法:健脾温肾,祛风固肠,调和肝脾。

处方:痛泻要方(《刘草窗方》)合四逆汤(《伤寒论》)、风泻汤(自拟)加减。

炒白术 15g	炒白芍 10g	陈皮 12g	防风 15g
荆芥 15g	熟附子 15g	干姜 15g 先煎	肉桂 15g 先煎
升麻 3g	柴胡 6g	羌活 12g	鹿角霜 15g
赤石脂 25g	红参 15g 另煎	煨乌梅 12g	合欢皮 30g
炙甘草 15g			

14 剂,水煎服,每日 1 剂,每剂煎 400ml,分早晚饭后各 200ml。

二诊:2021 年 11 月 11 日。

患者服药后立竿见影,大便次数减少、成形,1 日 1 次,早饭后即大便的症状明显改善，乏力好转。仍有怕冷、寐差症状，舌质淡红，舌体胖，舌苔薄白，脉沉弱。

处方：守上方去升麻，加炙黄芪 30g，改熟附子 25g，干姜 20g。

14 剂，水煎服，每日 1 剂，每剂煎 400ml，分早晚饭后各 200ml。

三诊：2021 年 11 月 25 日。

患者大便每日 1 次，软便，小便正常，全身怕冷基本消失，饮食饮水正常，乏力睡眠好转，舌质舌体正常，脉沉缓。

处方：守上方再服 7 剂，水煎 400ml，隔日服 1 剂，每剂煎 400ml，分早晚饭前各 200ml，以巩固疗效。

按语：本患者为脾肾阳虚，风客肠胃，肝脾不调之证。所用处方为出自《刘草窗方》的痛泻要方、出自《伤寒论》的四逆汤及自拟方风泻汤加减而成。痛泻要方中：白术苦温燥湿，甘能补脾，温能和中；白芍性寒能泻肝火，酸敛逆气，缓中止痛；防风辛能散肝，香能舒脾，风能胜湿，为理脾引经要药，李东垣曰："若补脾胃，非此引用不能行"；陈皮辛能利气，炒香尤能燥湿醒脾，使气行则痛止。数药相伍皆以泻木而益土，为君药方。乌梅味酸入肝，保肝阴、敛肝气、补肝体，有酸敛的作用，能佐痛泻要方和熟附子、红参治久利不止。现代药理研究表明，乌梅煎剂有抗过敏和脱敏作用，对豚鼠蛋清过敏性休克和组胺性休克均有对抗作用，故可用于某些不明原因的肠道食物过敏引起的腹泻。本病因脾阳虚久损及肾阳，出现久泻不止，故佐以四逆汤加鹿角霜、肉桂、赤石脂，温补脾肾，益气调中，收涩止泻，主治中下焦体虚、久泻不禁；红参补气固脱、补脾益肺、生津止渴、升举清阳，共为臣药。荆芥、防风、升麻、柴胡、羌活皆为发散风邪，祛风胜湿，升清止泻类药物，既可治外风又可治内风，针对风客肠胃的泄泻，选用之则可收到较好的疗效，为方中佐药。方中合欢皮味甘，性平，归心、脾、肺经，具有解郁安神的功效，可治心神不安，忧郁失眠，亦为佐使药。炙甘草补中益气，调和诸药。诸药配伍，共奏健脾温肾，柔肝祛风之功，达到泄泻即愈的效果。

（牛兴东　蔚永胜　撰写）

痢疾案

姓名:付某　　性别:女　　年龄:48 岁　　职业:农民

初诊日期:2017 年 10 月 7 日。

主诉:大便脓血伴肛门周围坠胀、疼痛 1 年。

现病史:患者 1 年前患宫颈癌进行手术切除,行放射线治疗后,经常出现大便脓血、肛门周围坠胀疼痛,饮食一般,早饱,饮水尚可。小便正常。

刻下症:肛门周围憋胀、疼痛、下坠感,胃脘痞满,饮食尚可,口干不甚,饮水一般,大便偏稀每日 3 ～ 4 次,夹有脓血,小便正常。舌质淡红,舌体偏胖,舌苔后根薄黄,脉象沉滑。

既往史:体健。

个人史:无。

中医诊断:湿热痢、胃痞。

西医诊断:放射性肠炎。

中医辨证:脾虚气滞,湿热下注,肠络瘀阻。

辨证分析:该患者因素体正气不足,兼后天失养,致脾气虚弱,清气不升,中焦气滞,可出现肛门周围下坠、胀痛、胃脘胀满症状。气滞日久,湿浊内停,郁而化热,湿热之邪形成,湿热循经下行,后又兼肠道受损,湿热阻滞肠道气机,出现肠络瘀阻,出现便血、便脓、脉滑。舌体胖、脉沉皆为正气不足、脾气虚弱所致。

中医治法:健脾理气,清热化湿,化瘀通络。

中药处方:白头翁汤(《伤寒论》)合升陷汤(《医学衷中参西录》)加减。

生黄芪 20g	炒苍术 15g	升麻 6g	煨葛根 15g
木香 10g 后下	白头翁 20g	秦皮 15g	黄柏 10g
地榆炭 30g	白及 30g	土茯苓 60g	炒枳壳 12g
灵芝 15g	仙鹤草 60g		

14 剂,水煎服,每日 1 剂 400ml,分早晚饭后服各 200ml。

同时予美沙拉嗪灌肠。

二诊：2017 年 11 月 4 日。

患者服药后肛周疼痛下坠减轻，饮食尚可，口干饮水不多，仍有腹胀满、大便稀夹血无脓液，每日 2 ～ 3 次，小便正常。舌苔薄黄，舌质正常，左右脉弦滑。

处方：守上方去枳壳、升麻，加煨诃子 15g、厚朴 20g。14 剂，水煎服，每剂 400ml，煎服方法同前。

三诊：2017 年 12 月 2 日。

患者大便偶尔见黏液夹血，每日 2 次，小便正常，少腹不温，饮食尚可，饮水正常，胃脘胀满，左下腹时有疼痛，舌苔薄白微黄，舌质偏暗，舌胖，左右脉沉弦滑。

处方：守上方去葛根、黄柏，加阿胶珠 10g（烊化）、煨乌梅 12g、乌药 15g。28 剂，水煎服，每剂煎 400ml，分早晚两次饭后服。

四诊：2018 年 1 月 6 日。

患者大便基本正常，每日 1 ～ 2 次，偶见血丝，小便正常，饮食、饮水、睡眠正常。舌苔薄白微腻，舌质正常，舌体略胖，左右脉滑。

处方：继续服上方 14 剂，巩固疗效。一个月后电话随访，诸症消失，基本恢复正常。

按语：患者体弱久病，患宫颈癌病后，西医予放射线治疗后出现了并发症放射性肠炎，见腹胀腹痛、脓血便等。其病机属素体脾虚湿蕴，外有射线侵害，即中医之火毒之邪，火、热、湿之邪侵害，致湿热蕴结，损伤大肠肠络，故采用扶正祛邪、攻补兼施的治法，选用升陷汤《医学衷中参西录》合白头翁汤《伤寒论》加减治疗。方中黄芪为君药，既善补气，又善升气，其性稍热。《内经》所谓“少火生气”也，此气由少火发生，以徐徐上达。生黄芪补大气者，以元气为根本，《金匮要略》有“大气一转，其气乃散”之语，又曰：“大气皆去病日已矣。”所谓大气乃胸中所积之气（张锡纯所言）。升麻为阳明药，能引大气之陷者自右上升。葛根入胃经，升散宣发以引清阳上行止泻，李东垣曰其“干葛，其气轻浮，鼓舞胃气上升……治脾．胃虚弱泄泻圣药也”；苍术归脾胃经，有健脾燥湿，解郁辟秽之功。二药为助黄芪补气升清的使药，其作用可祛湿宽肠、健脾止泻、燥湿开胃，与白头翁汤配伍可加强除湿止泻之功，同为佐药。白头翁汤由白头翁、黄连、黄柏、秦皮组成，本方去黄连代之以土茯苓，专治湿热之邪伤及肠道，大便黏秽，或杂见脓血，里急后重的厥阴热利。土茯苓除湿解毒，常用于湿热疮毒。方中秦皮有清肝胆湿热，兼收敛作用。本病多以肝失疏泄，湿热下注为特点。方中地榆炭、仙鹤草、白及共为止血药，其中地榆炭为清热凉血，收涩止血之佳品，“清不虑其过泄，涩亦不虑其或滞”；仙鹤草功能收敛止血，不论寒热虚实，适当配伍均可应用，且疗效颇著，江南民间称本品为“脱力草”，认为又有补虚强壮，消除疲劳的作用；白及是一味收敛止血的要药，兼能补益肺胃、散洁消肿、生肌敛疮。《本草求真》谓其“涩中有散，补中有破”为其特点。以上三药均为佐药。方中木香味辛、苦，性温，归肺、肝、脾、胃、大肠经，辛散、苦降、温通，芳香而燥，可升可降，通理三焦，尤善行脾胃之滞，为行气止痛之要药，兼能健脾消食，主治胸腹气滞胀痛、呕吐泻痢、里急后重、积食不消或纳呆等症。枳壳长于理气宽胸、消胀除痞。二药相伍共为佐使药。灵芝能调节免疫功能，扶正抗癌，佐黄芪，发挥机体整体抗病功能。以上诸药相合，共奏扶正祛邪、健脾理气、清热化湿、解毒止血功效。

（牛兴东　徐敏和　撰写）

大便艰难案

姓名：文某　　性别：女　　年龄：55岁　　职业：饭店经理

初诊时间：2014年5月5日。

主诉：大便艰难3年。

现病史：3年前患者因放、化疗及骨髓移植术后身体虚弱，逐渐出现大便艰难，大便干结成块，3～5日1行，伴有严重腹胀，矢气不畅，常服用芦荟胶囊等含蒽醌类泻药及保健品，暂时缓解便秘症状，小便正常，口干欲饮，食欲一般，经常出现胸憋咳嗽，咯白黏痰，全身乏力，睡眠一般。

刻下症：大便干燥，3～5日1行。伴腹胀满，矢气不畅，饮食一般，咳嗽气短，咯白黏痰，反酸，烧心，恶热喜凉，身倦乏力，寐差，舌质偏淡，舌体略胖，舌苔薄白，舌下脉络偏暗略曲，脉象沉弱数。

既往史：2 型糖尿病，高血压，冠心病，纵隔淋巴瘤，肺纤维化。纵隔淋巴瘤经放、化疗病史，骨髓移植术后。

家族史：母亲患高血压。

个人史：嗜好辛辣。

中医诊断：大便艰难，消渴，咳嗽，胸痹。

西医诊断：便秘，纵隔淋巴瘤，骨髓移植术后，2 型糖尿病，高血压，冠心病，肺纤维化。

中医辨证：肺失肃降，脾失运化，肾精亏虚。

辨证分析：患者因过度劳伤，情志不畅而患纵隔淋巴瘤（上焦癥瘕）施行放化疗治疗，骨髓移植治疗后，大伤全身元气，身体极度消瘦虚羸，五脏功能虚衰，肺脏损害，气虚无力肃降，出现胸憋、气短、咳嗽、咳痰；肺与大肠相表里，肺失肃降则大肠传导失司，故可见大便干燥，矢气不畅；元气损伤直接影响脾胃升降纳运功能，故见饮食不佳，反酸、烧心，不能通降，排便排气不畅，腹胀便秘；肾为元气之根本，元气既伤，肾必损及，阴阳俱虚，肾主前后二阴，故直接影响二便的排泄，出现阴阳气血俱虚的便秘、倦怠乏力等全身症状。舌质淡，舌苔薄白，舌体胖，舌下脉络曲张，脉沉弱数皆为五脏虚损之象。

中医治法：肃降肺气，健脾益肾，导滞通腑。

处方：补中益气汤（《脾胃论》）合益血润肠丸（《证治准绳》）加减。

炙黄芪 15g	党参 15g	生白术 50g	炒枳实 15g
升麻 3g	泽泻 6g	全瓜蒌 20g	杏仁泥 15g
炙紫菀 12g	桔梗 10g	桃仁泥 15g	炙地龙 12g
当归 15g	熟地黄 15g	肉苁蓉 15g	阿胶珠 10g 冲服
葡萄籽 10g 冲服			

7 剂，水煎服，每日 1 剂，每剂煎 400ml，分早晚饭后各 200ml。

二诊：2014 年 5 月 15 日。

患者服药后矢气通畅，大便稀软，每日 1 ～ 2 次，饮食增加，口干不甚，饮水正常，寐好转，咳嗽、咳痰减轻，乏力减轻，烧心、反酸减轻。舌质略淡，舌体正常，舌苔薄白，舌下脉络偏暗微瘀，脉沉缓。

处方：守上方去枳实加枳壳 15g，改生白术 30g，再服 7 剂，服法同前。

三诊：2014 年 5 月 23 日。

二便正常，诸症消失，停药观察，随访1个月，未出现明显异常症状。

按语：本案患者属肺、脾、肾三脏功能失调，属本虚标实、虚实夹杂之证。投以补中益气汤(《脾胃论》)合益血润肠丸(《证治准绳》)加减，方中黄芪、党参、生白术、枳实为君药脾肺同治，培土生金，补益宗气以利肺气肃降通腑，补中益气以增强脾的运化和胃的通降功能，二者相合可促进大肠传导排泄作用；佐药为全瓜蒌、杏仁泥、桃仁泥、紫菀、桔梗，五药相伍可宣通肺气，肃降达下，提壶揭盖，"开上窍以通下窍"，辛而不燥，润而不寒，咳嗽和排便同治；桃仁与当归配伍可活血养血，润肠通便，桃仁与地龙相伍，活血通血通络，可治肺纤维化所致的肺络瘀阻；再佐阿胶，其味甘、性平，归肺、肝、肾经，为滋阴补血要药，且能清肺润燥，润肠通便；与当归、熟地黄相伍，增强养血滋阴作用。肾主前后二阴，肾精亏损，阴阳两虚，皆可影响大小便正常排泄，故用肉苁蓉补肾阳，益精血，润燥滑肠，取阴中求阳之意。如《药义明辨》所谓："其补精血者也，由大益阳中之阴……乃统于脾，纳于肝，归于肾之血海而能化精……令肾肝阴气自裕而阴中之阳益强。"升麻轻宣升阳，与肉苁蓉、当归同用，可通大便燥结；与泽泻、枳实相合，有升清降浊之效，俱为佐药。葡萄籽具有润肠通便作用。近年来报道提示，其机制是原花青素的强抗氧化性和超强清除自由基的能力，保护了自主神经细胞不被自由基侵害，并使其发挥正常的生理功能，使直肠的压力感受器能受到粪便的刺激，同时上传大脑皮质产生便意。原花青素通过肠道平滑肌的作用，使肠道平滑肌的紧张性增强，肠道内容物的推动速度加快，使肠道内容物的水分不易吸收，保持大便的良好黏稠度，使大便得以通畅。以上诸药合用，肺脾肾俱补，肃降肺气，导滞通腑，使阴平阳秘，气血顺畅，五脏调和而病愈。

（牛兴东　撰写）

心悸案

姓名：杨某　　性别：女　　年龄：60岁　　职业：商人

初诊日期:2023 年 7 月 5 日。

主诉:间断胸闷气短 20 年,加重伴双下肢水肿 1 个月。

现病史:患者 20 年前郁怒后出现胸闷气短,曾多次口服中药治疗,症状未见明显改善。1 月前患者上述症状加重,伴双下肢水肿,故来此就诊。

刻下症:胸闷气短,心慌,双下肢水肿,全身怕冷,神疲乏力,面色萎黄暗,纳可,寐差,二便正常,口唇紫暗,舌质暗,苔薄白,舌下脉络曲张,脉沉弱。

既往史:慢性心力衰竭 20 年,高血压病 20 年,最高达 200/100mmHg。慢性非萎缩性胃炎,胃下垂,肺动脉高压,血小板减少症。

家族史:父母患有高血压。

过敏史:青霉素类过敏。

中医诊断:心悸。

西医诊断:慢性心力衰竭,高血压 3 级极高危组。

中医辨证:气虚血瘀,阳虚水泛。

辨证分析:患者久病迁延不愈,耗损正气,致心气亏虚,无力推动血行,血行不畅则成瘀;病久及肾,肾阳渐亏,不能温化水液。气虚则心失所养,鼓动无力,故见心慌,且伴有神疲乏力等症,动则耗气,故症状在活动后更为明显。血瘀则心脉痹阻,气血运行不畅,可见面色萎黄暗、口唇紫暗、舌质暗、舌下脉络曲张。肾阳亏虚,温煦失职,不能蒸腾气化水液,水液代谢失常,泛溢肌肤则肢体浮肿,以下肢为著,按之凹陷不起;水饮凌心,加重心悸症状,且可出现胸闷憋气。畏寒肢冷、苔白,皆为阳虚水泛之象。

中医治法:益气活血,温阳利水。

处方:补阳还五汤合真武汤加减。

生黄芪 15g	当归 12g	炒白术 15g	红参 15g
桃仁 15g	红花 12g	茯苓 15g	赤芍 15g
熟附子 15g 先煎	生姜 15g	川芎 15g	

7 剂,水煎服,每日 1 剂,每剂煎 400ml,分早晚饭后各 200ml。

二诊:2023 年 7 月 31 日。

患者胸闷较前改善,气短,口干口苦缓解,双下肢水肿,畏寒肢冷,神疲乏力,纳可,寐差,二便正常,口唇紫暗,舌质暗,苔白厚腻,舌下静脉瘀,脉沉弱。

处方：守上方，加葶苈子 20g（包煎），水蛭 6g；去掉炒白术 15g；改熟附子 30g（先煎）。7 剂，每日 1 剂，每剂水煎 400ml，早晚分服。

三诊：2023 年 10 月 30 日。

患者胸闷气短，下肢水肿，肢软乏力，记忆力减退，畏寒肢冷，纳可，寐差，二便正常，舌质暗，苔薄白，舌下静脉瘀，脉沉弦。

处方：守原方加地龙 12g，改黄芪为 50g，红参 20g。7 剂，每日 1 剂，每剂水煎 400ml，早晚分服。

四诊：2023 年 11 月 4 日。

患者胸闷气短好转，双下肢水肿，全身怕冷，乏力，汗出。

处方：守上方改葶苈子 30g（包煎），茯苓 30g。7 剂，水煎服，每日 1 剂，每剂煎 400ml，分早晚饭后各 200ml。

五诊：2023 年 11 月 8 日。

患者胸闷气短明显缓解，双下肢缓解 30%，怕冷，口苦，口不干，纳可，寐可，二便调。

调整处方：

生黄芪 60g	葶苈子 40g 包煎	桂枝 15g	桃仁 15g
红花 15g	水蛭 6g	炙地龙 15g	泽泻 30g
当归 15g	赤芍 15g	熟附子 30g 先煎	炒枳壳 15g
柴胡 15g	炙麻黄 6g	茯苓 30g	炒白术 15g

14 剂，水煎服，每日 1 剂，每剂煎 400ml，分早晚饭后各 200ml。

六诊：2023 年 11 月 15 日。

患者双下肢水肿减轻，乏力，气短，怕冷，口唇紫暗。

处方：守上方加红参 20g，改生黄芪 80g，泽泻 50g，葶苈子 60g（包煎）。7 剂，水煎服，每日 1 剂，每煎 400ml，分早晚饭后各 200ml。

七诊：2023 年 11 月 22 日。

患者双下肢水肿减轻，乏力好转，怕冷，身体消瘦。

处方：守上方改桂枝 30g，生黄芪改炙黄芪 100g，茯苓 60g。7 剂，水煎服，每日 1 剂，每剂煎 400ml，分早晚饭后各 200ml。

八诊：2023 年 12 月 5 日。

双下肢水肿明显减轻，乏力好转，记忆力有所改善，怕冷好转。

处方：守上方改炙黄芪 150g。7 剂，日 1 剂，水煎 400ml，早晚分服。

经随访，诸症好转。

按语：本案病机为本虚标实，以气虚、阳虚为本，血瘀、水泛为标，虚实夹杂。选用补阳还五汤《医林改错》合真武汤《伤寒论》加减。全方具有益气活血，温阳利水之功效。方中重用生黄芪大补元气，使气旺以促血行，祛瘀而不伤正；当归、桃仁、红花、赤芍、川芎活血化瘀通络，助黄芪推动血行；红参进一步加强补气之力，增强心脏的功能。熟附子温肾助阳，以温化水湿；茯苓、炒白术健脾利水，使水湿从小便而出；生姜既助附子温阳散寒，又能温散水气。两方合用，补阳还五汤解决了气虚血瘀的问题，真武汤针对阳虚水泛进行治疗，切中病机，标本兼治。

（赵　莹　撰写　牛兴东　审编）

消渴案

案一

姓名：杜某　　性别：男　　年龄：66 岁　　职业：退休会计

初诊时间：2020 年 5 月 18 日。

主诉：口干多饮 1 年余。

现病史：患者 1 年前因饮食不节，膏粱厚味，嗜好饮酒，出现口干口苦口甜，欲饮水，大便干燥，3 ～ 4 日 1 次，小便浑浊、色黄。

刻下症：除了上述症状外，饮食亢进并喜进凉食，口腔异味，晨起咯黄痰，易怒，周身乏力。舌质红，舌体正常，舌苔薄黄白，舌下脉络曲张，左右脉象弦滑数。

既往史：高血压、高血脂、空腹血糖 8.2mmol/L，尿糖 +++，颈动脉斑块，前列腺增生，胆囊息肉。未服过降血糖西药。

个人史：有饮酒嗜好，喜食甘肥，无过敏史。

家族史：无。

中医诊断：消渴。

西医诊断:2 型糖尿病,高血压,动脉硬化,胆囊息肉。

中医辨证:肺胃燥热,肝胆郁结,肾精不固。

辨证分析:本病多因五脏禀赋不足,如《灵枢·五变》云:"五脏皆柔弱者,善病消瘅。"本案患者复加长期饮食不节,喜食膏粱厚味,饮酒过度,积热于胃,胃热熏灼上蒸于肺,肺热伤津,耗伤阴津,欲饮水自救,故烦渴喜饮;胃为水谷之海,主腐熟水谷,胃热过盛则消谷善饥,故见多食多饮;饮入虽多不能输布全身,故见乏力,水谷精微直趋下泄排出体外。"肾为胃之关",肾失固摄,精关不固,水谷精微从小便而出,故可见尿中有糖;阳明胃燥热伤津,加之肺因燥热所伤而无力布津于大肠,故见大肠津亏便秘;肺胃燥热上浮,故见晨起咯黄痰,口腔异味,舌红苔黄,脉弦滑之象。另外,本案患者属阳明胃热与少阳胆热合病,此为原发,可见到大柴胡汤证中的口苦、口干、大便干硬证候表现;肝胆互为表里,胆病影响肝,故见肝火易怒之症。

中医治法:益气清热,清利肝胆,补肾固精。

处方:白虎加人参汤(《伤寒论》)、大柴胡汤(《伤寒论》)合方加减。

石膏 60g 先煎	知母 60g	天花粉 30g	西洋参 15g 另煎
葛根 20g	黄连 48g	干姜 8g	柴胡 25g
黄芩 30g	水蛭 6g	生山药 50g	炒大黄 15g 后下
生甘草 10g	鬼箭羽 30g	草决明 30g 打碎	

14 剂,水煎服,每日 1 剂,每剂煎 400ml,分早晚饭后各 200ml。

二诊:2020 年 6 月 1 日。

患者口苦减轻,口干明显,饮水多,口腔有异味,晨起咳黄痰,胃喜食冷饮,大小便正常,容易发怒。舌质红,舌苔薄黄腻,舌体正常,舌下脉络曲张,左右脉弦滑。

处方:守上方改黄连 60g、黄芩 40g、干姜 10g。

14 剂,水煎服,每日 1 剂,每煎 400ml,分早晚饭后各 200ml。

三诊:2020 年 6 月 15 日。

患者口干口苦口甜,欲饮水,饮食尚可,胃喜凉饮,大便不爽,小便黄而不利。空腹血糖 7.5mmol/L。舌质、舌体正常,舌苔薄黄微腻,舌下脉络曲张,左右脉沉弦。

处方:守上方改黄连 80g、黄芩 60g、干姜 13g、天花粉 50g、生石膏 80g、知母 80g。

14 剂，水煎服，每日 1 剂，每剂煎 400ml，分早晚饭后各 200ml。

四诊：2020 年 6 月 29 日。

患者口苦口黏腻口甜减轻，仍有口干，饮水多，大便正常，小便黄，舌质淡红，舌体正常，舌下脉络曲张，左右脉沉弦，空腹血糖 6.0mmol/L。

处方：守上方改黄连 100g、干姜 16g，加山茱萸 30g、生地黄 30g。

7 剂，水煎服，每日 1 剂，每剂水煎 400ml，分早晚饭后服。

五诊：2020 年 7 月 6 日。

患者口苦减轻，仍有口干黏腻口甜，饮水一般，二便正常，饮食、睡眠正常。未口服降糖药，空腹血糖平均 7.4mmol/L。舌质、舌体正常，舌苔薄白微腻，舌下脉络曲张，左右脉沉弦。

处方：

生石膏 80g 先煎	知母 80g	天花粉 50g	黄连 120g
西洋参 15g 另煎	干姜 20g	生山药 50g	柴胡 20g
炒大黄 15g 后下	黄芩 50g	鬼箭羽 30g	水蛭 6g
生地黄 30g	山茱萸 30g	生甘草 10g	

14 剂，水煎服，每日 1 剂，煎 400ml，分早晚饭后各 200ml。

六诊：2020 年 12 月 28 日。

患者口干口苦口黏明显减轻，饮水多，纳可，身体怕热，胃喜凉饮，时有气短及右胁隐痛，二便睡眠尚可。空腹血糖 6.1mmol/L，餐后血糖 10.1mmol/L，尿糖阴性，血压 140/80mmHg。一直未服降血糖西药。舌质、舌体正常，舌苔薄白微黄，舌下脉络微曲张，左右脉弦滑。

处方：守上方继续服 14 剂后停药随访。

按语：本例病机属于肺胃热盛，肝胆郁结，肾精不固，故选用《伤寒论》白虎加人参汤，清阳明气分之热，方中加西洋参益气生津以治烦渴乏力，清补并施为主药；后期重用黄连 120g 为主药，以直折火热，合黄芩、石膏、知母为佐药，迅速制痰热火毒之势，防止其进一步耗伤津气，再合大黄有“急下存阴”之意，并以黄连与干姜 6∶1 的比例顾护中阳，防止苦寒伤胃。现代研究表明，黄连有效成分小檗碱能保护胰腺 B 细胞，促进胰岛素释放，降低血糖，调控糖脂代谢，小檗碱还能调节肠道菌群，恢复肠道屏障，对肠道免疫系统产生有益作用（参考《吕仁和调畅中焦治糖尿病药对》《重剂起沉疴》）。同时选用大柴胡汤加天花粉为使药，治少阳之邪入阳明，阳明燥热伤津可见口苦口干、大便干燥，所以既解少阳，又下阳明，可治虚中有实之证。消渴病患者病久易入络，络损脉阻，则变症百出，经常出现大血管、微血管、心脑肾等部位的并发症，故加入活血通络降糖之药，如鬼箭羽、水蛭及补肾固涩之药如生地黄、山茱萸、生山药为使药（补益肺脾肾）；生甘草调和诸药，与西洋参配伍可益气和中而培土生金，为使药。诸药相合，共奏益气清热，清利肝胆，补肾固精、活血通络之效。

（涂铁强　撰写　牛兴东　审编）

案二

姓名：王某　　性别：女　　年龄：48岁　　职业：个体商人

初诊日期：2020年5月25日。

主诉：口渴伴胃脘痞满6个月。

现病史：最近半年来，患者自觉口渴，经常有口干口苦，咽干咽痒，喜冷饮食，全身疲乏，喜卧嗜睡，夜间口干时有加重，间断出现胃脘胀满伴有疼痛反复出现，并反射后背正中疼痛，二便正常。

刻下症：口渴喜饮，口干口苦，咽干咽痒，乏力，胃脘胀满，时有胃痛，情绪不佳，舌质淡红，舌苔黄厚，脉弦滑数。

既往史：10年前行胆囊切除术，7年前行子宫切除术、阑尾切除术，患2型糖尿病7年，口服阿卡波糖、二甲双胍、格列美脲，空腹血糖9.7mmol/L，糖化血红蛋白7.5%。2020年5月做胃镜检查显示：胃底多发隆起，胃底黄斑瘤，慢性非萎缩性胃炎伴胆汁反流。Hp阴性。

个人史：嗜好饮酒。

家族史：父亲冠心病，母亲2型糖尿病，兄弟胆结石。

中医诊断：消渴、痞满。

西医诊断：2型糖尿病，慢性非萎缩性胃炎伴胆汁反流。

中医辨证：胆胃不和，阳明热盛。

辨证分析：本案患者既有先天禀赋不足，复加后天家庭因素，情志失调，五志化火，借酒消愁，酗酒成瘾，以致肝郁胆热的少阳证。少阳胆腑热蕴日久，入里传到阳明胃，胃中积热出现口渴、胃喜冷饮、口干夜甚；胃热上乘于肺，刑伐肺金，肺伤无力输布津液，伤津耗气，故见咽痒咽干，乏力、喜卧嗜睡；少阳热邪不解，胆胃不和，故见胃脘胀满疼痛，反射后背疼痛，口苦咽干；舌苔黄厚，脉弦滑数，皆为胆胃不和，阳明热盛征象。

中医治法：利胆和胃，益气清热。

中药处方：四逆散（《伤寒论》）、小柴胡汤（《伤寒论》）、白虎汤加人参汤（《伤寒论》）合方加减。

柴胡 20g	炒枳实 15g	生白芍 15g	醋郁金 20g
延胡索 20g	川楝子 6g	西洋参 10g[另煎]	黄连 42g，
黄芩 20g	干姜 7g	石膏 40g[先煎]	知母 30g，
姜半夏 10g	鬼箭羽 30g	生甘草 6g	

14 剂，水煎服，每日 1 剂，每剂煎 400ml，分早晚饭后各 200ml。

二诊：2020 年 6 月 8 日。

患者服药后胃脘胀满、疼痛、咽干、口苦、乏力、嗜卧明显减轻，后背疼痛消失，饮食、饮水尚可，二便正常。停服西药降血糖药，舌质淡红，舌苔薄白，脉沉弦细。空腹血糖 9.5mmol/L。

处方：

柴胡 20g	黄芩 30g	黄连 50g	西洋参 10g[另煎]
干姜 9g	石膏 50g[先煎]	知母 50g	天花粉 30g
鬼箭羽 20g	生甘草 6g	枳壳 15g	

14 剂，水煎服，每日 1 剂，每剂煎 400ml，分早晚饭后各 200ml。

三诊：2020 年 6 月 22 日。

患者服药后诸症消失。舌质淡红，舌苔薄白，脉沉弦细。空腹血糖 6.9mmol/L。

处方：

醋柴胡 15g	枳壳 15g	醋郁金 15g	西洋参 10g[另煎]
黄连 70g	干姜 12g	天花粉 30g	石膏 50g[先煎]
知母 50g	生甘草 6g		

14 剂，水煎服，每日 1 剂，每剂煎 400ml，分早晚饭后各 200ml。

四诊：2020 年 7 月 6 日。

患者服药后诸症消失，舌质、舌苔正常，脉沉弦缓，空腹血糖 6.5mmol/L，餐后 2 小时血糖 10.5mmol/L，停止服中药。

按语：本案病机为胆胃不和，阳明热盛。方选四逆散合小柴胡汤合白虎加人参汤加减，疏肝利胆和胃同时兼顾消渴的治疗。

四逆散、小柴胡汤皆出自《伤寒论》，前者疏肝解郁、调和肝脾，主治阳郁厥逆之证；后者和解少阳，调畅枢机，和胃降逆。二方合用，恰中“胆胃不和”之病机。方中柴胡疏达少阳之气，升发清阳，使肝胆之气条达；炒枳实下气破结，与柴胡一升一降，斡旋气机，恢复中焦升降；生白芍柔肝缓急，养阴敛阴，既防热盛伤津，又助柴胡疏而不燥；姜半夏和胃降逆、燥湿化痰，与小柴胡汤中黄芩相配，辛开苦降，调和胆胃，杜绝痰热内生之源。醋郁金行气解郁、凉血活血，善入肝胆经，清泄郁热而利胆；延胡索活血行气止痛，川楝子清肝泻火、行气止痛，二者相伍，尤宜于肝郁化火、胁痛口苦之消渴兼证；白虎加人参汤治疗阳明热证，气阴两伤，用白虎汤清热生津。《医学衷中参西录》载西洋参：“性凉而补，凡欲用人参而不能受人参之温补者，皆可以此代之。”故西洋参易为人参既能助气生津，又无助热之弊。消渴病热甚津枯而气分衰，气为阳，津液为阴，阳生阴长，若脾胃之气不升，津液就难滋生，单用知母效果不佳，要加西洋参，此方正中消渴病机证候。再加入大剂量黄连佐以少量干姜，二者比例 6∶1（仝小林《重剂起沉疴》），为治疗 2 型糖尿病（消渴）的要药，佐以黄芩、石膏以直折火热，防止进一步耗伤津气。方中鬼箭羽活血降糖，蠲痹通络，诚如国医大师朱良春所言：“鬼箭羽味苦善于坚阴，性寒入血，又擅清解阴分之燥热，对糖尿病之阴虚热者，每于辨治中加入本品 30g，能止渴清火，降低血糖、尿糖，屡收佳效。因其具活血化瘀之功，对糖尿病并发心、脑血管和肾脏、眼底及神经系统等病变，有改善血液循环，增强机体代谢功能等作用，既能治疗，又可预防，实为糖尿病之上选药品。药理分析也证实，其所含之草酰乙酸钠能刺激胰岛细胞，调整不正常的代谢过程，加强胰岛素的分泌，从而降低血糖，并有根治功效”（《朱良春医集》）。生甘草调和诸药，与西洋参相合，益气和中而培土生金，用为使药。诸药合用，疏肝利胆和胃，益气清热生津。

（牛兴东　撰写）

虚劳案

案一

姓名:张某　　性别:女　　年龄:63岁　　职业:商人

初诊日期:2018年6月11日。

主诉:乏力、恶寒20年。

现病史:在20年前的一个盛夏暑伏天,患者乘坐运输大卡车到外地采购进货,途中因车出故障,煎熬一昼夜才回到家里,紧接着又加班加点工作两个昼夜,加之心情不好而病倒,并且七天七夜不进饮食,只能少许饮水,全身有气无力,脱水消瘦,家人无奈则就医于"大师"。经"大师"诊治后,开始逐渐少量饮食,慢慢地身体有所恢复,食欲有所增加。但是仍然全身乏力,站立则双腿发软发抖,身乏疲倦,身体难以支撑,四处求医,不见疗效。遂至内蒙古自治区某医院做了全面检查。胃镜报告为慢性萎缩性胃炎,Hp阴性。其他检查都无明显异常,后经友人推荐找余诊治。

刻下症:全身乏力,自汗,怕冷,骨子里发冷,胃脘怕冷,空腹胃中不适欲进食,食后缓解,口不干饮水少,睡眠差,大便不成形,每日1次,尿频,夜尿2～3次。舌质淡,舌体有齿痕,舌苔薄白,舌下脉络正常,脉沉弱。

既往史:无。

家族史:无。

个人史:无特殊嗜好。

中医诊断:虚劳。

西医诊断:疲劳综合征,慢性萎缩性胃炎。

中医辨证:阳气亏损,阴血不足。

辨证分析:患者已年逾六旬,《素问》"年四十,而阴气自半也,起居衰矣。",脏腑功能减退,且劳累过度,饮食不节、起居失常、饥饱不调,导致脾胃损伤,影响其他脏腑功能。脾胃损伤,运化失司,水谷化生无源,气虚于内,脏腑失养,气虚至极形成阳虚,阳虚则人体脏腑血脉、四肢百骸失于温煦，故出现乏力、自汗怕冷、骨子里发冷；脾胃气虚则胃空不适欲进食；脾肾阳虚则大便不成形，小便频数；心血不足则失眠；舌质淡，舌体齿痕，舌苔薄白，脉沉弱皆为久病多虚、久病伤肾之象。

中医治法：温阳益气，滋阴养血。

处方：右归丸（《景岳全书》）合回阳升陷汤（《医学衷中参西录》）加减。

熟附子 60g 先煎	肉桂 15g	鹿角胶 15g 烊化	熟地黄 30g
山茱萸 30g	山药 60g	生黄芪 100g	人参 30g 另煎
干姜 30g	炙甘草 10g	炒白术 15g	五味子 15g
柴胡 6g			

7 剂，水煎服，每日 1 剂，每剂煎 400ml，分早晚饭后各 200ml。

二诊：2018 年 8 月 22 日。

患者服药后乏力、自汗、怕冷略有好转，纳可，怕饥临睡前再吃少量饭，大便不成形，每日 1～2 次，小便频，夜尿多，2～3 次，寐差，口不干，饮水一般。舌质淡，舌苔薄白，舌体齿痕，脉沉弱。因暑伏天停服 2 个月。

处方：守上方加桑螵蛸 12g，改生黄芪 200g，熟附子 100g（先煎 3 小时）、干姜 50g（与附子同煎），炙甘草 20g（与附子同煎），再加阿胶珠 10g（冲服）。20 剂，水煎服，每日 1 剂，每剂水煎 400ml，早晚各 200ml。

三诊：2018 年 10 月 8 日。

患者服药后乏力、怕冷、出汗减轻一半，食欲感好转，二便正常。舌质、舌体正常，舌苔薄白，左右脉沉。

处方：守上方改黄芪 300g，熟附子 150g（先煎 4 小时），加细辛 30g（后下煎 20 分钟）。20 剂，水煎服，每日 1 剂，每剂水煎 400ml，早晚服各 200ml。

四诊：2019 年 1 月 18 日。

患者服药后乏力、怕冷、出汗减轻 60%，饮食、二便、睡眠基本正常，舌质、舌体正常，舌苔薄白，脉象沉缓。

处方：守上方加硫黄 3g（冲服）。30 剂，水煎服，每日 1 剂，每剂水煎 400ml，早晚各 200ml。

五诊：2019 年 2 月 25 日。

患者服上药后，诸症缓解 80%，舌质、舌体正常，舌苔薄白，脉沉缓。守上方 14 剂，水煎服，2 日 1 剂，每剂水煎 400ml，早晚各 200ml。

六诊：2019 年 5 月 27 日。

患者服药后，诸症缓解 80% ～ 90%，舌质、舌体正常，舌苔薄白，脉沉缓。复查血常规、尿常规、各项生化指标，心电图，腹彩超，泌尿系统、妇科盆腔彩超均未见异常。暂停服中药观察，并进行电话回访，康复满意。

按语：患者病机为阳气亏损、阴血不足，选用右归丸合回阳升陷汤加减治疗。方中熟附子、鹿角胶、黄芪、人参四药为君药，以温补肾中元阳。其中黄芪既善补大气，又善升气，大气者，内气也，以元气为根本，与人参相伍培气之本也；熟附子气味辛温大热，温少阴之里，温五脏之阳，"能引补气药行十二经，以追复散失之元阳"（《医学正传》）；鹿角胶味咸、性微温，有补肾阳、益阴血作用，用于肾虚及气血虚寒证；黄芪为重要补气药，现代药理研究表明，能兴奋中枢神经系统，"对因疲劳而陷于衰竭的心脏，其强心作用更为显著"（《中药学》），"还能提高细胞免疫，体液免疫，补体水平及补体介导免疫复合物溶解性"（《实用中药辞典》）；人参味甘，大补元气，止渴生津、调营养卫，与黄芪相伍补肺脾之气。方中配伍肉桂、五味子助命门之火，敛肺肾之阴，为辅佐药，其中肉桂味辛而甘，气香而窜，性大热纯阳，能下达，暖丹田，壮肾阳，补相火，其色紫赤，又善补助君火，温通血脉，佐熟附子补助元阳；五味子性温，五味俱备，酸、咸居多，其酸能敛肺，其咸能滋肾，《神农本草经》谓其强阴益男子精，其酸收之力，又能固摄下焦气化，治泄泻、尿频。方中配熟地黄、山茱萸、山药滋肾益阴，健脾补血，润肺养肝，取"阴中求阳"之义，气血双补，共为辅药；炒白术佐人参、五味子、山茱萸、山药益气固涩，敛汗、缩泉，防止津液散失；干姜、炙甘草、柴胡为使药，干姜助附子阳气发热，柴胡升胆之阳气，甘草解附子之毒又调和诸药。诸药相合，温阳益气，滋阴养血、填补肾精，调治脏腑，以收培补元阳，振奋大气，阴平阳秘，精神乃治。

（牛兴东　撰写）

案二

姓名：梅某　　性别：女　　年龄：51 岁　　职业：医生

初诊时间：2022 年 5 月 1 日。

主诉：全身疲乏，形寒肢冷 2 月余。

现病史：患者于 2022 年 2 月 25 日，在北京某医院行开腹全子宫双侧附件切除术生殖静脉结扎 + 开腹盆腔淋巴结清扫术 + 腹主动脉旁淋巴结清扫术 + 肠粘连松解术 + 输尿管松解术 + 大网膜切除术 + 阑尾切除术。患者术后出现全身疲乏，怕冷，四肢凉，伴自汗。在行术后多柔比星脂质体化疗时出现过敏性休克，术后病理检查，诊断为卵巢癌术后 C2 期，治疗措施：紫杉醇 + 卡铂化疗，保肝抑酸止吐，地塞米松、苯海拉明预处理。此后，患者情绪欠佳，全身乏力逐渐加重，形寒肢冷伴动辄汗出，纳寐差，大便偏稀。

刻下症：面色㿠白、脱发，全身疲乏无力，形寒肢冷，动辄自汗，头晕，上肢前臂麻木、疼痛，下肢沉重，左下腹胀痛，有包裹性积液 46mm × 70.5mm，寐差，纳一般，口干不甚，饮水正常，大便偏稀，每日 1 ～ 2 次，小便正常。舌苔薄白，舌质淡，舌体偏胖，左右脉沉弱。

既往史：否认高血压、冠心病、糖尿病病史，否认肝炎、结核病病史，有蚊虫叮咬过敏史，有多柔比星脂质体过敏史。

家族史：父母患高血压。

个人史：无特殊嗜好。

中医诊断：虚劳。

西医诊断：卵巢癌术后 C2 期化疗。

中医辨证：脾肾阳虚，气血两衰，癌毒邪伏。

辨证分析：患者禀赋薄弱，肾阳亏虚，不能温煦脾阳，导致脾阳亦虚，脾肾阳虚使机体的运化和温煦功能失常，出现全身乏力，形寒肢冷，动辄自汗，大便稀溏。脾肾阳虚加疾病消耗，导致气血两虚，出现面色㿠白、脱发寐差、前臂麻木、疼痛、白细胞下降。患者久病，情志失调，肝失疏泄，气滞血瘀，气虚血涩，瘀浊内生，日久成毒（癌毒），浊毒停聚出现左下腹胀痛，形成包裹性积液。舌苔薄白，舌质淡胖，脉沉弱皆脏腑及气血阴阳亏损所致。

中医治则：温补脾肾，益气养血，抑癌解毒。

方药运用：补肺汤《永类钤方》合归脾汤（《济生方》）、右归丸（《景岳全书》）加减。

生黄芪 50g	炙黄芪 30g	红参 30g 另煎	炒白术 15g
熟地黄 15g	五味子 12g	阿胶珠 10g 烊化	桂枝 15g

熟附子 50g 先煎	干姜 15g 先煎	鹿角胶 10g 烊化	炒白芍 15g
仙鹤草 80g	山茱萸 20g	生山药 50g	佛手 12g
合欢皮 30g	夜交藤 30g	煅龙牡各 20g 先煎	灵芝 15g
无花果 15g	醋莪术 10g	泽兰 20g	炒鸡内金 15g
炙甘草 10g	醋柴胡 10g		

30 剂，水煎服，每日 1 剂，每剂 400ml，早晚两次分服 200ml。

二诊：2022 年 6 月 7 日。

患者服上方 1 月余，30 剂后，形寒肢冷减轻 50%，二便正常，余症同前，舌苔薄白，舌质淡胖，脉沉弱。

处方：守上方，去鸡内金，加蕲蛇 8g，30 剂，水煎服，煎法、服法同前。

三诊：2022 年 7 月 25 日。

患者服药后自汗、形寒肢冷减轻，仍有怕冷，胃凉，纳食一般，口不干，乏力，大便偏稀，每日 1 ～ 2 次，小便正常，睡眠时好时差，皮肤见针尖大小出血点，血常规检查，红细胞、白细胞、血小板略有低，C 反应蛋白偏高，脱发同前。化疗第五次。

处方：守上方去鹿角胶，加鹿角霜 15g。再服 30 剂，煎法、服法同前。

四诊：2022 年 9 月 11 日。

患者服药后乏力自汗，形寒肢冷，左下腹疼痛基本消失，脱发愈，饮食、饮水正常，冷饮食刺激时便稀，小便正常，手麻减轻，仍有寐差。化疗 6 个疗程，8 月底结束。舌苔薄白，舌质略淡，舌体正常，舌下脉络正常，脉象沉细。

处方：

黄芪 100g	红参 30g 另包	炒白术 20g	砂仁 10g 后下
熟附子 80g 先煎	干姜 30g 先煎	桂枝 20g	炒白芍 20g
鹿角霜 15g	阿胶珠 10g 烊化	灵芝 15g	无花果 15g
蕲蛇 8g	泽兰 30g	佛手 12g	醋柴胡 10g
炙远志 20g	合欢皮 30g	夜交藤 30g	龙眼肉 30g
炙甘草 10g			

30 剂，水煎服，每日 1 剂，每剂 400ml，早晚两次分服 200ml。

五诊：2022 年 12 月 30 日。

患者服完上方后，诸症好转，停药 2 个月，因寒冬气候变冷，患者自觉两手发麻，但摸之温度正常，全身酸楚，尤其后背和双脚明显，有疲惫感，饮食一般口不干，左下腹不适(有包裹积液形成)，右耳时鸣，面色无光，大便稀，每日 2 ～ 3 次，小便正常，睡眠不实，易醒，舌苔薄白，舌质淡，舌体略胖，左右脉象弱。治以温补脾肾，活血化瘀，通络祛痰。

方药：

熟附子 100g 先煎	干姜 30g 先煎	细辛 40g 后下	桂枝 30g
炙甘草 30g 先煎	白蜂蜜 30g	炙黄芪 180g	人参 30g 另煎
焦白术 30g	炒白芍 15g	鹿角胶 12g 烊化	蕲蛇 8g
全蝎 5g	鸡血藤 30g	泽兰 30g	石菖蒲 30g
蔓荆子 20g	葛根 20g	醋柴胡 10g	五爪龙 40g
灵芝 15g	制天南星 30g		

30 剂，水煎服，每日 1 剂，每剂 400ml，早晚两次分服 200ml。

六诊：2023 年 1 月 31 日。

患者服药后，诸症基本消失，仅有右臂手指晨僵时麻，舌苔薄白，舌质正常，舌体正常，舌下脉络正常，左右脉沉弦细。嘱咐患者停药观察，必要时可口服中成药对症治疗，巩固疗效。4 月份住院复查，各项指标均正常。

按语：肿瘤属本虚标实证，癌毒侵袭与正气亏损同时存在，“痰瘀郁毒”是其病机的关键。抓住病机选用“虚者补之，损者益之”的原则。其要点在补益时采取益气、温阳、养血、滋阴法；同时结合五脏病位不同而选方用药，以加强治疗的针对性。组合用药常 20 ～ 30 味。

方选补肺汤《永类钤方》合归脾汤(《济生方》)、右归丸(《景岳全书》)加减。方中炙黄芪、生黄芪、红参、炒白术、生山药、熟地黄、炒白芍、五味子、阿胶珠具有益气(肺脾)养阴，扶正固本的治疗作用。具体可归纳为：①增强抗肿瘤药物疗效；②减轻化疗药物的不良反应，如乏力、自汗、脱发、食欲减退、便稀等；③增强机体免疫功能；④保护骨髓及造血系统功能，增强肾上腺皮质功能及抗疲劳作用；⑤提高内分泌功能，改善机体物质代谢，如自汗、怕冷等；⑥抑制肿瘤对周围组织的浸润，减少肿瘤的转移；⑦作为治未病药，可防止肿瘤的发生发展。扶正固本治法贯穿于防治肿瘤的始终，与祛邪、化瘀、逐痰、降浊、解毒等联合运用，可极大地减轻化疗后的不良反应，促进肿瘤病的预后向好。方中熟附子、桂枝、鹿角胶温补肾中元阳，配熟地黄、山茱萸、生山药滋肾益阴，养肝补脾，取“阳中求阴”之意，干姜助附子温阳，“熟附子无姜不热”，治疗患者形寒肢冷，乏力，便稀。柴胡、佛手疏肝和胃，理气止痛，升举清阳，解郁散结。正如《金匮要略》所言：“大气一转，其气乃散。”灵芝、无花果是国医大师张学文治疗乳腺癌经验方组成药物（该方由灵芝、无花果、炙黄芪、西洋参、乌梢蛇、蜈蚣、白花蛇舌草、生甘草组成），二药合用，扶正祛邪，理气化痰，其中灵芝所含有机锗是理想的免疫增强剂，水溶性多糖具有抗肿瘤活性，还有1种多糖BN3C具有促进核酸蛋白合成代谢，改善造血功能的作用，灵芝多糖可促进白细胞生成干扰素，故可用于该患者肿瘤化疗后引起的免疫功能低下，血红蛋白和白细胞偏低之症。无花果味甘，性平，微酸，归脾、胃、肺经，功效有润肺止咳，健脾开胃，解毒消肿。现代药理研究表明，其有抗肿瘤、调节免疫功能作用，用于治疗体弱化疗不能耐受和白细胞低者，亦适用于本患者。鹿角胶、阿胶养血活血合用于肿瘤化疗后神经毒害引起的手指发麻。仙鹤草味涩性平，有固涩补虚作用，与黄芪、五味子、山茱萸、生山药、煅龙牡相伍可敛汗补虚。药理实验证明，仙鹤草在杀死癌细胞的同时，不伤正常细胞，可用于卵巢癌辅助治疗。夜交藤、合欢皮、煅龙骨、煅牡蛎可交通心肾，安神定志，解郁开窍，可用于失眠、多汗之症。《神农本草经》云，合欢皮“主安五脏，和心志，令人欢乐无忧，久服轻身明目，得所欲”。《本草述录》曰，合欢皮补阴气，宁心志，解郁结。泽兰功效活血化瘀，行水消肿，解毒，主治腹水，癥瘕，瘀滞腹痛；莪术行气破血，消积止痛。二药相伍，可治疗该患者左下腹包裹积液所致的胀痛。鸡内金味甘、性平，归脾、胃、肾、膀胱经。功效健脾消食，磨积化石。《医学衷中参西录》言“善化瘀积，治痃癖癥瘕，……”故可用其治疗该患者肿瘤化疗引起的消化欠佳。炙甘草调和诸药，解附子之毒。以上诸药相合，共奏温补脾肾，益气养血，活血化浊，抑癌解毒之效。

（牛兴东　牛克梅　撰写）

痿证案

姓名：张某　性别：女　年龄：63岁　职业：农民

初诊时间:2017 年 8 月 26 日。

主诉:双膝关节疼痛 20 年,双上眼睑下垂 20 天。

现病史:患者 20 年前因涉冷水受寒凉,过度劳作而患风湿性关节炎,出现周身大小关节疼痛、抽筋,经中医针灸、理疗和激素封闭治疗后病情缓解。20 天前劳累后出现双眼上眼睑下垂,全身疲乏无力,赴包头市某医院和内蒙古自治区某医院就诊,被确诊为重症肌无力、冠心病、高血压,给予溴吡斯的明、降压药(具体不详)、维生素 B1、维生素 B12,口服,症状未见减轻,经亲友推荐找吾就诊。

刻下症:双膝关节疼痛,双眼上睑下垂,全身疲惫无力,时有气短,情绪不稳,复视,纳差,寐尚可,二便调,舌质淡,舌苔薄白,舌体正常,脉象沉弱。

既往史:风湿性关节炎、冠心病、高血压。2017 年 8 月 24 日检查:颅脑核磁未见异常;肺 CT 示:左肺下叶结节,建议动态观察,双肺门及纵隔淋巴结增大;肌电图示:双上肢正中神经感觉纤维损害。

家族史:无。

个人史:无。

中医诊断:痿证,痹证。

西医诊断:重症肌无力,风湿性关节炎。

中医辨证:肺脾虚损,肝肾不足。

辨证分析:患者久居寒冷潮湿之地,涉水冒雨,劳累过度,正气不足,致风寒湿邪乘虚侵袭,流注经络关节而发痛痹。痛痹久治不愈,寒湿郁久化热,皆令“肺热叶焦”,不能输布津液以润泽五脏,致四肢失养,痿弱不用,即《素问·痿论》“五脏因肺热叶焦,发为痿躄”之谓也。脾喜燥湿,主四肢、肌肉,上睑居脾,“宗气不足,为眼皮宽纵”(《银海指南》),患者因湿障脾,饮食不节,损伤脾胃,内生湿浊,内外湿聚,阻碍运化,导致脾失运化散精,无以濡养肌肉筋脉而产生四肢痿弱,疲惫乏力,上眼睑下垂。加之患者劳作太过、情志不畅,久病耗损,导致肝肾精血虚耗,筋脉失养,亦可发为痿病,可见抽筋、视物重影、情绪失控、膝关节疼痛之症。舌质淡,舌苔薄白,脉沉弱为肺脾气虚之象。

中医治法:健脾益肺,滋补肝肾。

处方:强肌健力饮(邓铁涛经验方)加减。

黄芪 120g　　党参 30g　　炒白术 15g　　生山药 60g

柴胡 6g	升麻 6g	陈皮 15g	当归 15g
黄精 30g	制何首乌 15g	肉苁蓉 30g	五爪龙 50g
熟地黄 20g	五味子 15g	炙甘草 10g	

14 剂,水煎服,每日 1 剂,每剂煎 400ml,分早晚饭前各 200ml。

二诊:2017 年 9 月 23 日。

患者服药后左眼抽动、复视、睁眼睛有好转,有头晕,咳嗽、咯白痰,下肢乏力,饮食、二便、睡眠尚可,舌质淡,舌苔薄白,舌下脉络曲张,脉沉弱。

处方:守上方去五味子,加清半夏 10g,桔梗 15g,地龙 12g。14 剂,水煎服,每日 1 剂,每剂煎 400ml,早晚各 200ml,饭前服。

三诊:2017 年 10 月 7 日。

患者服药后时有反酸、怕冷,眼睑下垂减轻,睁眼较前变大,饮食、二便、睡眠尚可。咳嗽、咳痰消失。舌质淡红,舌苔薄白,舌下静脉黯轻,脉沉弱。

处方:守原方加桂枝 20g、地龙 12g,改黄芪 150g。30 剂,水煎服,每日 1 剂,每剂煎 400ml,早晚饭前各 200ml。

四诊:2017 年 11 月 18 日。

患者服药后全身疲惫,四肢乏力,眼睑下垂,气短,复视,情绪好转 50%,仍有膝关节痛,舌质淡红,舌苔薄白,舌下脉络曲张,脉沉细。

处方:守上方加川牛膝 30g,改黄芪 180g。30 剂,水煎服,每日 1 剂,每剂煎 400ml,分早晚饭前各 200ml。

五诊:2017 年 12 月 20 日。

患者服药后诸症较前好转约 60%,新增添外阴瘙痒症,舌质正常,舌下脉络曲张,脉沉细。

处方:守上方加蛇床子 30g,改黄芪 200g。30 剂,水煎服,2 日 1 剂,每剂煎 400ml,分早晚饭前各 200ml。

六诊:2018 年 3 月 24 日。

患者服药后诸症好转约 70%,外阴瘙痒症消失,有咳嗽、咯白黏痰、咽痒。舌质正常,舌苔薄白,舌下脉络正常,脉沉弦缓。

处方:守上方去蛇床子,加木蝴蝶 15g。14 剂,水煎服,2 日 1 剂,每剂煎 400ml,分早晚饭前各 200ml。

嘱咐患者服完药后暂停服药,以观后效,定期电话回访。

按语：本病病机为肺脾虚损，肝肾不足，处方选用国师大师邓铁涛先生创制的“强肌健力饮”加减治疗本患者效果明显。以邓先生为首的课题组研究重症肌无力时分析了233例患者的58个症状的出现，率先总结其病机主要是脾胃虚弱，又不是一般的脾胃气虚，而是由虚致损的虚损病，可损及五脏，向纵深发展。邓先生在《素问·痿论》中“治痿独取阳明”理论的启发指导下，继承发展李东垣的“脾胃为后天之本”的学术思想，从东垣补中益气汤变化而成研发出强肌健力饮。

本案处方中以黄芪、五爪龙为君。大剂量黄芪专为脾胃虚损而设，又增五爪龙一味，而益气之力倍增，为统治痿证主方主药，用于治疗重症肌无力所表现出的四肢无力，眼睑下垂，复视斜视，肌肉萎缩，正中神经感觉纤维损害。方中党参、炒白术、生山药、黄精为臣药，健脾益气，助气血生化之源，增强黄芪、五爪龙之补力；当归、制何首乌养肝和血，治脾胃虚损兼肝血不足所致复视斜视；熟地黄、肉苁蓉、五味子补益肝肾、益精气、强筋骨、敛肺气，上五味共为佐药，以辅佐黄芪、五爪龙。方中柴胡、升麻为引经药，升举脾气，以顺脾气主升之性，使气血得以输布筋脉五脏，陈皮理气和胃，调理脾胃气机，使脾胃升降之枢正常；甘草健脾和中，又调和药性。诸药相合，抓住主证，兼顾五脏，重补脾胃，益气升陷，兼治肺、肾、肝脏为治则，以邓先生的强肌健力饮一方统治，随症加减而获良效。

（牛兴东　撰写）

肩痛案

姓名：刘某　　性别：男　　年龄：77岁　　职业：医师

初诊日期：2022年5月10日。

主诉：左肩周围肌肉酸楚疼痛，活动受限2个月。

现病史：2月前患者因长期左侧肩膀背挂包，重约2公斤，出现左肩周围肌肉韧带酸楚疼痛，活动受限，不能后旋及上举，不能提重物，夜间加重，不能左侧卧位，并且逐渐加重。于门诊予拔火罐、贴膏药、针刺治疗后，无明显好转，特来就诊。

刻下症：除上述症状外，因痛而入睡困难，睡后易醒，醒后难以入睡，口咽微干，腰部轻微困痛，纳尚可，大便偏干，每日1次，小便不利。舌质淡红，舌苔薄白，舌体正常，舌下脉络正常，双侧寸脉弦滑、关尺脉沉弦。

既往史：右侧椎动脉闭塞，腰椎间盘突出症，前列腺增生，过敏性鼻炎，高脂血症。

辅助检查：肩部核磁报告示：①考虑左侧肩峰下撞击综合征（肩锁关节退变，合并冈上肌腱损伤，II级），请结合临床；②左肩关节冈下肌、肩胛下肌轻微损伤（Ⅰ级）；③左侧肩峰下三角肌滑囊内少量积液，喙突下滑囊积液；④考虑左肩关节粘连性关节囊炎可能性大，请结合临床；⑤左肩关节退行性改变。

家族史：父亲体健，母亲患高血压、冠心病，均已故。

个人史：无烟酒嗜好，对冷空气过敏（鼻腔）。

中医诊断：痹证。

西医诊断：肩袖损伤，腰椎间盘突出症，前列腺增生，过敏性鼻炎，高脂血症，右侧椎动脉闭塞。

中医辨证：肝肾亏损，风寒闭阻，痰瘀阻络。

辨证分析：患者年过七旬，肝肾亏虚，劳累过度，风寒乘虚侵入，注于经络，留于关节，气血痹阻，日久正虚邪恋，湿聚为痰，血滞为瘀，痰瘀互结，痹阻经脉而成痹证。正如《素问·上古天真论》云："肾者主水，受五脏六腑之精而藏之，故五脏盛乃能泻，今五脏皆衰，筋骨解堕，天癸尽矣……"《素问·六节藏象论》云："肾者主蛰，封藏之本，精之处也，其华在发，其充在骨；肝者，罢极之本，魂之居也，其华在爪，其充在筋，以生血气……"以上经文说明了人体肾主藏精，主骨生髓，肝主藏血，肝主筋的主要生理功能和它们与肢体组织、体表的一些器官之间的关系；同时阐明了随着人的生理年龄增大而肝肾等脏腑的生理功能自然减退即退行性改变的现象。《灵枢·百病始生》曰："风雨寒热，不得虚，邪不能独伤人……此必因虚邪之风，与其身形，两虚相得，乃客其形。"其证属肝肾亏损，风寒闭阻，痰瘀阻络。

中医治法：滋补肝肾，舒筋活络，逐寒祛痰。

处方：益肾蠲痹汤（《朱良春医集》）加减。

熟地黄 20g　淫羊藿 20g　肉苁蓉 30g　炒白芍 50g
鸡血藤 30g　伸筋草 45g　穿山龙 40g　鬼箭羽 20g
乌梢蛇 15g　海桐皮 15g　制川乌 15g[先煎]　细辛 20g[后下]
桂枝 15g　羌活 15g　独活 30g　桑枝 15g
制天南星 40g　片姜黄 15g　炙甘草 15g[先煎]

15 剂，水煎服，每日 1 剂，每剂煎 400ml，分早晚饭后各 200ml。

外用处方：羌活 15g　独活 20g　桂枝 20g　苏木 10g
乳香 10g　没药 10g　当归 15g　红花 10g
海桐皮 15g　片姜黄 15g　川牛膝 15g　威灵仙 20g
伸筋草 40g　鹿衔草 15g　骨碎补 15g　大青盐 30g

每日 1 剂，15 剂。煎药液热敷，每晚睡前敷 30 分钟。

二诊：2022 年 5 月 26 日。

患者服药后诸症未见明显改变。舌质淡红，舌苔薄白，舌体正常，舌下脉络正常，左右脉象寸脉弦，关尺沉弦。

处方：守原方去乌梢蛇，加入蕲蛇每日 2g，2 次（打粉，冲服），入经络，止痹痛，与海桐皮合用，增强疗效。14 剂，水煎服，每日 1 剂，每剂煎 400ml，早晚各 200ml。同时外用处方，煎汤敷用，每晚 1 次，敷 20 分钟。

三诊：2022 年 6 月 9 日。

患者服上方后，肩痛及余症有所缓解，舌脉同前，守上方改川乌 10g（先煎），细辛 30g（后下）以缓和川乌燥热，增强细辛治“骨节屈伸”作用。30 剂，水煎服，每日 1 剂，每剂水煎 400ml，早晚各 200ml。继续外用处方，水煎，热敷患处，每晚 1 次，敷 20 分钟。

四诊：2022 年 7 月 15 日。

患者服上方后肩痛，活动受限，余症减轻一半，舌质淡红，舌苔薄白，舌体、舌下脉络正常，脉弦缓。

处方：守上方改炒白芍 30g 以减少其苦寒之性，改制胆南星 35g，继续服 15 剂，每 2 日服 1 剂，每剂水煎 400ml，每日 2 次，早晚各 200ml。

五诊：2022 年 9 月 15 日。

患者服药后诸症好转达 90%，停止口服药，外用热敷每周 2 次，连续外敷 1 个月，病情继续康复。

按语：患者因年事已高，肝肾不足，加之风寒外袭，病久生痰化瘀而成此证。所用处方为益肾蠲痹汤是国医大师朱良春的经验方。朱良春先生在传承先师章次公学术经验的基础上，结合自身70余年临床实践，创立了益肾蠲痹法，并据此制定了益肾蠲痹汤。该方以益肾壮督、蠲痹通络为治则，通过补肾填精、温阳散寒、祛风除湿、通络止痛等作用，改善风湿病患者的关节疼痛、肿胀、僵硬等症状。笔者以此方为基础，根据患者个体辨证辨病辨体给予加减运用。方中补肾养肝之扶正药熟地黄、淫羊藿（仙灵脾）、肉苁蓉、炒白芍、伸筋草为君药，可增强机体免疫功能，调整骨质代谢，缓解韧带、肌肉拘挛，对本病起着决定性作用。其中熟地黄《神农本草经》言其“逐血痹”，非同一般呆滞补品。汪昂《本草备要》中曰：“熟地甘而微温，入手足少阴，厥阴经。滋肾水，补真阴，填骨髓，生精血，聪耳明目，黑发乌髭，治劳伤风痹……”《本草分经》：“治一切肝肾阴亏，虚损百病，为壮水之主药……兼温剂亦能回阳。”故与阳药同用，可以助命门之火；与白芍同用，可以益肝肾之将绝。仙灵脾补肾壮阳，强督祛痹，朱良春认为其具有肾上腺皮质激素样作用，可调免疫功能，用于治疗身体虚弱者。肉苁蓉为平补之良药，其味甘、咸，性温、归肾、大肠经，有补肾益精，润肠通便之功效。其功效特点是益肾填精，治虚损、暖下元、利腰膝。《神农本草经》记载：“主五劳七伤，补中、除茎中寒热痛，养五脏，强阴益精气……”朱良春大师长于用益肾壮督法治疗顽痹、老年病及疑难杂症。肉苁蓉益精养血助阳，具有阴阳双补之效，温而不热，暖而不燥，补而不峻，滑而不泄，为平补之良药。白芍味苦、酸，性微寒，归肝、脾经，有补血敛阴，柔肝平肝作用。国医大师王庆国《伤寒论》讲义说：“芍药兼可开痹，泄孙络而利小便，通利肌肉筋脉，四肢之水湿。”与甘草配伍为芍药甘草汤，是酸甘化阴止痛良方。伸筋草味苦、辛、微温，归肝、脾、肾经，祛风除湿，舒筋活络，消肿解毒。凡风寒湿痹，肌肉酸痛、关节伸屈不利，与羌活、独活、桂枝、白芍合用治之；肝肾两亏，筋脉失养，与当归，白芍、木瓜配伍，以养血舒筋。此外，与海风藤、鸡血藤合用，既养血通络又疏利关节，舒筋缓痛。

方中以舒筋活络之穿山龙、鬼箭羽、川乌、乌梢蛇、天南星、片姜黄、海桐皮为臣药。朱良春大师认为，穿山龙味苦、性平，入肺、肝、脾经，含主要有效成分是甾体皂苷，乃生产甾体类抗炎药原料，因此有舒筋活血，改善冠脉流量，降低血胆固醇，脂蛋白水平作用，对细胞免疫和体液免疫均有调节作用，大剂量能控制介质释放，有抗组胺作用，缓解结缔组织疾病的进展；

鬼箭羽味苦、性寒，善入血分，破血通络，解毒消肿，蠲痹止痛。现代药理研究证明，其有调节免疫作用，所以对自身免疫性结缔组织病的不同程度的关节肌肉疼痛及有“四久”之特征即“久痛多瘀、久痛入络、久痛多虚、久必及肾”者，配伍穿山龙更为有效（《朱良春医集》）。川乌辛温大热，含乌头碱，有较强的温经散寒，镇痛蠲痹之功，凡寒证、痛证必用之品，对软组织损伤后筋肉拘挛和关节不利，腰椎间盘突出症等所致之疼痛用之有效。因为有毒性，要同甘草、干姜同煎，先煎2小时。以上三味药是朱良春大师治痹的经验用药，共为方中的臣药。此三味药既从整体观出发进行调治，也从局部重点突破治疗左肩痛而获效。因久痛多瘀，“络瘀则痛”，病邪与瘀血凝聚经隧，胶结难解，故采取透骨搜络，涤痰化瘀之药乌梢蛇、天南星。前贤用天南星专止骨痛，《神农本草经》之“治筋痿拘缓”，其基本病变是滑膜炎，用之治疗用量15～30g，重者用量达50～60g。《玉楸药解》谓其“通关透节，泄湿驱风”，《本草纲目》称其“内走脏腑，外彻皮肤，无处不到也”。本品透骨搜风之力最强，乃“截风要药”；不仅善于祛风镇痛，而且具有促进营养神经的磷质产生之功，对拘挛、抽搐、麻木等症有缓解作用；还能增强机体免疫功能，使抗原、抗体的关系发生改变，防止组织细胞进一步受损，缓解肩痛，维持稳定，提高疗效。用片姜黄合海桐皮治肩周炎是朱良春大师的用药经验，其中片姜黄能横行肢节，行气活血，蠲痹通络，是治肩臂痹痛之要药；海桐皮祛风湿，通经络，达病所、疗伤折，有止痛、消肿、散瘀之功。二药合用为辅佐作用。

方中以羌活、独活、桑枝、桂枝、细辛共为使药，其中羌活性温、味辛苦，行全身，走肌表，长于搜风通痹，通利关节，祛湿止痛，尤善治疗上肢及头面诸疾。《日华子诸家本草》云羌活：“治一切风并气，筋骨拳挛，四肢羸劣……五劳七伤、虚损冷气，骨节酸疼，通利五脏。”《主治秘诀》言其“手、足太阳引经”“风湿相兼”“去肢节疼痛”，故可作风药通达肢体，畅通血脉。独活治“诸贼风，百节痛风，无久新者”（《名医别录》）。本品确有镇痛、抗炎镇静之作用，用量以20～30g为佳。桑枝味苦、性平、归肝经，有祛风活络，通利关节的作用。可用于风湿肢节疼痛，四肢拘挛等症，尤宜于上肢痹痛，与羌活、独活相伍可增强疗效。桂枝味辛甘，性温，入心、肺、膀胱经，有发汗解表、温通经脉、通阳化气之功。清代邹润安言其作用有六：“和营、通阳、利水、下气，行瘀、补中。”本品与制川乌相配，温通止痛治寒湿偏胜之顽痹，与白芍相配以调和营卫。细辛性温气盛味烈，能驱逐寒气，疏散上下之风邪，能无孔不入，无处不到也（《本草经百种录》），又如《本经疏证》所载："治百节拘挛者，风寒依于骨节屈伸泄泽之液，风湿痹痛死肌者，风寒依于肌肉中之津。"治痹痛与川乌、桂枝、独活、羌活配伍以增效，用量 6 ～ 60g，不宜久煎，不超过 30 分钟，久煎则挥发油中的有效成分甲基丁香酚和有毒成分黄樟醚都被破坏。炙甘草调和诸药，又解川乌之毒，又伍白芍止痛。上方诸药配伍，共奏扶正祛邪、标本兼施之效。

（牛兴东　撰写）

水肿案

姓名：吴某　　性别：男　　年龄：54 岁　　职业：企业经理

主诉：双下肢水肿 8 年。

现病史：患者 8 年前因嗜酒，酒后房事，劳作过度，久处寒湿之地出现双下肢水肿，后于 2013 年 3 月在北京某医院体检时报告尿蛋白 +++，血肌酐、血尿酸增高约 50%。带此体检报告到北京某医院门诊就医，被诊断为急性肾小球肾炎，并予金水宝胶囊、百令胶囊、苯磺酸氨氯地平片、缬沙坦胶囊、非布司他等 11 种药，治疗后曾经有一段时间病情好转，生化指标也正常。但因饮酒过多，酒后房事，劳作过度，于 2015 年 6 月 20 日查尿酸 546μmol/L、尿微量蛋白 165mg/L，给予中医辨证施治，症状好转。从 2018 年 3 月 25 日至本次就诊之间的三年时间内，反复出现尿蛋白 + ～ +++、血尿酸、血肌酐时有升高，双下肢水肿，腰酸痛，盗汗，口干夜甚，欲饮水，小便频数。期间未予系统诊治，特来就诊。

刻下症：双下肢水肿，腰酸痛，夜间口干、鼻干加重，饮水一般，饮食正常，寐可。舌质正常，舌苔薄白，舌体正常，舌下脉络曲张，脉象沉细涩。

既往史：高血压，痛风。

家族史：母亲患肾炎、胰腺癌，已故。

个人史：有烟酒嗜好。

辅助检查：生化检查示肝功能异常，其指标超出正常范围约 30%，尿蛋白 +++，

中医诊断：水肿，浊痹。

西医诊断：慢性肾炎，痛风，高血压。

中医辨证：肾失闭藏，精气下泄，瘀浊阻络。

辨证分析：患者平素嗜食肥甘厚味，饮酒过度，劳作太强，起居无常，劳心耗神，醉以入房，又感寒湿之邪侵袭，加之先天禀赋不足，致肺、脾、肾（命门）功能虚衰，三焦气化失常，即上焦肺之宣化失职，不能通调水道下输膀胱，气化不利；中焦脾胃运化失职，水谷精微之气不能上输于肺而布散周身；下焦肾失封藏，精气下泄。日久生痰化瘀，阻滞脉络，水液气化失常，气血阴阳失衡，病情反复发作，日趋加重。《素问·上古天真论》云："今时之人不然也，以酒为浆，以妄为常，醉以入房，以欲竭其精，以耗散其真，不知持满，不时御神，务快其心，逆于生乐，起居无节，故半百而衰也。"经文中"真"是先天赋予的真元，亦即是"肾气""精气"，是由先天的精气与后天的水谷之气相合而成，是维持生命的主要物质。"不知持满"是指不懂得保养精气而纵欲过度。"不时御神"就是经常过分使用精神。水液输布失常，溢于肌肤，发为下肢水肿、尿蛋白 + ～ +++；腰酸痛由劳损肾虚所致，"腰者，肾之府，转摇不能，肾将惫矣"（《素问·脉要精微论》）；肾阳虚损，精关不固，气化不利则尿频；肾阴阳俱损，气不化津，津液不能上承则口干、鼻干；阴虚阳亢则血压升高；脾气脾阳虚衰，湿浊难除，代谢功能下降则血脂、血尿酸升高，水泛成肿。舌下血脉瘀曲、脉沉细涩乃肾虚入络，久病入络所致。

中医治法：补肾固精，益气升清，化瘀泄浊。

处方：六味地黄丸（《小儿药证直诀》）合举元煎（《景岳全书》）加减。

熟地黄 30g	山茱萸 30g	生山药 50g	牡丹皮 12g
土茯苓 50g	泽泻 30g	生黄芪 60g	党参 20g
炒白术 15g	升麻 6g	防风 10g	地龙 15g
益母草 60g	菟丝子 30g	鹿角霜 15g	五味子 12g
冬虫夏草 2g 冲服			

14 剂，水煎服，每日 1 剂，每剂煎 400ml，早晚各服 200ml。

二诊：2021 年 4 月 4 日。

患者服上方后，夜间口干减轻，余症未见明显改变。舌质淡红，舌苔薄白，舌体正常，舌下脉络曲张，双脉沉弱涩。

处方：继续服上方 14 剂，煎法、服法同上。

三诊：2021 年 4 月 30 日。

患者服上方后诸症减轻，尿蛋白 ++，血肌酐、尿酸超正常范围约 15%，舌脉同前。

处方：守上方改泽泻 20g、益母草 30g。继续服 30 剂，煎法、服法同前。

四诊：2021 年 6 月 15 日。

患者服上方后下肢浮肿基本消退，腰酸痛明显减轻，口干消失，尿频减轻，大便正常，精力好转，饮食、睡眠正常，检查血尿酸、血肌酐、血脂值正常，尿蛋白 +。舌质淡红，舌苔薄白，舌体正常，舌下脉曲张减轻，脉象沉细。

处方：效不更方，守上方，继续服 30 剂，隔日煎服 1 剂，每剂煎 400ml，早晚各 200ml。

五诊：2021 年 8 月 15 日。

患者服药后诸症减轻约 80%，血尿酸、血脂、血肌酐、血压维持在正常范围，尿蛋白 +，舌质、舌体正常，舌下脉络略曲张，脉沉弦缓。

处方：上方制成丸药再服 3 个月，以巩固疗效。

六诊：2022 年 3 月 20 日。

患者诸症消失，各项化验指标正常，临床治愈。

按语：患者“以酒为浆，以妄为常，醉以入房，以欲竭其精，以耗散其真，不知持满，不时御神，务快其心，逆于生乐，起居无节”（《素问·上古天真论》），致肾失闭藏，精气下泄，瘀浊阻络之证。处方选用六味地黄丸合举元煎加减。方中以六味地黄丸为基础方加减。熟地黄是本方主药，以滋补肾阴，填补肾精；山茱萸补肝肾，敛精气，山药健脾胃，养肺肾均为辅药；泽泻去肾之湿浊，使熟地黄滋而不腻，牡丹皮泻肝肾虚火，《本草乘雅半偈》言土茯苓“健脾胃，强筋骨，祛风湿，利关节”，故易茯苓为土茯苓，以除湿泻浊，助山药健脾，均为佐药。诸药合而为三补三泻，相辅相成，为滋补肾精之要方。实验证明，牡丹皮煎剂，对原发或肾性高血压均有降压作用；其所含丹皮酚亦可使血压下降。泽泻的降压作用较为持久，山茱萸亦有一定效能。实验证明，泽泻能明显预防血胆固醇升高，与土茯苓、地黄、山茱萸配伍皆有利尿消肿作用。现代用本方治疗高胆固醇血症。综上所述,六味地黄丸加减具有滋补肝肾之能,可用于慢性肾炎所致水肿、蛋白尿、高血压、高血脂、肾功能损伤等,方中茯苓易为土茯苓,正因土茯苓化湿泻浊力盛适于本病。

本案亦合举元煎加减。方中黄芪、党参、白术补脾益肺、培土生金;升麻、防风升举清阳,起到扶正益气的作用。国医大师朱良春善于用黄芪配地龙治慢性肾炎,他认为:“慢性肾炎水肿是标,肾虚是本,益气即是利水消肿,化瘀可以推陈致新。”又谓:“肾主藏精,乃真阴真阳之寓所。补肾途径有二,一曰填精以化气,一曰益气以生精。气病及水,益气补肾饶有利水之功,故宜先用此法以消退水肿,促进肾功能之恢复,继则配合填补肾精以巩固疗效。”补气以黄芪为主药(与熟地黄同为处方君药,二者同功异曲、相得益彰),能充养大气,调整肺、脾、肾之三焦功能,促进全身水液代谢,血液循环,提高机体免疫能力,同时兼有利尿作用。化瘀以地龙为要品,能走窜通络,利尿降压。诸药相伍,可达到益气化瘀,利尿消肿,降低血压,尿蛋白转阴的效果。国医大师颜德馨认为:“水无风则平静而澈,遇风则风起浊泛,慢性肾炎蛋白尿缠绵不解,祸根往往为风邪作祟。”故治蛋白尿重在气化,尤其是肺行治节,故用宣肺祛风法,控制蛋白尿,加入防风和升举清阳之升麻祛风升清之品。冬虫夏草味甘、性温,具有滋肺补肾作用,是传统的补肺阴、益肾阳药。《本草纲目拾遗》谓其“功与人参同”“治诸虚百损”;《药性考》言:“味甘性温,补精益气,专补命门。”与熟地黄、黄芪共同发挥君药作用。方中菟丝子、五味子、鹿角霜三味药为佐药,具有肝、脾、肾、肺阴阳同补作用。其中菟丝子味辛、甘,性平,入肝、脾、肾经,有补肾益精之功。该药阴阳双补,益阴而不腻,温阳而不燥,如《本草汇言》所言:“菟丝子,补肾养肝,温脾助胃之药也。但补而不峻,温而不燥,故入肾经。虚可以补,实可以利,寒可以温,热可以凉,湿可以燥,燥可以润”,从而平补肝脾肾。临床用于慢性肾炎以肾气亏虚,精微不固为主,表现为腰膝酸软、尿频、夜尿多、蛋白尿等肾虚不固者。五味子味酸、甘、辛、苦、咸,性温,归肺、心、肾经,敛降,有收敛固涩、益气生津之功,与人参、黄芪配伍,增强益气温肺之功;与熟地黄、山茱萸、山药同用,以增强补肾纳气之力,可用于肺肾两虚,精关不固之滑精、尿频、蛋白尿。与人参配伍,以益气生津,用于阴虚口渴症。鹿角霜味咸、涩,性温,归肾、肝、脾经,质轻敛涩。具有补肾助阳收敛止血功效，主治肾阳不足，腰膝冷痛，阳痿早泄，尿频遗尿，脾胃虚寒，纳少便溏，用于肾虚精关不固之蛋白尿及尿频、尿不尽。益母草味辛、微苦，性微寒，归肝、肾、心经，可升可降，入血分，具有活血调经，祛瘀止痛，利水消肿，清热解毒功效。与土茯苓、泽泻相伍，有活血利水，化浊消瘀作用，用于肾炎、痛风之血瘀水停下肢，为方中佐使之用。以上诸药相合，共奏补肾固精、益气升清、化瘀泄浊之功。

（牛兴东　撰写）

鼻鼽案

姓名：牛某　　性别：男　　年龄：76 岁　职业：医生

初诊日期：2022 年 11 月 16 日。

主诉：反复发作打喷嚏、流鼻涕 39 年。

现病史：患者于 39 年前冬季数九寒天乘坐在大卡车后车斗上面出行，路途 3 小时，寒风刺骨全身受冻，回家后出现风寒感冒症状，恶寒、身痛、头痛、打喷嚏、流清涕、咳嗽，经休息保暖、对症治疗后，除流清鼻涕外，其余症状基本消除。从此以后受冷则鼻痒、喷嚏、流水样清鼻涕反复发作，发作后予以中西医对症治疗，但一直未能治愈，患者感觉十分痛苦，下决心寻求中医治本除根。

刻下症：鼻痒、打喷嚏、流凉水样清鼻涕，天气变冷或后背受凉后出现，伴有咽干，饮水尚可，腰痛酸，小便频不利，大便偏干不爽，2 日 1 行，睡眠一般，入睡较困难、多有魇梦，饮食一般。舌苔薄白微黄微腻，舌质淡红，舌体略有齿痕，左右脉寸弦关尺沉弱。

既往史：2019 年 7 月患右椎动脉闭塞致小脑缺血，高血压，高脂血症，腰椎间盘突出症，前列腺增生，习惯性便秘，行双下肢静脉曲张手术，阑尾炎切除术，慢性咽炎。

家族史：父亲患胆结石、胆囊炎，胆囊切除术；母亲患高血压、冠心病，已逝世。

个人史：无烟酒嗜好，对冷空气过敏，对药物、花草、食物不过敏。

中医诊断：鼻鼽，癃闭，便秘，腰痛。

西医诊断：过敏性鼻炎，前列腺增生，老年性习惯性便秘，小脑缺血，腰椎间盘突出症。

中医辨证：肾阳亏虚，肺气不足，风寒侵袭，阴寒内伏。

辨证分析：患者中年时受极盛之风寒侵袭，直中肺肾两脏，致阴寒内伏。患现年过七旬，肾阳不足，加之风寒之邪侵袭，直中少阴，致肾阳亏虚，不能制水，气不化津，出现鼻痒、喷嚏、流清涕，小便不利，阳虚便秘；津不上承而咽干（少阴的经脉是循于喉咙的）；腰为肾之府，肾虚则腰痛。肺主气，司呼吸，调通水道；肺为娇脏，不耐寒热，主宣发肃降，开窍于鼻，正如刘渡舟医家所言“鼻是肺的外窍，喉是肺的内窍”。风寒袭肺，肺气损伤，主气功能下降，外卫失职，难以抵御风寒之邪侵袭，出现后背恶寒怕风；肺失通调水道，上焦水液代谢失调，气不化津，鼻中水样清涕常流，清涕为浊毒之邪常夹风邪，刺激鼻腔黏膜而发痒、打喷嚏。足少阴肾脏为水火之脏。水为阴，火为阳，所以肾为阴阳之根本，是先天之气所系之地。足少阴肾与足太阳膀胱互为表里，太阳在表风寒之邪不解，少阴里阳虚弱，出现太阳少阴两感病。舌苔薄白，舌体略胖，脉关尺沉弱为肾阳虚所见，寸脉双弦为风寒痼疾所致。

中医治法：温补肾阳，益气补肺，祛风散寒。

处方：麻黄附子细辛汤（《伤寒论》）合玉屏风散（《世医得效方》）、辛夷散（《严氏济生方》）加减。

炙麻黄 6g	熟附子 20g先煎	细辛 20g后下	生白术 30g
干姜 20g先煎	桂枝 10g	淡竹叶 20g	生黄芪 15g
防风 15g	蝉蜕 15g	灵芝 15g	乌梅 15g
生牡蛎 30g先煎	辛夷 20g包煎	炙甘草 15g先煎	肉苁蓉 30g

7 剂，水煎服，每日 1 剂，每剂煎 400ml，分早晚饭后各 200ml。

二诊：2022 年 11 月 26 日。

患者服药后，背恶寒、鼻痒、喷嚏、流清涕减轻，仍有夜间咽干，饮食、饮水尚可，小便不利，大便不爽偏干，每日 1 次，寐差。舌苔微黄白微腻，舌质、舌体正常，左右脉象寸脉弦、关尺脉沉。

处方：守上方加茯苓 30g。7 剂，水煎 400ml，分早晚服各 200ml。

三诊：2022 年 12 月 3 日。

患者服药后，背恶寒消失并有微热，鼻痒、喷嚏、流清涕减轻约 80%，饮食、睡眠正常，二便不爽，咽干，鼻腔黏膜微干。舌苔薄白微黄，舌质正常，脉象同前。

处方：守上方加水蛭 4g 与蟋蟀 1 对（一公一母），磨面另冲服，治前列腺增生（朱良春经验方）。7 剂，水煎 400ml，早晚各 200ml。

四诊：2022 年 12 月 10 日。

患者服药后诸症悉除，注意保暖。

按语：本案病机为肾阳亏虚，肺气不足，风寒侵袭，阴寒内伏之证，所用处方为麻黄附子细辛汤合玉屏风散、辛夷散加减。麻黄附子细辛汤是《伤寒论》少阴篇中治疗太阳在表风寒之邪不解，而少阴里阳已虚，是太阳少阴两感为病。方中熟附子气味辛温，有大毒，温少阴之里，温五脏之阳。虞抟曰其"能引补气药行十二经，以追复散失之元阳……引发散药开腠理，以驱逐在表之风寒，引温暖药达下焦，以祛除在里之冷湿。"祝味菊认为："……独任附子振奋细胞、活跃抗力，以奏捍邪之功"。麻黄宣发阳气，治太阳之表寒；细辛既和附子散少阴里寒，又助麻黄散表寒；麻黄、细辛走而不守，发汗力强。附子无干姜不热，得甘草则性缓，得桂则补命门（《证治要诀》）。麻黄、细辛为臣药，现代药理研究表明，麻黄所含成分麻黄碱、伪麻黄碱、甲基麻黄碱、去甲基麻黄碱等具有发汗、平喘、利尿、解热抗炎、镇咳祛痰、抗过敏与免疫抑制等药理作用。据国医大师禤国维经验，用麻黄与生牡蛎配伍治疗过敏性荨麻疹，据之亦用于过敏性鼻炎。细辛有宣通鼻窍，温肺化饮功能，所含挥发油有效成分不宜久煎。甘草与附子同煎，既可降低附子毒性，又可调和诸药为使药。黄芪、生白术、防风组成玉屏风散，《医方集解》云："此足太阳、手太阴药也。"黄芪补气，专固肌表，故以为君；白术益脾，脾主肌肉，故以为臣；防风祛风，为风药卒徒，而黄芪畏之，故以为使，以其益卫固表。王好古《汤液本草》曰："防风能制黄芪，黄芪得防风，其功愈大。又云：防风乃卒伍卑贱之职，随所引而至，乃风药中润剂也。虽与黄芪相制，乃相畏而相使者也。"现代药理研究表明，黄芪能提高细胞免疫，体液免疫、补体水平及补体介导免疫复合物溶解性（《实用中药辞典》）。生白术大剂量，即每剂 30g 以上，有通大便作用（《中国百年名医魏龙骧》），实为运化脾阳，治本之图。再与茯苓相伍，健脾渗湿，宁心安神，与肉苁蓉相伍，疗效更佳。辛夷味辛、性温，归肺、胃经，功擅逐风散邪，为鼻病主药，具有芳香轻宣，辛温行散之性，长于逐风散邪，通塞开窍，清利头目，又可疏达肝胆郁滞。《本草经集注》言辛夷“主五脏身体寒热……温中解肌、利九窍，通鼻塞、涕出……”，常与细辛、桂枝、防风配伍，“治肺虚，风寒湿热之气加之，鼻内壅塞，涕出不已，或气息不通或不闻香臭”（《严氏济生方》）。辛夷高居枝端得至阳之位，因此有升宣温散之性，可引内伏阴寒以达外邪，通口鼻清窍而宣气机。因此，“达清阳、破积寒、温肺胃、疏郁滞乃其所长。现代临床报道关于辛夷治疗过敏性鼻炎、鼻窦炎的研究十分丰富”（《中国中医药报》）。肉苁蓉味甘咸、性温，入肾、大肠经，具有补肾阳、益精血，润肠道的作用，乃平补之剂，温而不热，补而不峻，暖而不燥，滑而不泄，故有“从容”之名，是传统的名贵药材，有一定的抗衰老作用，素有“沙漠人参”之美誉。《本经》谓肉苁蓉“强阴，益精气、主七伤”，即补肾壮阳，用于肾气亏损也。又言肉苁蓉“补中、养五脏、主五伤”者，非指补脾中虚，而是指补肾阳而治命门火衰。命门之火为一身阳气之根本，故用于肾虚津亏肠燥便秘，为方中臣药，配伍大剂量生白术（每剂 30g 以上）通便效果更好。依据国医大师王琦院士调治过敏体质常用灵芝、蝉蜕、乌梅治疗过敏性鼻炎的研究有效率可达 90%（一个疗程四周），故选用此三味药为臣药。其中灵芝是一种天然免疫调节剂，具有提高非特异性免疫功能和免疫调节的作用，维持机体正常的免疫功能；蝉蜕具有疏风清热，透疹止痒作用，现代药理研究证实，其可抗过敏，通鼻窍，与灵芝相伍，扶正祛邪，标本兼顾，是整体调节过敏体质的基础药（《中国中医药报》）。据现代药理研究显示，“乌梅有抗过敏作用……还有脱敏作用”（《实用中医药大辞典》），同时也是近代医家祝谌予“过敏煎”方的主要组成。过敏煎（乌梅、蝉蜕、防风等）常用于临床抗过敏，获得较好的疗效。淡竹叶，味甘淡、性寒（微、凉），有清热除烦，疏风止疹，利尿通淋功效，为佐使药。张洁古言其“凉心经，益元气，除热、缓脾”。治疗本自虚寒，复感风邪，虚火上浮（清初医家高学山）并佐使细辛能“利水道”（《名医别录》）治癃闭，利尿通淋。炙甘草调和诸药，为使药。全方审证求因、病证同施、标本兼治，效如桴鼓。

重点提示：①附子煎煮法。因附子含乌头碱及其衍生物毒性成分，在加热条件下会水解为胺醇类生物碱，其毒性仅为乌头碱的 1/4000 ～ 1/200。为保证安全，先将附子直火煎煮 1 ～ 2 小时以上，直至药液不麻舌为度，再加入他药合煎；加入干姜或生姜同煎可消除附子毒性，又可增强其温阳散寒之效，其用量比例姜比附为 1∶1 或 1∶2；附子与甘草同煎，可降低附子毒性，缓其性急，其用量比例熟附子比甘草 3∶2 或 2∶1。明代戴原礼言："附子无姜不热，得甘草则性缓，得桂则补命门。"②细辛不宜久煎，20～30 分钟即可。现代研究表明，细辛的有效成分挥发油占 2.7%～3.0%，其中药用有效成分主要是甲基丁香酚占 60%，有毒成分是黄樟醚占 8%，……若用作汤剂，因黄樟醚的挥发性胜于甲基丁香酚，所以经煎煮 30 分钟后，煎汁中还保存一定量有效成分甲基丁香酚，而有毒成分黄樟醚的含量大大下降，不足以引起中毒，故而为达到治疗疾病的目的，可以在一定程度上加大细辛的用量 10～60g(《重剂起沉疴》)。随煎药时间延长挥发油损失增加，而煎液中挥发油成分很低，煎煮 5、10、20、30、60 分钟挥发油损失率分别为 30%、38%、55%、66%、74%。(《常用中药材品种整理和质量研究》)

（牛兴东　撰写）

脱发案

姓名：梁某　　性别：男　　年龄：22 岁　　职业：大学生

初诊时间：2018 年 7 月 1 日。

主诉：反复脱发 3 年。

现病史：患者 3 年前因学习压力过大，思虑过度，经常熬夜出现脱发，入睡困难，食欲不佳，偏食，口干、饮水少，晨起乏力，大便偏干，小便正常，手足心发热，腰部酸楚，身体消瘦。

刻下症：头发秃光，食欲欠佳，饮水一般，消瘦乏力，时有耳鸣，手足心发热，睡眠一般，大便偏干，2 日 1 行，小便正常，舌质淡红，舌苔薄白，脉象弦滑。

既往史：无特殊记载。

家族史：无特殊记载。

个人史：无烟酒嗜好。花粉过敏。

中医诊断:脱发。

西医诊断:脂溢性斑秃。

中医辨证:脾气虚弱,肝肾不足。

辨证分析:患者素体脾胃虚弱,身体羸瘦,思虑过度,“思则伤脾”,脾胃运化功能失司,气血生化不足,先天之本失养,致肾精亏损;肝肾同源,肾精亏损则肝血不足,故见食欲不振、身体瘦弱,手足心热,乏力、便干;《素问·上古天真论》曰:“……肾气实,发长齿更……肾气衰,发堕齿槁。”肾精对头发的生长起到促进作用。这是因为精生髓,髓通脑,如清代黄元御医家所言:“脑为髓海,发者,脑之外华也”,故曰肾“其荣发”。患者因肝肾虚亏,阴血不足,血虚精亏不能荣养毛发则脱落。结合舌质淡红,舌苔薄白,脉象沉弱,辨证为脾气虚弱,肝肾不足证。

中医治法:滋补肝肾,健脾养阴。

处方:自拟脱发方。

松针 15g	熟地黄 15g	女贞子 15g	桑葚子 12g
枸杞子 12g	生山药 30g	神曲 20g	侧柏叶 15g
制何首乌 12g	蔓荆子 12g	晚蚕沙 12g	丹参 20g后下
白芷 10g			

14剂,水煎服,每日1剂,每剂煎400ml,分早晚饭后各200ml。

二诊:2018年7月15日。

患者服药后,脱发、手足心发热好转,饮食、饮水尚可,二便正常,近日出现打喷嚏、流清涕症状。舌质正常淡红,舌体正常,舌苔薄白,左右脉象弦滑。

处方:守上方加灵芝12g,辛夷15g,14剂,水煎服,每日1剂,每剂煎400ml,早晚各200ml。

三诊:2018年8月5日。

患者服药后头发较前明显增多,饮食、二便、睡眠均可,打喷嚏、流清涕症状消失,舌质、舌体正常,舌苔薄白,左右脉象沉弦细。

处方:守上方去辛夷,继续服药30剂,水煎服,每日1剂,每剂煎400ml,分早晚饭后各200ml。

四诊:2019年1月6日。

患者服药后头发增多到原来的60%,饮食、二便、睡眠均正常,舌质正常、舌苔薄白,左右脉象沉弦缓。

处方:守上方继续服30剂,水煎服,每日1剂,每剂煎400ml,分早晚饭各200ml。

两个月后电话回访,头发恢复成原来模样,饮食、二便正常,睡眠时有不实,胃脘恶凉食,嘱咐患者口服人参归脾丸、六味地黄丸以巩固疗效。

按语:本案病机为脾气虚弱,肝肾不足。所用处方为自拟脱发方,方中以熟地黄、女贞子、松针三药为君药。其中熟地黄味甘、微温,归心、肝、肾经,具有养阴血、益肾精的功效。现代药理研究表明,熟地黄能提高记忆力和免疫功能,其水煎液能促进血红蛋白恢复正常,故可用于肝肾亏虚引起的脱发(《中国中医药报》);女贞子味甘苦、性凉,归肝、肾经。《本草再新》谓其可养阴益肾。其功能补肝肾、滋阴血,乌发明目,与熟地黄同用,增强治疗精血亏损之脱发和须发早白功效。松针是国医大师禤国维治疗顽固性脂溢性脱发方的主药。他认为,研究表明松针含有原花青素,具有抗氧化、抗血小板聚集、促进毛发生长功效,可诱发毛发再生。以上三药合用为君药,增强治疗因肝肾亏虚,精血不足之脱发功效。方中桑葚子、枸杞子、制何首乌同入辅佐君药,以治虚损、精血不足之脱发。方中以丹参、蔓荆子相伍为佐使药。其中丹参活血通络,通利毛窍,排泄湿浊瘀毒。现代药理研究表明,其有明显的加强毛囊营养,抗雄性激素的作用。丹参治脱发的有效成分是丹参酮(脂溶性的),高温久煎易破坏,煎时后下。蔓荆子疏风清热,上行头面部,也为脂溶性,可助丹参酮吸收,二药为对药,引药上行,活血通窍,直达病所为使药;侧柏叶与熟地黄合用,可治头发油腻,即清热凉血,滋阴养发。国医大师颜德馨治疗血虚脱发也常用侧柏叶合当归而获效。灵芝是一种真菌,味甘,性平,具有补气安神功效,是一种天然免疫调节剂,具有提高非特异性免疫功能和免疫调节的作用,以维持机体正常的免疫功能。山药性平,味甘,归肺、脾、肾经,具有固肾益精,健脾养胃,益气补肺,聪耳明目,助五脏,强筋骨功效,“可以治疗一切阴分亏虚之证”(张锡纯所言)。民间有“白色山药胜人参”的说法,可治疗饥不欲食,肌瘦肤热、手足心烦之症;神曲味辛,甘,性温,归脾、胃经,辛以行气、甘温和中,所以有健脾开胃,行气消食之功,用于食积不化,尤其饮食不消为适宜。以上三味药佐药,通过补后天脾胃,以养先天肾精。晚蚕沙性味甘、辛、温,归肝、脾、胃经,有祛风湿,舒筋络,和中化湿,祛风止痒的功效,晚蚕沙与白芷合用可祛风除湿，活血化浊，晚蚕沙能使湿浊下行，白芷上行头目，遍通全身毛窍，而泄利湿浊，故可祛除头皮脂溢而有利头发生长；二药相合为使药。全方共奏滋补肝肾，健脾养阴，活血生发之功效。

（牛兴东　撰写）

燥痹案

姓名：陈某　　性别：女　　年龄：46 岁　　职业：自由职业

初诊时间：2023 年 3 月 6 日。

主诉：口干、咽干、眼干 7 年。

现病史：患者 7 年前无明显诱因开始出现口干、咽干、眼干，后于内蒙古某医院行唇腺病理学检查及其他相关检查被诊断为“干燥综合征”。患者间断治疗，未系统诊治。

刻下症：口干，咽干，眼干，口臭，胃胀，饭后严重，食后上顶，胃怕凉，反酸，饥饿后有烧心感，恶心，乏力，易生气，多思虑，腰背部困痛，双膝怕冷酸困，脱发多，纳差，饥则不欲食，寐差，不易入睡，易起（平均凌晨 4 点），小便差，白天少，夜尿多，2 ～ 3 次，大便干，2 ～ 3 日 1 次。舌苔薄白，舌体胖大，舌质淡，脉沉涩。

既往史：2021 年 12 月 15 日于内蒙古某医院经相关专项检查后提示：萎缩性胃炎，Hp：173（+）。慢性肾小球肾炎 5 年。

2016 年 1 月 4 日于内蒙古某医院：查血常规正常，抗 α 胞衬蛋白阴性，24 小时尿蛋白定量正常，抗核抗体：SSA 阳性。

2016 年 1 月 13 日于内蒙古某医院行唇腺活检，结果提示：（唇腺）涎腺组织大部分结构正常，一处小灶淋巴细胞浸润（I 度），2 灶，30 ～ 50 个 / 灶。

尿常规（近期检查，具体日期不详）：隐血（+），白细胞（+），尿蛋白（+），红细胞（+）。肝肾功能 γ- 谷氨酰转移酶：42U/L↑，总胆固醇 7.63mmol/L↑，肌酐 91μmol/L↑。

家族史:无。

个人史:无。

过敏史:无。

中医诊断:燥痹。

西医诊断:干燥综合征,慢性肾小球肾炎,慢性萎缩性胃炎 。

中医辨证:脾肾两虚,气津两亏,精血亏损,瘀血阻络。

辨证分析:患者女性年近半百,平素体弱,脾肾同病,脾肾气津两虚,气化失司,津液输布失常,日久耗伤精血,不能濡润脏腑官窍,则见口干,咽干,眼干;正气不足,脏腑功能减退,脾胃运化失调,胃气上逆,升降失常,则见食后上顶,胃胀,反酸,烧心,恶心;素体阳虚,失于温煦,则见胃怕凉,双膝怕冷;腰为肾之府,肾虚则腰困,加之久病络瘀,痹阻经脉,则见困痛;肾虚不固,则见夜尿多;脾胃运化失调,大肠津亏则见大便干;肾,其华在发,肝藏血,发为血之余,今肝肾精血亏虚不能上荣,故见脱发多;结合舌脉辨证为脾肾两虚,气津亏少,精血不足,瘀血阻络证。

中医治法:健脾温肾,补气生津,滋益精血,祛瘀通络。

处方:自拟方消痞萎胃康汤加减。

炙黄芪 20g	太子参 15g	麦冬 20g	芦根 30g
莪术 10g	丹参 10g	九香虫 10g	生地黄 20g
炒白芍 15g	肉苁蓉 30g	鹿角胶 10g 烊化	桂枝 15g
炒鸡内金 12g	炙甘草 10g	火麻仁 50g	冬虫夏草 1g 冲服

14 剂,水煎服,每日 1 剂,每剂煎 400ml,分早晚饭后各 200ml。

二诊:2023 年 3 月 20 日。

患者服上方后,诸症稍有缓解,口唇干,口不干,消瘦(近 10 天减重 6 斤),寒热往来,大便每日 1 ~ 2 次。舌质淡、苔薄白,脉沉弱。近日复查尿常规:尿蛋白(-)。

处方:增液汤(《温病条辨》)合黄芪合剂(国医大师朱良春治疗蛋白尿经验方)加减。

西洋参 15g	麦冬 15g	五味子 15g	柴胡 12g
生白术 20g	生山药 30g	鸡内金 10g	砂仁 10g 后下
生黄芪 20g	炙地龙 6g	鹿角胶 6g 烊化	葛根 15g
冬虫夏草 1g 冲服	生地黄 20g		

14剂，水煎服，每日1剂，每剂煎400ml，分早晚饭后各200ml。

三诊：2023年4月3日。

患者服药后诸症好转，只大便不通。舌质淡、苔薄白，脉沉弱。

处方：守上方加肉苁蓉30g、升麻6g，改生白术30g、生黄芪30g、炙地龙10g，去五味子，14剂，水煎服400ml，早晚饭后温服。

四诊：2023年4月17日。

患者服药后诸症好转，胃胀，气向上顶，双膝酸困，抽痛，舌尖疼，寐差，易醒，大便4～5日1次。舌质淡、苔薄白，脉沉弱。24小时尿蛋白量84.27mg/24h正常；尿常规：尿蛋白（–），隐血（+），白细胞（+）。

处方：守上方改生白术60g，14剂，水煎服，每剂煎400ml，早晚饭后温服以善后。

按语：“燥痹”常见于西医学的干燥综合征。本案病机为脾肾两虚、气津两亏，精血亏损为主，兼有血瘀。刘完素补充《内经》病机十九条，提出“诸涩枯涸，干劲皴揭，皆属于燥”。燥有外燥、内燥之别。内燥为体内津液耗伤而干燥少津的病机变化，多因久病伤津耗液，或大汗、大吐、大下，或亡血失精导致津液亏少，以及热性病过程中的热盛伤津等所致。所用处方为牛兴东经验方消痞萎胃康汤加减。方中用黄芪、太子参、甘草、白芍以健脾益气生津，麦冬、生地黄、芦根以滋阴生津，莪术、丹参活血散瘀，鸡内金以消食，肉苁蓉、火麻仁肾阴肾阳同补以通腑，桂枝、白芍调和阴阳；鹿角胶味甘、性平，既能补中益气，又能温补肝肾，滋益精血以疗其腰痛羸瘦；九香虫味咸、性温，能壮脾肾之元阳。现代药理研究表明，其对食管癌、胃癌有一定抑制作用。冬虫夏草味甘、性温，归肺、肾经，有益肾补肺之功。现代药理研究表明，其具多方面的免疫作用，既不影响机体造血系统的功能，又无淋巴细胞毒性，是一种较好的免疫调节药物。冬虫夏草对肾毒性损伤有保护作用，有抗肾功能衰竭、明显减轻肾脏病理及抗肿瘤作用。诸药并用，共奏健脾温肾，补气生津，滋益精血之功。

（李晓波　撰写　牛兴东　审编）

参考文献

1. 贾立群，崔慧娟 . 实用中西医结合内科学 [M]. 北京：中国中医药出版社，2015.

2. 陈灏珠，李宗明 . 内科学 [M]. 4 版 . 北京：人民卫生出版社，1996.

3. 王永炎 . 中医临床家董建华 [M]. 北京：中国中医药出版社，2001.

4. 中华中医药学会 . 中医内科常见病诊疗指南西医疾病部分 [M]. 北京：中国中医药出版社，2008.

5. 李乾构，周学文，单兆伟，等 . 中医消化病诊疗指南 [M]. 北京：中国中医药出版社，2006.

6. 陈谦明，周曾同 . 口腔黏膜病学 [M]. 3 版 . 北京：人民卫生出版社，2008.